DIE SEPTISCHEN ERKRANKUNGEN IN DER INNEREN MEDIZIN

VON

Dr. FERDINAND DONATH UND **PROF. Dr. PAUL SAXL**
ASSISTENT DER „HERZSTATION"
IN WIEN
ASSISTENT DER I. MED. UNIV.-KLINIK
IN WIEN

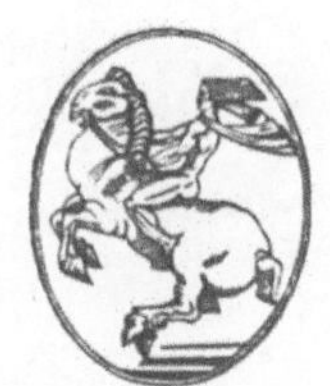

WIEN
VERLAG VON JULIUS SPRINGER
1929

ISBN-13:978-3-7091-9646-5   e-ISBN-13:978-3-7091-9893-3
DOI: 10.1007/978-3-7091-9893-3

Vorwort

Die pathogenetische Konstellation, bei welcher die verschiedensten bakteriellen Krankheitserreger zu ein und demselben Krankheitsbild, zur Sepsis, führen, und die nicht fehlen darf, wenn das Auftreten der septischen Allgemeininfektion sich geltend machen soll, ist in den letzten Jahren Gegenstand mannigfaltiger Studien gewesen. Das vorliegende Buch soll einen Überblick über den gegenwärtigen Stand unserer Kenntnisse geben. Hierbei war es uns nicht um eine lückenlose Darstellung des ganzen Materials zu tun, sondern es kam uns darauf an, daß wir dem Kliniker wie dem praktischen Arzt ein „Gesamtbild" über die Pathogenese, Klinik und Therapie der septischen Allgemeininfektion, die dem heutigen Stand unseres Wissens entsprechen, geben; hierbei sind zunächst die septischen Erkrankungen in der inneren Klinik der Gegenstand unserer Darstellung.

Wien, im April 1929

Die Verfasser

Inhaltsverzeichnis

I. Begriffsbestimmung

Die Sepsis ist eine bakteriell bedingte, demnach infektiöse Erkrankung.

Infektionskrankheiten sind dadurch charakterisiert, daß ein bestimmter Erreger ein bestimmtes Krankheitsbild hervorruft: So ist der Erreger der Cholera der Kommabazillus, der Erreger des Typhus abdominalis der Eberthsche Typhusbazillus, der Erreger der Diphtherie der Diphtheriebazillus usw. Einen Sepsiserreger in diesem Sinne gibt es nicht. Als Erreger der Sepsis kommen vielmehr die verschiedensten Bakterien in Betracht, von denen wir hier nur einige erwähnen wollen, da ihnen ein folgendes Kapitel gewidmet ist: Staphylo-, Strepto-, Pneumo- und Gonokokken, Bacterium coli und typhi usw.

Es kommt demnach einer großen Anzahl von Bakterien die Fähigkeit zu, ein septisches Krankheitsbild hervorzurufen. Schon dieses Moment allein verleiht der septischen Allgemeininfektion eine Sonderstellung unter den Infektionskrankheiten; denn man kann sich dem Eindruck nicht verschließen, daß der Konnex zwischen Erreger und Krankheitsbildung nicht von so zwangsläufiger Bedeutung ist wie bei anderen Infektionen. Der Cholerabazillus ruft, falls er überhaupt krankmachend wirkt, zwangsläufig das Krankheitsbild der Cholera hervor; ebenso der Diphtheriebazillus die Diphtherie usw. Aber die Anwesenheit von (krankmachenden) Staphylokokken eines oder zahlreicher Furunkel bedeutet noch keine septische Allgemeininfektion. Ja es können von Furunkeln, von einer Phlegmone, vom Uterus post abortum aus Staphylo- oder Streptokokken ins Blut übertreten und als Bakteriämie im Sinne einer „Begleitbakteriämie" nachweisbar sein, ohne daß eine Sepsis besteht. Ebensowenig bedeutet die Typhusbakteriämie bei Typhus oder die Diplokokkenbakteriämie bei Pneumonie einer Sepsis. Es gibt demnach nicht einen, sondern eine ganz große Reihe von Sepsiserregern. Ferner haben wir im vorstehenden gesehen, daß diese Sepsiskeime im Körper einen oder auch sehr viele Krankheitsherde setzen können, ohne daß eine Sepsis besteht. Dies führt uns bereits auf den Gedanken, daß es zwar auch auf die Art des Erregers ankommt, aber doch nicht in erster Linie auf sie; daß es vielmehr der höhere Organismus sein muß, der die Infektion mit verschiedenen Bakterien durch eine bestimmte Reaktion beantwortet: die septische Allgemeininfektion.

Sehen wir in dieser Vielheit der Bakterienerreger eine Sonderstellung der Sepsis unter den Infektionskrankheiten, so drängt sich die Frage auf, ob diesen Erregern ein gemeinsames Moment zukommt, das sie zu Sepsiserregern befähigt. Haben diese verschiedenen Sepsiserreger eine gemeinsame Eigenschaft? Sie alle sind mehr minder starke Eitererreger. Aber man kann nicht sagen, daß der stärkere Eitererreger die heftigere Sepsis macht. So ist der Streptococcus viridans ein schwacher Eitererreger und ruft doch eine sehr bösartige Sepsis hervor. Die Paratyphusbazillen sind starke Eitererreger, rufen jedoch nur gelinde septische Krankheitsbilder hervor. Sehr heftige Sepsis folgt auf eine Infektion, die an der Eintrittspforte fast keinen Eiter macht (Angina, Wunde) und umgekehrt. Diese Fähigkeit, Eiter zu erregen, kann nicht die eigentliche Ursache der septischen Infektion sein; sie ist nur der Ausdruck dessen, daß die Bakterien eine Reaktion — die der Eiterung — im höheren Organismus hervorzurufen imstande sind; eine zweite ist die septische Reaktion. Doch dürfen wir diese beiden Reaktionen nicht identifizieren, wie wir dies eben gesehen haben; wir haben keinen Grund anzunehmen, in der Eiterreaktion die Ursache des Ausbruchs einer septischen Infektion zu sehen. Auf keinen Fall dürfen wir Eiterbildung mit septischer Infektion gleichsetzen (Furunkulose, Pneumonie, aseptischer Eiter).

Ein anderes Moment, das die verschiedenen Sepsiserreger befähigen könnte, eine Sepsis hervorzurufen, wäre jeweilig in einer besonderen Virulenz der Keime zu suchen. Unter Virulenz der Bakterien haben wir zweierlei zu verstehen: Es kann sich um ein rasches Wachstum oder um eine besondere Toxizität der Keime handeln. Hier ist zu betonen, daß die Vermehrungsfähigkeit der Bakterien allein nicht das Wesentliche der Sepsis ausmachen kann. Wissen wir doch, daß der Organismus z. B. mit Staphylokokken (Furunkulose) übersät sein kann, ohne daß eine Sepsis entsteht. Anderseits gelingt uns häufig bei Sepsisfällen der Bakteriennachweis intra vitam nicht, ja sogar post mortem finden wir sehr spärliche oder keine Bakterien in der Milz, im Blute, im Endokard, die als Erreger der Sepsis angesprochen werden können. Es kann daher weder die Menge noch ein virulentes Wachstum der Bakterien die Ursache der Sepsis sein. Wie aber steht es mit der Giftigkeit der Bakterien? Zweifellos kommt ihr in Einzelfällen eine gewisse Bedeutung zu, so bei der Leicheninfektion. Hier ist anzunehmen, daß die Bakterien durch den Nährboden, durch das Versagen der Abwehrkräfte des an Sepsis Verstorbenen derart virulent, derart giftig geworden sind, daß sie die stürmischste septische Infektion hervorrufen. Wenn wir aber von diesen und ähnlichen Einzelerscheinungen absehen, müssen wir feststellen, daß wir sehr häufig keinen Anhaltspunkt haben, die Sepsiserreger für vom Haus aus besonders „giftwirkend" zu halten: Wir erinnern daran, daß wir im Kriege äußerst toxische Typhusfälle gesehen haben — kenntlich an der schweren Bewußtlosigkeit, an schweren Kreislaufstörungen, an der hohen Mortalität —, daß aber die Zahl der Typhussepsisfälle, also jener Fälle, wo die Darmerscheinungen sehr stark zurücktreten, Schüttelfröste und Endokarditis erscheinen, doch sehr selten waren. Das gleiche gilt vom Paratyphus. Es kann ein und derselbe Keim einmal als Sepsiserreger auftreten und dann wieder ein rein lokales Leiden hervorrufen. Der Typhus und Paratyphus sind hier ein besonders schönes Beispiel. Es beweist zur Genüge, daß es auf die Virulenz der Erreger und insbesondere auf ihre Giftigkeit im allgemeinen nicht ankommt. In diesem Zusammenhang sei nochmals darauf verwiesen, daß der Bacillus viridans ein wenig toxischer Streptokokkus ist, daß aber die Viridanssepsis eine der bösesten Formen septischer Infektion ist. Müssen wir es demnach ablehnen, in der Bakterienvirulenz ihre Befähigung zu sehen, eine Sepsis zu erregen, so wollen wir doch noch die Frage aufwerfen, ob nicht vielleicht in der speziellen Toxinbildung die Ursache für das Zustandekommen der Sepsis gegeben ist.

Diese Frage ist nicht leicht zu behandeln. Im allgemeinen unterscheiden wir zwischen Ekto- und Endotoxinen. Eigentliche Ektotoxine, wie die Diphtherie-, Dysenterie-, Tetanustoxine, kommen hier selbstverständlich nicht in Frage. Bei den häufigsten Sepsiserregern, den Strepto- und Staphylokokken, sind Toxine im oben genannten Sinne nur für einzelne Gruppen dargestellt worden; bei der Mehrzahl der Gruppen handelt es sich nur um Zerfalls- und Stoffwechselprodukte dieser Keime. Daß die Toxine im Verlauf der Sepsis eine große Rolle spielen, ist sicher. Daß wir im Rahmen der septischen Infektion zwischen Bakterien- und Toxinwirkung kaum unterscheiden können, muß seit Jochmann anerkannt werden. Daß aber die Toxinmenge und Toxinstärke der Sepsiserreger das einzig Ausschlaggebende für das Zustandekommen der Sepsis darstellt, kann nach dem, was eben gesagt und schon früher ausgeführt wurde, nicht zugegeben werden.

Selbstverständlich kann es auch nicht die Quantität der im Körper anwesenden Bakterien sein, die allein das Wesen der Sepsis ausmacht. Das geht schon aus weiter oben angeführten Beispielen hervor (Furunkulose). Schottmüller und Bingold legen großen Wert auf die Zahl der im Blute kreisenden Keime. Aber wie oft finden wir bei Endocarditis septica keine Keime im Blute; wir finden sie erst spät auftreten, wenn die Abwehrkräfte des Organismus versagen!

Gibt es demnach eine Vielheit von Sepsiserregern und sind wir bisher nicht in der Lage, eine gemeinsame Eigenschaft dieser Bakterien zu erkennen, welche sie befähigt, eine Sepsis zu erregen, so werden wir zu dem Schluß gedrängt, daß nicht der jeweilige Sepsiserreger allein das Wesen der septischen Infektion bedingt, daß vielmehr das Zustandekommen der Sepsis verursacht wird durch eine bestimmte Reaktion des Organismus auf den Angriff verschiedentlicher Erreger, durch die septische Reaktion. Während sonstige Infekte eine Reaktion des Organismus auf einen bestimmten Erreger sind, während sonst ein inniger Konnex zwischen spezifischem Erreger und spezifischem Krankheitsbild besteht, während z. B. die Choleraerkrankung die Cholerareaktion des Organismus auf den Cholerabazillus ist usw., gilt die septische Reaktion vielen Erregern. Die Infektionskrankheit „Sepsis" muß demnach als eine eigenartige — die septische — Reaktion des Organismus auf den Infekt mit verschiedentlichen Keimen aufgefaßt werden, als septische Reaktion. Diese septische Reaktion ist der Ausdruck erfolgreicher oder versagender Abwehr des Organismus gegen die verschiedensten Erreger. Sie erfolgt unter Ablauf von im allgemeinen charakteristischen Krankheitsvorgängen.

Auf diese letztgenannten Momente haben wir in dieser allgemeinen Besprechung noch einzugehen und die Frage hier nur vorläufig und kurz zu besprechen, worin denn diese septische Reaktion besteht und welches die im allgemeinen für die Sepsis charakteristischen Krankheitsvorgänge sind. Wir werden vielleicht dem hier in Betracht kommenden Problem am raschesten näherkommen, wenn wir die Frage aufwerfen, ob es überhaupt eine in diesem Sinne spezifische septische Reaktion des Organismus gibt, ob es sich nicht vielmehr um einen vom Zufall abhängigen und darum gänzlich ungeordneten Einbruch von Bakterien in den Organismus handelt, der seinen Weg durch eine Einbruchspforte nimmt, von der es auf dem Weg der Blut- oder Lymphbahnen zu einer willkürlichen Metastasierung kommt.

Es würde in dieser allgemeinen Erörterung zu weit führen, auf die Einzelheiten dieser septischen Reaktion einzugehen; sie bilden den Inhalt vieler folgender Kapitel. Hier soll nur betont werden, daß von einem derart gänzlich ungeordneten, vom Zufall abhängenden Einbruch keine Rede sein kann. Sonst würde ja jede Bakteriämie, die wir oben als Begleitbakteriämie bezeichnet haben, einen derartigen Einbruch darstellen, der zur Sepsis führen müßte. Der Bakterienangriff, welcher zur Sepsis führt, geschieht vielmehr unter Einhaltung einer bestimmten Ordnung, welche der Ausdruck der septischen Reaktion ist, die wir postulieren.

Im Mittelpunkt jenes Geschehens, das wir als septische Reaktion bezeichnen, steht nach heutiger Auffassung der makrophage Apparat im Sinne Metschnikoffs, das retikulo-endotheliale System im Sinne Aschoff-Landaus. Wir wissen, daß dieser Apparat der Ort der Phagozytose ist und gleichzeitig der Ort der Antikörperproduktion sein dürfte. Daß neben diesen Reaktionen im Kapillaren-, Lymph- und Bindegewebsapparat Veränderungen in den Funktionen des Knochenmarks, ferner am Herzen und an den größeren Gefäßen, am vegetativen und zentralen Nervensystem, an der Niere, im Stoffwechsel usw. ablaufen, hindert nicht, der erstgenannten Reaktion eine ganz besondere Bedeutung zuzusprechen.

Seit Wyssokowitsch, Werner Rosenthal, Aschoff-Landau, E. Goldmann, Möllendorf, Schulemann wissen wir, daß Fremdkörper aller Art und vor allem Bakterien im retikulo-endothelialen System abgefangen werden. Das gleiche dürfte von den Toxinen gelten. Gewiß spielt sich dies zunächst im Tierexperiment ab, doch haben wir allen Grund, auch bei der menschlichen Erkrankung dasselbe anzunehmen. Diese Phagozytose hat ein Zugrundegehen von Zellen in den phagozytierenden Apparaten, ein Auswandern und eine Regeneration zufolge, als deren Ausdruck wir Monozyten und Endothelzellen im Blute auftreten sehen. Zellständige und ins Blut übertretende Antikörperproduktion dürfte hier einsetzen. Auf diese Dinge wird im folgenden eingegangen werden.

Zwei Dinge von besonderer Wichtigkeit wollen wir aber hier noch kurz anführen: Erstens daß durch den Zerfall der körpereigenen Zellen und durch andere Abbauprodukte unzweifelhaft ein neuer Reiz auf das makrophage System ausgeübt wird, sozusagen ein endogener Reiz, der seinerseits wieder als reaktionsauslösende, krankmachende Ursache bezeichnet werden muß, in dessen Gefolge Fieber, Schüttelfröste, im Blut kreisende Endothelzellen usw. auftreten. Und so wird die septische Reaktion nicht allein durch die Bakterien, ihre Gifte und Zerfallprodukte, sondern sehr wesentlich auch durch die zerfallenden Körperzellen und Säfte beeinflußt. Mit aller Schärfe muß hier auf die Bedeutung der Zerfallsprodukte usw. als möglicherweise krankmachendes Agens hingewiesen werden. Die Giftigkeit von Zellzerfallsprodukten für den nicht infizierten Organismus ist bekannt (Dörr). Wie viel mehr dürften diese Zellzerfallsprodukte schädigend auf den infizierten Organismus wirken!

Werden wässerige Organextrakte, die man nur kurze Zeit, etwa eine halbe bis zwei Stunden, stehen läßt, der homologen Tierart, z. B. Kaninchen, injiziert, so treten schwere Schockwirkungen auf. In wenigen Minuten gehen die Tiere unter schweren Krämpfen zugrunde. Dold hat gezeigt, daß der wässerige Extrakt einer unverletzten Lunge keine Giftwirkung besitzt, daß aber nach einfacher Anschneidung der Lunge der Extrakt die volle eben beschriebene schwere Schockwirkung besitzt. Wir müssen daher annehmen, daß frei werdende Gewebs- oder Zellprodukte diese schwere Giftwirkung ausüben. Eine Immunisierung gegen diese Zellgifte konnte Dold nicht erzielen. Auch das aseptische Wundfieber, ferner das Fieber bei Injektion steriler Flüssigkeit und endlich jenes nach Bluttransfusion ist wohl gleichfalls auf die toxische Wirkung von Zellzerfallsprodukten zurückzuführen. Wir möchten endlich hier auf die allerdings hypothetische Möglichkeit hinweisen, daß jene Form der Endokarditis, welche als kachektische Endokarditis gedeutet wird und die wir, wenn auch nicht häufig, bei der Autopsie von Krebskranken, von Schrumpfnieren usw. finden, auf die toxische Einwirkung derartiger Zellzerfallsprodukte in dem Sinne zurückgeführt werden könnte, daß Stoffwechselprodukte den Klappenapparat in der Richtung vorbereiten, daß er nun für mancherlei Infektion empfänglich wird. Schon Kundrat (1885), einer der frühesten Beobachter dieser Endokarditisform, hat sich in ähnlichem Sinne ausgesprochen. Siegmund beobachtete nach Kaseosaninjektionen Endothelaufquellungen an den Gefäßen und den Klappen, ein Vorgang, der durch andere Eiweißkörper und durch körpereigene hervorgerufen werden könnte.

Wie dem auch sei, müssen wir mit großer Bestimmtheit annehmen, daß die Zellzerfallsprodukte im Verlaufe der Sepsis eine große Rolle spielen, daß sie sozusagen ein endogen krankmachendes Element darstellen, das im oben angeführten Sinne zu Reaktionen im Organismus führen muß, welche neben dem bakteriellen Infekt und parallel mit diesem einhergehen.

Zweitens soll betont werden, daß in der septischen „Reaktion“ sich unspezifische Vorgänge, wie wir sie eben erwähnt haben, mit Vorgängen der Spezifizität innigst mischen, was daraus hervorgeht, daß der Ort unspezifischer (unspezifisch eingestellter) Phagozytose der gleiche ist wie der Produktionsort der spezifischen Antikörper. Wir möchten hier ein Beispiel dafür geben, wie innig sich spezifische und unspezifische Phänomene bei der Sepsis mischen: Bei der Endocarditis lenta finden wir bekanntlich bakterielle Embolien ohne Eiterung. Wir fassen dieses Ausbleiben der Eiterung des z. B. mit Streptococcus viridans infizierten Organismus gegenüber diesem Eitererreger als ein durch die Immunitätslage bedingtes Unvermögen auf, Eiter zu bilden. Doch richtet sich dieses Unvermögen nur gegen den Viridans, welcher diese Sepsis erregt hat. Wir sahen bei solchen Patienten durch andere Erreger bedingte Eiterungen auftreten. Die Eiterbildung versagt daher in diesen Sepsisfällen ausschließlich gegenüber dem Streptococcus viridans. Diese spezifischen Vorgänge dürfen nicht unterschätzt werden.

Mit diesen wenigen Andeutungen über die septische Reaktion wollen wir uns hier begnügen. Sie haben uns nur dazu gedient, jene Auffassung, welche die folgenden Kapitel beherrschen wird, vorauszuschicken. In dieser septischen Reaktion des Organismus auf die verschiedensten Erreger sehen wir das Wesentliche an der septischen Erkrankung. Sie ist der Ausdruck des Inkrafttretens und weiterhin des Versagens der Abwehrkräfte, das auf bestimmten Linien und häufig etappenweise erfolgt. Daß neben dieser „septischen Reaktion“ des Organismus auch die Eigenart der verschiedenen Bakterien mitbestimmend und gelegentlich sogar beherrschend auf den Eintritt und Verlauf der Sepsis wirkt, soll natürlich nicht geleugnet werden; als Beispiel möchten wir hier den Milzbrand erwähnen; anderseits kann der Sepsiserreger im Organismus selbst seine Eigenschaften, speziell seine Virulenz, ändern, worauf wir noch im folgenden zurückkommen. Noch eines Momentes soll gedacht werden, das die Sepsis als Infektionskrankheit, wenn auch nicht von allen, so doch von vielen Infektionskrankheiten scheidet: das Fehlen einer gleichmäßigen Inkubation. Das rührt wohl von der jeweiligen Art her, unter welcher die bakterielle Einbruchspforte der Bakterien gebildet wird, und von der wechselnden Art, unter welcher die Propagation sich entwickelt. Während nun bei anderen Infektionskrankheiten die durch die gleichartige Inkubation geschaffene Immunitätslage das spezifische Krankheitsbild der Infektionskrankheiten mitformt, kann ihr Fehlen bei der Sepsis das in gewisser Hinsicht von den Eigenheiten der Bakterien unabhängige, sozusagen unspezifische Krankheitsbild schaffen. Dennoch sind die Immunitätsvorgänge, die z. B. der Endocarditis lenta vorangehen, auf deren Boden sie in der Regel erst entstehen kann (Dietrich), einer oft lange währenden, im Einzelfall ungleichmäßig verlaufenden Inkubation vergleichbar.

II. Die Erreger der Sepsis

Schottmüller sagt: „Fast jeder pathogene Mikroorganismus kann auch Sepsiserreger sein." An dieser Stelle sollen jedoch besonders diejenigen Keime Erwähnung finden, die eine hervorragende Rolle in der Ätiologie der Sepsis spielen. Dabei halten wir uns im wesentlichen an die von Schottmüller und Bingold gegebene Darstellung.

Die pathogenen Streptokokken

Schottmüller hat folgende Streptokokkenarten abgegrenzt: Streptococcus pyogenes sive erysipelatos sive haemolyticus, Streptococcus mitior seu viridans, Streptococcus vaginalis, Streptococcus herbidus, Streptococcus mucosus, Streptococcus acidi lactici, Streptococcus lanceolatus (Pneumococcus), Streptococcus putrificus (anaerob).

Es ist bekannt, daß sich eine große Anzahl von Autoren gegen die von Schottmüller aufgestellte Spezifität der einzelnen Streptokokkenarten wendet und in den verschiedenen Arten nicht streng voneinander zu trennende erblickt, sondern Umwandlungsprodukte bzw. Mutationsformen ein und desselben Mikroorganismus, die sich durch die geänderten Lebensbedingungen bei der wechselseitigen Beeinflussung zwischen Mikroorganismus und Mensch erklären lassen. So konnten Zangemeister, Kuczynski und Wolff, Morgenroth, Jungmann usw. aus dem Blute von Sepsiskranken gleichzeitig oder in zeitlicher Aufeinanderfolge Streptococcus haemolyticus und Streptococcus viridans züchten; in vitro haben dieselben Autoren und namentlich Schnitzer und seine Mitarbeiter durch Nährbodenpassage oder andere Änderungen in den Lebensbedingungen eine Umwandlung von hämolysierenden Streptokokken in grün wachsende erzielen können. In jüngster Zeit berichtete Zdansky über einen Fall von rekurrierender Endokarditis, bei dem es ihm gelang, aus dem Blute zu wiederholten Malen einen Streptokokkus zu züchten, der alle Übergänge von mittelstarker Hämolyse bis zu ausgesprochen grünem Wachstum mit allen von Schottmüller geforderten Eigenschaften eines Streptococcus viridans aufwies. Bei der Weiterzüchtung von vier Linien dieses Stammes, die sich in bezug auf ihr Verhalten gegenüber dem roten Blutfarbstoff, ihre Morphologie und ihre Gram-Festigkeit voneinander unterschieden, konnte die Umwandlung aller vier Linien in einen einheitlichen typischen Streptococcus haemolyticus beobachtet werden. Aus diesen Befunden schließt Zdansky, daß der in vitro entstandene Streptococcus haemolyticus die Ausgangsform darstellt, und daß die aus dem Blute gezüchteten Formen als Umwandlungsprodukte dieser Ausgangsform anzusehen sind.

Es ist hier nicht der Ort, auf diese Streitfrage näher einzugehen; auch sind wir nicht in der Lage, neue, beweiskräftigere Argumente zu erbringen. Schottmüller erkennt die bisher erbrachten Tatsachen nicht als Beweise gegen seine Anschauung an, sondern ist nach wie vor davon überzeugt, daß die von ihm aufgestellte Einteilung der menschenpathogenen Streptokokken in verschiedene Arten zu Recht besteht. Da überdies die Artunterscheidung, die sich auf die Merkmale der Blutplatte gründet, in der Klinik gewisse Vorteile bietet und allenthalben eingebürgert ist, folgen wir weiter der Schottmüllerschen Darstellung.

Der Streptococcus pyogenes, erysipelatos, haemolyticus

ist der wichtigste Keim unter den pathogenen Streptokokken. Er ruft auf der Blutagarplatte ausgesprochene Hämolyse hervor und bildet auf der Oberfläche der Blutplatte feinste, nie Farbstoff erzeugende Kolonien von höchstens Stecknadelkopfgröße. Die tieferen Kolonien sind noch kleiner. Bei Züchtung in Blutbouillon gewinnt die Kulturflüssigkeit sehr bald ein ausgesprochen lackfarbenes Aussehen. Die hämolytische Eigenschaft des Streptococcus pyogenes ist nicht immer gleich intensiv. Hochvirulente Streptokokkenstämme pflegen meist stark und schnell zu hämolysieren, demgegenüber gibt es auch Stämme, welche auf der Blutplatte erst allmählich, nach 2 bis 3 Tagen, den Blutfarbstoff auflösen, aber nicht einmal vollständig. Man erkennt vielmehr mit Hilfe des Mikroskops innerhalb des hämolytischen Hofes noch rote Blutkörperchen, was bei Kolonien des Streptococcus pyogenes nicht der Fall ist. Hamm hat diese Abart als Streptococcus lentus bezeichnet. Bei Züchtung des hämolytischen Streptokokkus auf oder in Blutzuckeragar erhält die Platte ein lehmfarbenes Aussehen, Hämolyse tritt nicht deutlich hervor.

Der Streptococcus anhaemolyticus vaginalis

Als Sepsiserreger wurde er bisher nur mit anderen Keimen, besonders mit Bacterium coli zusammen, im Blute vorgefunden. In der Blutagarmischplatte bilden diese anhämolytischen Streptokokken kleinste Kolonien, die wegen ihrer Feinheit dem unbewaffneten Auge leicht entgehen. Auch isolierte Oberflächenkolonien sieht man nur mit Mühe mit der Lupe als punktförmige Körnchen. Bei schräger Haltung erscheint die Blutplatte wie mehlig bestäubt, wenn die Aussaat eine reichliche ist. Der Streptococcus vaginalis wird im Bakterizidieversuch abgetötet.

Der Streptococcus mitior seu viridans

bildet auf der Blutagarplatte nach 24stündigem Wachstum bei 37° C sehr feine graue oder schwarzgrüne, punktförmige Kolonien. Zuweilen wird erst nach 48 Stunden eine Entwicklung deutlich sichtbar. Am zweiten Tage erreichen die Kolonien bis Kleinstecknadelkopfgröße. Im Innern des Agars entwickeln sie sich in der Regel erst nach 36 bis 48 Stunden, öfters erst nach 3 bis 4 Tagen; nicht selten sieht man sie dort, wo die Agarschicht dünner ist, deutlicher. Auf Bluttraubenzuckeragar ist die grüne Farbstoffbildung üppiger als auf gewöhnlichem Blutagar. Die Hämolyse des Streptococcus viridans ist so gering, daß eine makroskopisch sichtbare Reaktion des Blutfarbstoffes bei Verwendung einer Blutagarmischung von 2 : 5 im allgemeinen nicht stattfindet. Bei längerer Bebrütung findet man gelegentlich einen kleinen Resorptionshof. Auf blutarmen Agarplatten zeigt die Mehrzahl der Stämme eine Hämolyse um die Kolonie herum in Form eines schmalen Saumes. In diesem hat Schottmüller in einzelnen Fällen von Endocarditis lenta im späteren Verlauf um die Kolonien schon nach 24stündiger Bebrütung einen deutlichen, wenn auch kleinen Resorptionshof gesehen, während die Kolonien in den Blutkulturen der ersten Monate das typische grüne Aussehen zeigten. Der Streptococcus viridans entbehrt also der Hämolyse nicht. Blutbouillon wird durch den Streptococcus viridans diffus getrübt, das Hellrot macht einer braunen Färbung Platz. Der Keim ist auffallend wenig tiervirulent. In der Humanpathologie spielt er eine Rolle vor allem als Erreger der Endocarditis lenta, wie Schottmüller zuerst feststellte. Doch findet er sich auch als Erreger von Meningitis, Perikarditis, Pylephlebitis, Cholangitis chronica lenta, Peritonitis, Abortus febrilis usw. Immer hat sich die alte Erfahrung bestätigt, daß die Infektion des Streptococcus viridans eine verhältnismäßig gutartige ist, vorausgesetzt, daß nicht das Endokard oder das Peritoneum Sitz des Infektes ist. Unter Umständen ist die Unterscheidung zwischen Streptococcus viridans, Pneumococcus und Streptococcus herbidus nicht ganz einfach und kann zu Verwechslungen Anlaß geben. Näheres darüber bei Schottmüller, Schottmüller und Bingold.

Der Streptococcus herbidus

kommt sehr selten vor und zeichnet sich durch ein üppiges, hellgrünes Wachstum auf der Blutplatte aus. Im Bakterizidieversuch wird er nicht abgetötet.

Der Streptococcus mucosus

findet sich bei gewissen Fällen von Meningitis, kruppöser Pneumonie, Otitis media und ihren Komplikationen, sowie Endocarditis septica und zeigt, auf günstigem Nährboden fortgezüchtet, im Gegensatz zum Pneumokokkus in allen Generationen eine Schleimhülle. Bei Bruttemperatur von 37° C bildet sich innerhalb von 24 Stunden auf der Blutagarplatte ein glänzender, saftig schleimiger, grüngrauer, fadenziehender Belag. Ältere Kulturen lassen den Glanz, das schleimige Aussehen vermissen, da der Belag eintrocknet. Isolierte Kolonien erreichen Linsengröße. Blutagarkulturen, ausschließlich bei 22° C gezüchtet, zeigen ebenfalls nach 24 Stunden einen deutlichen schleimigen Rasen; ein grüner Farbstoff bildet sich jedoch nicht. Hämolyse macht sich nach einigen Tagen bemerkbar. Der Streptococcus mucosus bildet längere Ketten als der Pneumococcus. Er besitzt eine hohe Tier- und Menschenpathogenität. Im Bakterizidieversuch wird dieser Keim nicht abgetötet. Er kommt gelegentlich als Erreger septischer Erkrankungen nach Pneumonie, Otitis und Cystitis in Betracht. Von mancher Seite wird er auch Pneumococcus mucosus genannt.

Der Streptococcus acidi lactici

wurde als Sepsiserreger von Schottmüller bisher nicht beobachtet.

Der Diplococcus pneumoniae (Pneumococcus)

Der Fränkel-Weichselbaumsche Pneumokokkus bildet auf Blutagar einen intensiv dunkelgrünen Rasen. Die isolierten Kolonien sind wesentlich größer als die des Streptococcus viridans. Sie erreichen an der Oberfläche fast die Größe des Streptococcus aureus. Kolonien im Innern des Blutagars werden schon innerhalb der ersten 24 Stunden als schwarzgrüne Punkte sichtbar, was bei dem Streptococcus viridans nur ausnahmsweise der Fall ist. Nach einigen Tagen erzeugt der Pneumokokkus, besonders wenn er bei 22° C gezüchtet wird, Hämolyse. Die Pneumokokkensepsis kann von einer Pneumonie, Angina, Otitis media oder Cholezystitis usw. ihren Ausgang nehmen.

Aerobe Staphylokokken

Der Staphylococcus aureus haemolyticus wächst ähnlich wie auf der gewöhnlichen Agarplatte auf der Blutplatte unter typischer Gelbfärbung der Kolonien üppig, mit ausgesprochener Hämolyse. Die Oberflächenkolonien weisen deutlich den Resorptionshof auf, bei den tiefliegenden Kolonien, welche grau und im Verhältnis zu denen an der Oberfläche klein sind, kommt die Hämolyse weniger und langsamer zum Ausdruck. Die Staphylokokkenkulturen auf der Blutplatte lassen einen eigentümlichen, säuerlichen Geruch erkennen. Das Hämoglobin der Blutplatte wird durch das Wachstum der Staphylokokken lehmfarben verändert. Kolonien des Staphylococcus albus und citreus zeigen entsprechende Verfärbung der Oberflächenkolonien. Es werden auch oft pathogene Stämme gefunden, die keine Hämolyse auf der Blutplatte hervorrufen (Staphylococcus aureus anhaemolyticus). Die Staphylokokken verursachen in erster Linie thrombophlebitische Sepsis, kommen aber auch sehr häufig als Erreger septischer Endokarditis in Betracht. Sie zeichnen sich vor allem durch Bildung sehr zahlreicher Metastasen aus.

Der Gonokokkus

zeigt auf der Blutplatte ein dem Meningokokkus sehr ähnliches Wachstum. Es entwickeln sich grauviolette Kolonien, und zwar sehr spärlich an Zahl, meist nur vereinzelt, auch wenn sehr reichlich gonokokkenhaltiger Eiter zum Ausstrich kommt. Ein besseres Wachstum erfolgt nach Schottmüller dann, wenn die Blutplatte, am besten eine Blutzucker-Agar-Mischung von 4 cm³ Blut zu 4 cm³ Zuckeragar, in feuchter Kammer gehalten wird. Als solche können mit Plastilin oder Leukoplast abzudichtende Schalen verwendet werden, in deren Hohlrinne mit sterilem Wasser getränkte Watte gelegt wird.

Der Meningokokkus (Weichselbaum)

bildet auf Blutagar einen typischen grauvioletten Rasen. In Blutagarmischplatten sind die oberflächlichen, oft ziemlich großen Kolonien von grauviolettem Ton, die tiefliegenden grünlichgrau. Besonders vorteilhaft für die Züchtung ist der Zusatz von Traubenzucker zum Blutagar. Wie der Gonokokkus stellt auch der Meningokokkus besonders hohe Anforderungen an die Feuchtigkeit der Blutplatte. Er ist obligat aerob; züchtet man ihn in Röhrchen mit Aszites-Traubenzuckeragar in hoher Schicht, so gehen Kolonien nur in der obersten etwa 2 mm breiten Agarschicht auf.

Der Meningokokkus bewirkt septische Erkrankungen mit und ohne gleichzeitige Meningitis. Bei der septischen Endokarditis durch den Meningokokkus kann man Gelenksmetastasen, Hautblutungen und häufig auch eigenartige, den Fleckfieberroseolen vergleichbare Hauterscheinungen beobachten, ebenso aber auch bei Meningitis cerebrospinalis.

Der Micrococcus tetragenus

wird nur in seltenen Fällen als Sepsiserreger allein gefunden. Er bildet auf Blutagar graugrünliche Kolonien mit schmalem hämolytischem Saum.

Der Pneumobazillus Friedländer

kommt als Sepsiserreger nur selten in Betracht. Nach einer Zusammenstellung von Leschke ging unter 420 Friedländer-Pneumonien nur ein Fall in Sepsis über. Er wächst auf der Blutagarplatte in Form eines schleimigen Rasens. Einzelkolonien haben ein glänzendes, grauweißes, stearintropfenartiges Wachstum.

Das Bacterium coli

spielt als Krankheitserreger bei Infektionen der Harn- und Gallenwege, ferner des Uterus bei Puerperalerkrankungen usw. eine bedeutende Rolle. Es zeigt auf der Blutagarplatte in der Regel üppige, graue oberflächliche, in der Tiefe des Nährbodens grünschwarze Kolonien, die eine Ähnlichkeit mit denen des Typhusbazillus haben. Sie sind aber meist größer und mehr hellgrau, zum Teil sind sie auch saftiger. Much und Schottmüller haben eine Abart beschrieben, die Hämolyse zeigt, nicht so üppig wächst und von hellerer Färbung ist.

Als Sepsiserreger kommt dieser Keim vor bei den otogenen, puerperalen, enterogenen und bei den von Gallen- und Harnwegen ausgehenden Fällen. Als außergewöhnliches Vorkommnis muß eine Bacterium-coli-Endokarditis angesehen werden. Als Mischinfektionserreger beteiligt sich dieser Keim vielfach an septischen Prozessen.

Die Typhus- und Paratyphusbazillen

zeigen auf der Blutplatte tiefgrünschwarze Punkte im Innern des Nährbodens, die allmählich bis zu Kleinlinsengröße heranwachsen, während die Oberflächenkolonien einen mattglänzenden, grauen Farbton zeigen und die tiefliegenden an Größe übertreffen. Die Kolonien des Bacillus paratyphosus B zeigen an der Oberfläche des Agars einen helleren Farbton, sind saftiger und etwas größer als die Kolonien von Typhus- und

Paratyphus-A-Bazillen. Über besondere Züchtungsmethoden und Differentialdiagnose zwischen den einzelnen Arten siehe bei Schottmüller.

Nach der Auffassung Schottmüllers ist der Typhus auch in seiner regulären Form als Typhus abdominalis als Sepsis aufzufassen mit der besonderen Lokalisation des Sepsisherdes im Mesenteriallymphapparat. Darnach sind die sonstigen seltenen Infektionen mit Typhusbazillen mit anderer Lokalisation, sofern sie mit einer Bakteriämie verbunden sind, je nach der Lokalisation des Herdes als Typhus e cholecystitide, Typhus e meningitide typhosa usw. oder, wenn der Nachweis des Sepsisherdes klinisch und autoptisch nicht gelingt, als Typhussepsis zu bezeichnen. Demgegenüber vgl. S. 1.

Der Pfeiffersche Influenzabazillus

Die Kolonien erreichen auf der Oberfläche der Blutkultur kaum die Größe von Streptokokkenkolonien, sie sind tautropfenähnlich und farblos. Sie entwickeln sich besonders üppig in der Nachbarschaft andersartiger Kolonien (Pneumokokken). Auf Feuchtigkeit der Blutplatten ist besonderer Wert zu legen, daher Züchtung in feuchter Kammer (Plastilinplatte). Zur Identifizierung empfiehlt sich unter anderem die Übertragung auf gewöhnlichen Agar, auf dem die Fortzüchtung nicht gelingt. In Blutbouillon entwickeln sich die Bazillen ebenfalls und bilden oft längere Fäden.

Der Pfeiffersche Bazillus wurde als Erreger von Meningitis und septischer Endokarditis in einzelnen Fällen beobachtet. Auch bei otogener Sepsis konnte er intravital aus dem Blute gezüchtet werden.

Der Bacillus pyocyaneus

zeigt auf der Blutplatte den typischen Geruch und die bläuliche Färbung seiner Kolonien, die auf dem Ausstrich in Form eines Rasens aufgehen.

Als Sepsiserreger ist er seit langem bekannt; auch Fälle von septischer Endokarditis und otogener Sepsis wurden beobachtet. Als hervorstechendes Symptom hat ein eigenartiges, pustulöses Exanthem zu gelten, das nach E. Fraenkel durch bakterielle Entzündung der Arterienwand entsteht.

Die anaeroben Sepsiserreger

Der anaerobe Streptococcus putrificus gedeiht nur bei völligem Luftabschluß. Er ist Gram-positiv und bildet kürzere und längere Ketten, letztere besonders in der Blutbouillon. Die Einzelglieder sind meist nicht rund, sondern abgeplattet und liegen paarweise nebeneinander (Diplokokken). Manchmal, namentlich in älteren Kolonien, zeigt er auch Stäbchenform und sehr verschiedene Kerngröße. Charakteristisch ist, daß er bei Zusatz von tierischem Eiweiß zum Agar unter Gestank Gas bildet, das sich spektroskopisch als Schwefelwasserstoff erweist. Dieser Geruch tritt auch in den erkrankten Geweben und im

Eiter zutage. Die Züchtung aus dem strömenden Blut wird am besten mit Hilfe der Schottmüllerschen großen Traubenzuckeragarröhre, mittels Peptonbouillon oder Gelatine erreicht. Auf der anaeroben Agar- bzw. Blutagarplatte zeigen die Kolonien, die etwa die Größe von aeroben Streptokokkenkolonien besitzen, einen grauweißlichen Farbton. Hämolyse ist nie vorhanden. Milch gerinnt nicht. In Agar und Traubenzuckeragar wird kein Gas gebildet. Im tiefen Stich bilden sich graugelbliche, wetzsteinförmige Kolonien.

Er wurde zuerst von Kroenig aus dem Vaginalsekret bei Sepsis gezüchtet. Dann von Schottmüller bei einer Sinusthrombose und Meningitis nach Otitis media gefunden und in seiner pathogenen Bedeutung erkannt.

Der E. Fraenkelsche Gasbazillus (Bacillus phlegmones emphysematosae) ist streng anaerob, Gram-positiv, unbeweglich, infolgedessen können Geißeln nie festgestellt werden. Sporen bildet er nur in alkalischen Nährböden, am geeignetsten ist dafür der sogenannte Cholera-Agar. Die Sporen sind größer als die der beweglichen Ödembazillen und haben mehr ovoide Form. Milch gerinnt unter stürmischer Gasbildung. Neutralrot entfärbt sich. Erstarrtes Serum wird unter Gestank verflüssigt. Gasbildung tritt in gewöhnlichem Agar wie auch in Traubenzuckeragar auf. Ein typisches Wachstum erfolgt, wie Zeißler zuerst feststellte, auf der Traubenzucker-Blutagar-Platte. Nach 24 Stunden macht sich bei Sauerstoffzutritt ein Farbenumschlag über Graugrün bis Resedagrün bemerkbar; letzterer ist nach spätestens vier Tagen beendet. Außerdem bildet sich um die Kolonie ein dunkelbrauner, undurchsichtiger Hof von 5 bis 10 mm Durchmesser.

Gefunden wird er beim Gasbrand, in verschmutzten Wundtaschen, bei puerperaler Sepsis, in Symbiose mit anderen Keimen bei putriden Prozessen, auch in metastatischen Lungengangränherden usw.

Der anaerobe Staphylococcus, nach Schottmüller aerogenes genannt, ist teils Gram-positiv, teils Gram-labil. Die Größe der Kokken schwankt in ein und derselben Kultur. Die Oberflächenkolonien sind von denen der anaeroben Streptokokken kaum zu unterscheiden. Meist wachsen sie in Form eines dunkelgrauen, nicht hämolysierenden Rasens. Sie zeigen glänzende, flach gewölbte Oberfläche. Zur Kultur ist menschliches Eiweiß (Blut, Aszites oder Serum) unbedingt erforderlich. Wachstum ist auch in Milch und Blutzuckerbouillon (2:5) möglich. Erstere wird nicht verändert, in letzterer tritt Trübung und später Hämolyse auf. Spektroskopisch ist in solchen Kulturen Methämoglobin festzustellen. In der Blut-Traubenzuckeragar-Kultur (Schüttelkultur) kommt es zu intensiver Gasbildung. Die Kultur stinkt aber nicht! Häufig finden sich die anaeroben Staphylokokken in Mischkultur mit anaeroben Streptokokken; dann ist ihre Differenzierung schwer.

Von anderen anaeroben Bakterien sind noch zu erwähnen: Anaerobe Pseudodiphtheriebazillen, der Bacillus necroseos hominis (Römer) und der Bacillus symbiophiles (Schottmüller).

In selteneren Fällen wurden noch als Sepsiserreger gefunden: Bakterien der **hämorrhagischen Septikämie** (E. Fraenkel und Pielsticker), **Diphtheriebazillen**, **Rotz-** und **Milzbrandbazillen** usw.

III. Der Nachweis der Erreger

Die Krankheitserreger können im Blut, in den Sekreten und Exkreten und in den Organen des kranken Menschen gefunden werden. Der Nachweis kann sowohl intra vitam als auch post mortem erfolgen. Im Vordergrund des Interesses steht die Erforschung derjenigen Infektionskrankheiten, bei denen Krankheitskeime, sei es dauernd, sei es vorübergehend, in den Blutstrom gelangen, also im Blute gefunden werden können. Wir werden daher zunächst die

Methodik der bakteriologischen Blutuntersuchung besprechen. Die Methode zerfällt in die **Blutgewinnung** und in die **Anlegung von Blutkulturen**.

Die Blutentnahme erfolgt am besten aus einer gestauten Vene mit einer Glasspritze, die zumindest 20 cm³ faßt. Die besonderen Kautelen für die Sterilisierung aller zu verwendenden Gefäße und Instrumente sowie die primitiven Vorschriften für das bakteriologische Arbeiten, die vor Verunreinigungen schützen, können hier nicht ausführlicher besprochen werden. Über das zeitliche Optimum für das Anlegen der Blutkultur, wie z. B. Beginn eines Schüttelfrostes oder in unmittelbarem Anschluß an operative Eingriffe (Ausräumung des Uterus, Inzision eines Abszesses usw.), ist in den zuständigen Kapiteln nachzulesen. Die **Blutentnahme an der Leiche** geschieht nach **Schottmüller** in folgender Weise: Nachdem das Brustbein entfernt und der Herzbeutel eröffnet ist, umgreift ein Assistent die großen Gefäße mit der Hand und klemmt sie ab. In der Regel wölbt sich dabei schon der rechte Ventrikel vor. Mit einem glühenden „Küchenmesser" wird in etwa talergroßer Ausdehnung die Außenfläche des rechten Ventrikels durch Abgleiten keimfrei gemacht. An dieser Stelle wird eine federkieldicke, mit kurzer Spitze versehene Hohlnadel eingestoßen, an die ein 20 cm³ oder mehr fassender Glaszylinder angesetzt ist. Form und Größe dieses Glaszylinders entspricht etwa dem Mantel der **Luerschen** Spritze. Nach Einstich in das Herz übt der Assistent mit seiner anderen Hand einen Druck auf das ballonartig gespannte Herz aus, worauf das Blut in der Regel in dickem Strahl in den Glaszylinder einfließt. Ist er gefüllt, so wird die Kanüle aus dem Herzen herausgezogen und das Blut zum Keimnachweis kulturell verarbeitet. Will man das Blut aus der Leiche unabhängig von der Sektion gewinnen, so benützt man die **Luersche** Spritze und stößt die Kanüle von dickem Kaliber im II. Interkostalraum links hart neben dem Sternum nach Sterilisierung der äußeren Haut etwa 6 bis 10 cm tief ein, wobei man den Stempel der Spritze langsam anzieht. Fällt die Punktion an der eben bezeichneten Stelle negativ aus, so kann man noch in der Gegend der Herzspitze die Kanüle einstechen. So kann man leicht 20 cm³ und mehr Blut aspirieren.

Die Anlegung von Blutkulturen. Schottmüller empfiehlt die möglichst unmittelbare Übertragung des aus der Blutbahn gewonnenen Blutes auf die Nährböden. Wenn diese nicht möglich ist, empfehlen Freund und Berger folgende Anordnung: Sie lassen das Blut gerinnen, saugen das Serum ab und bereiten mit dem Blutkuchen eine Vorkultur in Pferdeserumbouillon; diese wird dann auf Blutagar übertragen. Morawitz und Bogendörfer defibrinieren das Blut und verdünnen es mit Bouillon, um die Bakterizidie des Serums aufzuheben. Suranyi bringt das Blut in Zentrifugierröhrchen, die Zitratlösung enthalten, zentrifugiert möglichst sofort, entfernt das Plasma und beschickt mit dem Bodensaft eine größere Anzahl Nährböden.

Von den gebräuchlichen Bakteriennährböden, Nährbouillon, Nährgelatine, Nähragar, ist letzterer am geeignetsten, weil seine Verwendung die Vorteile des Plattenverfahrens bietet und die Züchtung bei Körpertemperatur (37° C) im Gegensatz zur Gelatine gestattet. Schottmüller empfiehlt daher, einen Teil der zu entnehmenden Blutmenge in Nährbouillon bzw. 8- bis 10%ige Peptonbouillonlösung bzw. in verflüssigte 10%ige Nährgelatinelösung zu geben, den anderen, größeren Teil zu Plattenkulturen mit Agar zu verwenden. Wir halten uns im folgenden genau an die von Schottmüller in dem Leitfaden für die klinisch-bakteriologischen Untersuchungsmethoden und von Schottmüller und Bingold im Handbuch der inneren Medizin (Bergmann-Staehelin) gegebene ausführliche Darstellung.

Das Plattenverfahren. Züchtung der Aerobier auf festen Nährböden. In 5 bis 8 Röhrchen mit 2% verflüssigtem und auf 45° C abgekühltem Nähragar werden von dem der Vene entnommenen Blut aus der Luerschen Spritze je 2 bis 3 cm³ gegeben. Die Blutagarmischung eines jeden Röhrchens wird sofort in eine Petri-Schale ausgegossen. Spätestens nach 24 Stunden erfolgt die Untersuchung der Blutkulturen und dann weiter nach 48 Stunden, nach 3, ja unter gewissen Umständen nach 5 Tagen und später, werden diese nochmals kontrolliert. Um inzwischen die Platten vor dem Eintrocknen zu schützen, ist es ratsam, die Schalen mit Leukoplast oder Papierstreifen zu umkleben bzw. in feuchte Kammer (Exsikkator mit Wasser) im Brutschrank zu halten.

Die Beurteilung der Blutkulturen erfordert nun ein gewisses Vertrautsein mit bakteriologischen Arbeiten. Die Art des Wachstums der in Betracht kommenden Keime nicht nur auf gewöhnlichen, sondern vor allen Dingen auf den bluthaltigen Nährböden muß dem Untersucher durchaus bekannt sein. Darüber hinaus ist eine kritische Beurteilung der Kulturen insofern erforderlich, als sich so gut wie immer auf den Blutplatten einzelne Keime entwickeln, die als sogenannte Verunreinigungen bei der Anlegung der Kulturen hineingelangt sind, also in dem betreffenden Fall keine Krankheitskeime darstellen. Da es sich meist um Staphylokokken handelt, eine Keimart, die anderseits auch oft als Krankheitserreger eine Rolle spielt, so muß man in der Bewertung einzelner solcher Kolonien größte Vorsicht walten lassen. Zumeist sind es Staphylokokkenkolonien einer besonderen Art; sie haben graugrüne Färbung und zeigen geringe Hämolyse. Zudem wachsen sie nicht nur an der Oberfläche der Blutagarplatten, sondern namentlich am Boden der Glasschale. Es handelt sich um den sogenannten Diplococcus crassus (Jäger). Die oben geschilderten Kolonien dieses sicher saprophytären Keimes werden oft fälschlicherweise für solche des Streptococcus viridans gehalten. Den Randpartien der Blutagarplatte muß man besondere Aufmerksamkeit schenken, weil dort in der dünneren Agarschicht Kolonien wahrgenommen werden können, die in dickerer Schicht nicht oder nur schwer erkennbar sind (z. B. Viridanskolonien). Die meisten Keime entwickeln sich bei Zusatz von Traubenzucker zum Agar schneller und üppiger, doch zeigen sie darin ein weniger charakteristisches Wachstum. Keimarten, die entweder regelmäßig (Staphylokokken) oder ausnahmsweise (Streptokokken) als Verunreinigung gefunden werden, dürfen als Krankheitserreger nur dann angesehen werden, wenn das Krankheitsbild mit dieser Annahme im Einklang steht, und wenn vor allen Dingen, sofern es sich um Staphylokokken handelt, Kolonien dieses Keimes sich in größerer Zahl oder wenigstens in gleichem Mengenverhältnis auf allen Blutplatten, die von einer Blutprobe angelegt sind, entwickeln, endlich bei wiederholten Blutkulturen in derselben Weise auftreten, vorausgesetzt, daß der Krankheitszustand in gleicher Form andauert.

Züchtung in flüssigen Nährböden. Die Verwertung gewöhnlicher Blutbouillon wird durch die sofortige Gerinnung des eingebrachten Blutes sehr beeinträchtigt. Um die nachteilige Wirkung der Blutgerinnung auszuschalten, benutzte Wiens das 10%ige Peptonwasser, in dem das Blut bei richtiger Alkaleszenz und Verdünnung flüssig bleibt. Wenn die Anlegung der Kultur nicht sofort möglich ist, oder die Blutentnahme entfernt vom Laboratorium erfolgt, ist es ratsam, das Blut in einem sterilen Gefäß aufzufangen, das etwa 50 cm³ Nährbouillon und Glasperlen enthält. Um es in flüssigem Zustand zu erhalten, muß man die Mischung zwecks Defibrinierung 15 Minuten lang schütteln. Die bekannte, die Blutgerinnung verhindernde Wirkung des Peptons tritt nun aber nicht in jedem Fall auf. Unter gewissen Bedingungen kommt es in 5- bis 10%iger Peptonbouillon statt zur völligen Aufhebung der Blutgerinnung zu einer eigenartigen Modifikation, das heißt zu einer Verzögerung des Gerinnungsprozesses, die nach Sedimentierung der Blutkörperchen zur Bildung einer flüssigen Gallerte in der ganzen Flüssigkeitsusäle führt. In dieser Gallerte sowie in dem Erythrozytensediment gedeihen Aerobier und Anaerobier sehr gut unter Bildung von makroskopisch sichtbaren Kolonien. Auf Veranlassung Schottmüllers hat Schulten als Verbesserung der ursprünglich von Le Blanc angegebenen Methode eine zweckentsprechende Vorschrift für die Nährlösung ausgearbeitet. Bei dieser wird die Erstarrung durch Kalziumchlorid regelmäßig erzielt. Gummi arabikum wird hinzugegeben, um die Erythrozyten vorher zum Sedimentieren zu bringen. Näheres darüber bei Schottmüller und Bingold. Zur Anlegung einer Kultur gibt man in jedes Röhrchen 2 bis 3 cm³ ganz frisch entnommenen Blutes des Patienten, schüttelt gut durch — natürlich ohne den Watteverschluß dabei zu benetzen und ohne Schaumbläschen zu erzeugen — und stellt die Röhrchen senkrecht in den Brutschrank. Schnelles Arbeiten ist erforderlich, da schon beginnende Gerinnung des Blutes in der Spritze die Bildung eines klaren Fibrinzylinders in den Röhrchen beeinträchtigt. Auch dürfen die Kulturgläser nach erfolgter Mischung von Blut und Peptonbouillon nicht mehr erschüttert werden. Nach spätestens 12 Stunden erstarren über der Erythrozytenkuppe Plasma und Nährboden zu einer klaren Gallerte. Auf die Vorteile dieses Verfahrens haben Le Blanc, Schottmüller und Bingold hingewiesen.

Als brauchbar hat sich auch die Blutkultur in Nährgelatine erwiesen (Bingold). Man läßt das aus der Vene entnommene Blut in 10%ige Gelatine einfließen, die bei einer Temperatur von 20 bis 25° C verflüssigt wurde (zirka 4 cm³ Blut auf ein Gelatineröhrchen). Bald setzen sich die Erythrozyten in dem Röhrchen, das sofort nach der Beimpfung in den Brutofen kommen muß (also flüssig bleiben soll), zu Boden, und das Plasma gerinnt in Form eines Zapfens. In diesem gedeihen sichtbar die aeroben und anaeroben Bakterien, zum Teil unter Darbietung typischer Merkmale (Gasbildung, Hämolyse). Läßt man die Gelatine abkühlen und damit erstarren, bevor sich die Blutkörperchen zu Boden gesetzt haben, das heißt solange noch eine gleichmäßig verteilte Blut-GelatineMischung besteht, so kann man später, nach einigen Tagen sogar, den in warmem Wasser verflüssigten Inhalt der Röhrchen mit Agar vermischen und Blutplatten gießen. Die Verarbeitung der Blut-GelatineKultur gestaltet sich so, daß man den halbstarren Zapfen auf eine Petri-Schale herausgleiten läßt und ihn mit Agar übergießt. Aus der so fixierten Kultur kann man Einzelkolonien leicht herausstechen.

Besondere Züchtungsmethoden für anaerobe Bakterien aus dem Blute. Als Methoden kommen die eben beschriebene hochprozentige Peptonbouillon- bzw. die Gelatinekultur in Betracht und ganz besonders die von Schottmüller angegebene Kultur in hoher Schicht (Zylinderkultur). Er benützt Glaszylinder in der Form gewöhnlicher Reagenzröhrchen von 30 cm Länge und 5 cm Durchmesser, die mit etwa 75 bis 100 cm³ Zuckeragar gewöhnlicher Zusammensetzung gefüllt und sterilisiert bereit gehalten werden. Da das zu Kulturzwecken Verwendung findende Blut einen guten Nährboden abgibt, verzichtet er im allgemeinen jetzt darauf, den Zuckeragar mit Bouillon herzustellen, sondern verwendet folgende in üblicher Weise bereitete Mischung: 1000 cm³ Leitungswasser, 5 g Kochsalz, 20 g Traubenzucker, 20 g Agar. Die Anlegung der Kultur gestaltet sich nun folgendermaßen: Das durch Venen- und Herzpunktion gewonnene Blut wird sofort bis zu einer Menge von 20 cm³ in den Zylinder mit dem Zuckeragar, der zuvor vollständig verflüssigt und sorgfältig auf 45° C abgekühlt sein muß, gegeben. Nachdem Blut und Agar durch vorsichtiges Schwenken des Zylinders unter Vermeidung von Luftblasenbildung umgemischt sind, wird die Flüssigkeit in kaltem Wasser schnell zum Erstarren gebracht, und die Kultur in den Brutschrank von 37° gebracht. In etwa ein- bis dreimal 24 Stunden entwickeln sich nun die vorhandenen Keime zu Kolonien. Diese werden, soweit sie sich an der Peripherie der Agarsäule befinden, ohne weiteres erkannt; die im Innern liegenden werden allerdings durch den Blutfarbstoff verdeckt und sind erst zu sehen, wenn man die Kultur „aufschließt". Um nämlich die einzelnen Kolonien zählen und untersuchen zu können, und zwar unter Vermeidung jeglicher Verunreinigung, ist folgendes Verfahren einzuschlagen: Ein durch die Flamme gezogener und auf diese Weise sterilisierter, etwa bleistiftdicker Glas- oder Metallstab wird zwischen Glaswand und Agarsäule bis zum Boden des Glaszylinders durchgestoßen und wieder entfernt. Durch den so geschaffenen Kanal kann nun die Luft eindringen, so daß bei zweckmäßiger Haltung des Glaszylinders die Agarsäule herausgleiten kann. Diese wird in einer größeren sterilen Schale aufgefangen und nun mit immer wieder ausgeglühtem Messer in 2 bis 3 mm dicke Scheiben zerlegt. So erhält man eine große Anzahl durchsichtiger Agarscheiben, in welchen man leicht die Kolonien erkennen und weiter verimpfen kann. Natürlich kann man für jede einzelne Blutentnahme auch mehrere Zylinderröhren benützen. Man hat den Vorteil, daß das Blut in dünnerer Mischung die Kolonien deutlicher durchscheinen läßt, und daß man nach Zerschneiden eines Zylinders noch einen weiteren zur Verfügung hat, wenn die vom ersten angelegten Kulturen eine Kontrolle wünschenswert erscheinen lassen sollten. Ein großer Vorzug dieser Zylinderkulturen ist es, daß auch von den aeroben Bakterien die fakultativ anaeroben, und das sind die meisten pathogenen Keime, wie Streptokokken, Staphylokokken, Typhus- und Kolibazillen, in der anaeroben Zone Kolonien bilden. Man kann auf aerobe Platten daher ganz verzichten. Indessen ist es zweckmäßig, 1 bis 2 aerobe Platten anzulegen, um auf diesen das charakteristische Wachstum aerober Bakterien beobachten zu können. Nur wenn obligat aerobe Bakterien als Krankheitserreger in Betracht kommen, z. B. der Meningokokkus (Weichselbaum), der Gonokokkus und andere, ist die Zylinderagarkultur ungeeignet.

Zur Erzielung von Oberflächenkolonien kann man statt mit einem Maassenschen Apparat und mit einer Wasserstrahlpumpe mit Erfolg die sogenannten Anaerobierplatten verwenden, Methode nach Schottmüller: Die obere Schalenhälfte wird in üblicher Weise mit der Blut-Traubenzucker-Mischung beschickt und mit der Innenfläche nach unten auf eine reine Unterlage gesetzt. Sodann wird die andere Schalenhälfte mit dem Verschlußkitt umgeben. Darauf werden 4,0 g Acidum pyrogallicum mit etwa 10 bis 15 cm³ Aqua destillata sterilisata vermengt und vorsichtig mit einer sterilen großen Pipette in die in der Hohlrinne befindliche Watte gleichmäßig übertragen. Anschließend werden etwa 5 bis 8 cm³ 50%ige Kalilauge mit einer anderen Pipette gleichmäßig vorsichtig auf die Watte verteilt, ohne daß freie Flüssigkeit übrig bleibt.

Man muß schnell arbeiten, damit das Pyrogallol möglichst wenig von dem Sauerstoff der Luft (schon vorher) absorbiert. Dann wird sofort die den Blutagar enthaltende andere Schalenhälfte fest auf die erste gedrückt und mit ihr zusammengekittet. Die völlig luftdicht verschlossene Schale wird in den Brutofen gebracht. Um die bebrüteten Schalen zu öffnen, schiebt man ein breites Messerende unter den Rand der oberen Schalenhälfte und hebelt vorsichtig beide Schalen voneinander ab. Dabei entsteht ein zischendes Lufteintrittsgeräusch. Die Blutagarplatten zeigen bei gelungener Absorption des Sauerstoffs eine dunkle ponceaurote Färbung.

Die bakteriologische Untersuchung von Sekreten, Exkreten und Organen

a) **Kulturmethoden für aerobe Bakterien.** Für die bakteriologische Untersuchung von Se- und Exkreten usw. kann man die gewöhnlichen Verfahren und Kulturmedien zur Anwendung bringen. Nachdem aber das typische und charakteristische Wachstum der pathogenen Bakterien auf der Blutagarplatte nach Schottmüller genau studiert worden war, lag es nahe, sich dieses ausgezeichneten Nährbodens zur Züchtung von Krankheitskeimen auch aus anderen Organen als aus dem Blute zu bedienen.

Das zu untersuchende Substrat wird entweder auf der Blutagaroberfläche in einer möglichst großen Anzahl von nebeneinanderliegenden Impfstrichen ausgesät, oder es werden, namentlich wenn es sich um Mischinfektionen handelt, Blutagargußplatten angelegt.

Um bei dem Ausstrich auf der Plattenoberfläche auf jeden Fall möglichst isolierte Kolonien zu erzielen, verfährt man je nach dem Keimgehalt des Substrates entweder so, daß man das entnommene Material mit der Öse in Schlangenlinien auf der Oberfläche der Platte verteilt, oder bei reichlichem Bakteriengehalt so, daß man die Platte strichweise beimpft, wobei man das Material für jeden folgenden Impfstrich mit der ausgeglühten Öse von dem vorhergehenden entnimmt.

Die Herstellung der Blutagarmischkultur als Platte wird folgendermaßen vorgenommen: Durch Kochen verflüssigte und dann im Wasserbad von 45° C gehaltene 2%ige Agarröhrchen werden mit 2 cm³ Blut vermischt und wieder im Wasserbad auf 45° erwärmt. Eines dieser Röhrchen wird je nach dem Bakteriengehalt mit einer kleineren oder größeren Menge des zu untersuchenden Materials beschickt. Nachdem die Keime durch Schwenken des Röhrchens gut verteilt sind, wird von diesem Röhrchen ein zweites, von dem zweiten ein drittes Röhrchen mit je 1 bis 2 Ösen in der üblichen Weise beimpft, darauf werden die Röhrchen in Schalen ausgegossen und in den Brutschrank gestellt. Selbstverständlich ist bei Anlegung von Blutagarmischplatten durch Anlegung einer nicht zu beimpfenden „Kontroll"-Blutplatte das zur Verwendung gelangende Blut auf Keimfreiheit zu prüfen.

b) **Die Kulturmethoden für anaerobe Bakterien.** Zur Kultivierung von Anaerobiern kommen die oben beschriebenen Methoden zur Anwendung. Eine Öse des zu untersuchenden Materials oder, wenn nach mikroskopischer Untersuchung massenhaft Bakterien vorhanden sind, eine Öse einer mehr oder weniger starken Verdünnung des Materials mit steriler Bouillon wird, wie bei der aeroben Kultur, entweder auf der Oberfläche einer Blutplatte in zahlreichen Impfstrichen ausgesät, oder es wird eine Serie von Mischplatten, wie sie eben beschrieben wurden, angelegt. Zur Kontrolle ist eine Aussaat auf gewöhnlichen, aerob zu haltenden Blutplatten notwendig, um das Vorhandensein etwaiger aerober Keime neben anaeroben festzustellen. Die auf der anaeroben Platte gewachsenen Kolonien müssen zur Identifizierung als anaerobe Bakterien in Schüttelagarkulturen und auf aerobe Platten weitergeprüft werden. Wachstum darf in der obersten etwa 1 cm breiten Schicht nicht eintreten. Um die Eigenschaft der meisten anaeroben Bakterien, stinkendes Gas zu bilden, festzustellen, ist es geraten, außer Blutplatten mit einer Öse des zu untersuchenden Materials oder der Verdünnung ein oder mehrere Traubenzuckeragarröhrchen zu beimpfen und Schüttelkulturen mit und ohne Blutzusatz, eventuell in Verdünnung, anzulegen. Diese Kulturen sind auch eine wünschenswerte Kontrolle der Blutplatten.

IV. Die Abwehrvorgänge im Organismus und die Wege der septischen Infektion

Der Eintritt und die Ausbreitung jeglicher Infektion ist nicht nur als eine Wirkung des Infektes allein aufzufassen; stets haben wir die Abwehrvorgänge des Organismus gleichzeitig zu betrachten, nach deren Versagen der Infekt erst zum Ausbruch kommen kann. Dies gilt ganz besonders im Falle der septischen Allgemeininfektion. Denn schon im ersten Kapitel haben wir ausgeführt, daß die Anwesenheit von krankmachenden Sepsiserregern im Organismus ebensowenig eine Sepsis bedeutet als ihr Kreisen im Blut. Solange die Abwehrvorgänge funktionieren, gibt es keine Sepsis; ihr Versagen führt zur Allgemeininfektion. Wir werden demnach die Ausbreitung der Sepsis nur dann verstehen, wenn wir diese beiden Faktoren, den fortgesetzten Angriff durch die Bakterien und die defensiven Abwehrvorgänge, in Rücksicht ziehen. Damit ist aber das Bild der entstehenden Sepsis noch nicht erfaßt. Es kommt, wie in dem Einleitungskapitel erwähnt wurde, noch hinzu, daß die Abwehrvorgänge des Organismus, der Zell- und Eiweißzerfall ihrerseits für den Organismus nicht gleichgültig sind, neuerdings schädigend eingreifen und ihrerseits wieder zu Abwehrvorgängen führen, so daß in der Tat ein sehr kompliziertes Kräftespiel einsetzt (vgl. Kap. I, S. 5). Der Versuch, diesen hin und her wogenden Kampf darzustellen, ist von vornherein als ein aussichtsloser zu bezeichnen und muß sich auf eine mehr minder eingehende Besprechung der zwei Faktoren beschränken: Abwehrvorgänge und fortschreitende Infektion. Hierbei sind wir uns weiter klar bewußt, daß wir bei der bakteriellen Infektion im Falle der Sepsis zwischen Bakterienwirkung im engeren Sinne und Toxinwirkung in der Regel nicht unterscheiden können, daß sich ferner diesen bakteriell bedingten Noxen die durch den Zellzerfall des höheren Organismus gesetzten Schädlichkeiten hinzugesellen, und daß auf der andern Seite die Abwehrvorgänge, welche sich alle gegen diese Angriffe richten, bisher wenigstens im einzelnen nicht oder fast nicht erkennen lassen, gegen welche der Angriffe sich die Abwehr richtet.

Die Abwehrvorgänge gegen die septische Infektion sind, wie bei jedem Infekt, unspezifischer und spezifischer Natur. Wenn wir auch von vornherein bekennen müssen, daß trotz reichlicher Bearbeitung dieses Gebietes unsere Kenntnisse keine erschöpfenden sind, so müssen wir doch vorwegnehmend feststellen, daß wir heute ein starkes Ineinandergreifen dieser beiden Arten von Abwehrvorgängen annehmen, und daß eine strenge Trennung nicht möglich ist. Bei der Sepsis ist eine derartige scharfe Trennung vielleicht nicht nur aus Gründen mangelhafter Erkentnnis unmöglich, sondern auch deshalb, weil, wie wir sehen werden, eine strenge biologische Trennung nicht existiert. So werden wir hören, daß aus einer unspezifisch einsetzenden Phagozytose eine spezifische hervorgehen kann usw.

Außerdem ist ein anderer, wesentlich größerer Mangel unserer Kenntnis festzustellen: Wir können sehr häufig nicht sagen, ob ein Krankheitsvorgang ein Abwehrvorgang ist oder nicht: Das gilt z. B. für das Fieber, für eine starke Leukozytose, für Degenerationsvorgänge in den Organen für gewisse Gefäßreaktionen usw.

Wir werden einen großen Teil der sich abspielenden Abwehrvorgänge, der behinderten oder sich ausbreitenden septischen Infektion vielleicht am besten zur Darstellung bringen, wenn wir hier eine eingehende Besprechung der Anteilnahme des mesenchymatischen, makrophagen oder retikulo-endothelialen[1]) Systems an den Abwehr- und Ausbreitungsvorgängen bei der septischen Infektion einschalten. Hierbei wollen wir das r. e. System im Sinne Goldmanns, Aschoff-Landaus zur Basis unserer weiteren Besprechung machen, und da wir hauptsächlich die Funktion des Systems ins Auge fassen, werden wir die anatomischen Einzelheiten nur so weit besprechen, als sie für die Funktionen notwendig sind.

Nach Aschoffs Einteilung gehören dem r. e. System im engeren Sinne die Retikulumzellen der Milzpulpa, der Rindenknötchen und der Markstränge, der Lymphknoten und des sonstigen lymphatischen Gewebes an. Sie speichern Farbstoffe usw. relativ leicht und stärker wie die Bindegewebszellen, bleiben aber an Schnelligkeit und Stärke der Speicherung deutlich zurück gegenüber dem Retikuloendothel der Lymphsinus der Lymphknoten, der Blutsinus der Milz, der Kapillaren der Leberläppchen (Kupffersche Sternzellen) der Kapillaren des Knochenmarks, der Nebennierenrinde und der Hypophyse. Ebenso speichern ferner eine

---

[1]) Im folgenden mit r. e. bezeichnet.

Gruppe von Zellen, die von Aschoff als r. e. System im weiteren Sinne bezeichnet werden, die Histiozyten, die beweglichen Bewohner des Bindegewebes im Gegensatz zu den fixen, den Fibroblasten, ferner die Monozyten des Blutes, welche zum Teil wenigstens von den Histiozyten und den Retikuloendothelien herstammen. Hierher gehören auch die Endothelzellen, die nach experimenteller Speicherung oder bei Endokarditis im Blute kreisen. Die hier genannten Zellen sind alle mesenchymatischer Herkunft. Außer diesen mesenchymatischen Zellen kommt jedoch auch einzelnen Zellen epithelialer Herkunft ein Speicherungsvermögen zu.

Die Leistungen, welche dem r. e. System zukommen, spielen zweifellos eine große Rolle während der septischen Infektion; wir müssen uns daher eingehend mit ihnen beschäftigen: Zunächst kommt dem System eine phagozytäre Fähigkeit von weittragender Bedeutung zu. Von allen Autoren anerkannt wird die Speicherung von Farbstoffen, Kolloiden, Lipoiden, Metallen, Bakterien, Zelltrümmern usw. (Metschnikoff, E. Goldmann, Aschoff-Landau, Kijono und andere). Auf die nähere Natur dieses Speicherungsvorganges soll hier nicht eingegangen werden. Mag dieser auch für einzelne Substanzen nicht absolut gleich sein, so kamen doch sowohl Öller als auch wir zu der Anschauung, daß zuerst das Retikuloendothel der Milz und Leber, dann die Lunge speichert. Für den Fall, als die Speicherung sehr hoch getrieben wird, werden nicht nur die Zellen des r. e. Systems angefüllt, sondern auch andere Zellen werden gespeichert. So sehen wir in der Leber von Kaninchen nach massiven Kollargolinjektionen nicht nur die Kupffer-Zellen, sondern auch die Leberzellen mit Silber gefüllt. Das r. e. System bildet hier im gewissen Sinn einen Vorposten, und anderseits ist die Phagozytose eine allgemeine Zellfunktion, die jedoch erst dann zur Geltung kommt, wenn der Vorposten versagt. Schon hierin erkennt man die große Reservekraft, mit der dieses System arbeitet, eine Erkenntnis, der wir auch weiterhin unten begegnen werden. Die gespeicherten Zellen können die gestapelten Stoffe an ihre Umgebung abgeben oder aber sie gehen als beladene Histio- bzw. Monozyten selbst auf die Wanderschaft, um an anderer Stelle ihren Inhalt abzugeben, wobei sie großenteils zugrunde gehen dürften. Diese beiden Vorgänge bezeichnet Aschoff als einen Selbstreinigungsprozeß. Klinisch ist dieser Vorgang bedeutungsvoll, da einerseits gespeicherte Endothelzellen im Blute z. B. bei septischer Endokarditis erscheinen können, anderseits Monozyten in die Zirkulation gelangen. Dieses Abgestoßenwerden von Zellen hat eine starke Regeneration der Zellen zur Folge. In der Tat sieht man auch während der Speicherung die Zellen sich nicht nur vergrößern, sondern auch vermehren (Öller, Siegmund, Saxl und F. Donath), und auch in diesem Punkte sehen wir einen Beweis für die großen Reservekräfte des r. e. Systems.

Neben dieser völlig sichergestellten phagozytären Funktion des r. e. Systems sind auch für den Fall der Sepsis noch eine Reihe anderer Faktoren von Bedeutung. Sie hängen vielfach mit der phagozytären

Funktion des r. e. Systems zusammen, zum Teil gehen sie darüber hinaus. Diese Funktionen erstrecken sich auf den unzweifelhaften Anteil des r. e. Systems am Hämoglobin- und Eisenstoffwechsel, ferner an der Gallenfarbstoffbildung. Auch die Resorption vom Darm her (Kuczinsky), ferner der Fett- und Lipoidstoffwechsel werden durch den phagozytären Apparat sehr stark beeinflußt. Auf den Eiweißstoffwechsel, speziell die Amyloidbildung (Domagk, Kuczinsky), hat das System einen großen Einfluß. Endlich haben Saxl und Donath, Jochwets Beziehungen zwischen Wasserhaushalt und r. e. System aufgestellt in dem Sinne, daß auch hier das r. e. System als Speicherungsort gilt. Diese Vorgänge wollen wir hier nur kurz streifen, um zu zeigen, wie mannigfaltig die Funktionen sind, die uns die Berechtigung geben, das r. e. System wirklich als solches anzuerkennen. Sie zeigen uns aber auch, wie tiefgreifend Schädigungen der Abwehrleistung dieses Systems in den Haushalt des Organismus eindringen.

Wie vielfältig der Anteil des r. e. Systems an jenen Vorgängen ist, die wir unter dem Sammelbegriff der Immunität zusammenfassen, soll nun im folgenden kurz ausgeführt werden. Die Abwehrfunktion der Zellen des r. e. Systems ist von größter Bedeutung für das Abwehrvermögen des Organismus. Lokal eingedrungene Keime werden durch die Histiozyten des Gewebes, im Blute kreisende Keime durch Kupffer-Zellen usw. aufgenommen, so daß das Blut selbst von sehr großen Bakterienmengen, die in die Blutbahn injiziert werden, sehr rasch gereinigt wird (Wyssokowitsch, W. Rosenthal, Singer und Adler). Aber nicht nur in eine Hautwunde oder ins Blut eingedrungene Bakterien werden im makrophagen Apparat der Leber und Milz phagozytiert, sondern auch von der Bauchhöhle aus aufgenommene Keime, Fremdkörper usw. (Öller, Neufeld und Mayer).

Öller fand, daß in die Blutbahn injiziertes Vogelblut die Lunge passiert und in Milz und Leber phagozytiert wird. Genau denselben Weg nimmt Blut, das von der Bauchhöhle aus resorbiert wird. Neufeld und Mayer fanden ähnliches für Bakterien. Wir selbst fanden, daß es für die Fettspeicherung ziemlich gleichgültig ist, ob man eine Fettemulsion in die Pfortader oder in eine Lebervene injiziert. In beiden Fällen kreist das Fett einige Zeit im Blut, um dann rasch in den Abfangorganen zu verschwinden. Aber nicht nur die Bakterien, auch gelöste Antigene wie die Toxine werden, wenn wir dies auch nicht mit solcher Sicherheit nachweisen können, von dem r. e. System aufgenommen (Bieling). Ebenso werden gelöste Hämoglobine, wie dies Öller nachgewiesen hat, sehr rasch von dem makrophagen Apparat abgefangen. Dabei ist die phagozytäre Funktion des makrophagen Apparates keineswegs als der Ausdruck einer ungeordneten, wahllos vor sich gehenden Tätigkeit aufzufassen, etwa in dem Sinne, daß alle Fremdkörper und Gifte, die ins Blut gelangen, begierig und kritiklos, sei es, wo es sei, und sei es, wann es sei, von den phagozytären Elementen gefressen werden. Wie überall in der Natur herrscht auch hier Ordnung. So konnte Öller nach Injektion von Vogelblut bei Meerschweinchen zeigen, daß das intravenös injizierte Blut beim nicht immunisierten Tier in den ersten Versuchsminuten zwar in der Lunge deponiert wird, aber rasch wieder ungelöst aus ihr verschwindet, ohne zelluläre Reizerscheinungen auszulösen, um nun in Milz und Leber deponiert zu werden, wo erst die wirkliche Phagozytose mit der Auflösung der roten Blutkörperchen und mit zellulären Folgeerscheinungen vor sich geht. Saxl und F. Donath konnten zeigen, daß eine in die Ohrvene injizierte Fettemulsion die Lunge passiert und erst von Milz und Leber abgefangen wird. Wir stellten als Reihenfolge der Hauptabfangorgane die Reihe: Milz, Leber, Lunge fest. Ja wir fanden auch, daß Milz und Leber durch ihr Abfangvermögen die Lunge schützen und daß nach Entfernung von Milz und Leber eine Injektion von Fettemulsion zu sofortigen pulmonalen Erstickungserscheinungen führt. Für die Phagozytose in den Abfangorganen, speziell gegenüber Bakterien, spielt auch eine gewisse Haftbereitschaft in dem System eine gewisse Rolle. Auf dieses „Haftvermögen" der Bakterien im r. e. System legt Öller ein besonderes Gewicht. Jene Fälle von septischer Infektion, denen dieses Haftvermögen gegenüber Bakterien fehlt, und bei denen demnach Bakterien im Blute kreisen, ohne daß es zu einer Ansiedlung derselben kommt, werden von Öller als besondere Gruppe anderen Sepsisformen gegenübergestellt und als besonders bösartig bezeichnet. Diese maligne Form der septischen Infektion ist dem Kliniker seit langer Zeit bekannt. In gewissem Sinn ist hierher auch die Endocarditis lenta zu rechnen, bei welcher die bakteriellen Embolien bekanntlich nicht vereitern. Sie ist das typische Beispiel dafür, daß der Organismus relativ reaktionslos dem septischen Infekt gegenübersteht. Auch jene Formen der Sepsis, die mit einem anginösen Belag einhergehen, der schmierig und nekrotisch ist, ohne daß es zu einer richtigen Eiterbildung kommt, sind hierher zu rechnen; auch sonst stattfindende Eiterbildungen fallen so unbefriedigend aus, daß der Arzt eine wesentliche Besserung im Verlauf einer derartigen Sepsis darin sieht, daß es zur Bildung eines normalen Eiters, eines Pus bonum et laudabile, kommt. Von großem Interesse mag nun folgende von uns gemachte Beobachtung sein (Saxl): Ein Fall von typischer Viridansendokarditis, der die üblichen blanden Embolien hatte, bekam einen vereiterten Milzinfarkt, der erst durch die Autopsie aufgedeckt wurde und bei dem eine bakteriologische Untersuchung dieses Milzabszesses unterlassen werden mußte, da die Leiche nicht frisch war. Ein zweiter ebenso verlaufender Fall zeigte die Bildung normalen Eiters nach einer Radialispunktion; als Eitererreger wurden hier Staphylokokken gezüchtet. In einem dritten Fall von Endocarditis lenta fand sich ein periostaler Zahnabszeß, in dem ein Gemisch von Bakterien, jedoch kein Bacillus viridans nachweisbar war. Aus diesen Beispielen geht hervor, daß das Haftvermögen der Bakterien bzw. sein Ausbleiben ein spezifisch eingestellter Vorgang ist, der in den beiden angeführten Fällen nur gegen den Streptococcus viridans versagt. Da jedoch die Endocarditis lenta durch Influenzabazillen, durch Pneumokokken usw. gleichfalls hervorgerufen werden kann, und auch in diesen Fällen die Vereiterung der Embolien ausbleibt, dürfen wir wohl in diesem Fehlen von Vereiterungen keine ausschließlich der Viridansinfektion zukommende Eigenschaft sehen. Aber auch dem durch Viridans infizierten Organismus im Falle der Endocarditis lenta fehlt nicht das Eiterbildungsvermögen als solches: Nur dem Viridans gegenüber vermag dieser Organismus keinen Eiter zu bilden, ebenso wie dies bei der Endocarditis lenta, die durch den Influenzabazillus bedingt ist, gegenüber dem Influenzabazillus der Fall ist. Es handelt sich demnach um eine spezifische Einstellung der Endocarditis-lenta-Kranken gegenüber dem jeweiligen Erreger dieser Krankheit. Diesem Umstande entnehmen wir, daß das Haftvermögen der Bakterien wie sein Ausbleiben sozusagen ein spezifischer Vorgang, ein Ausdruck einer bestimmten Immunitätslage, ist, bei welcher jedoch das Ausbleiben der Eiterbildung nur jenem Erreger gegenüber erfolgt, der die Krankheit und somit eine bestimmte Immunitätslage hervorgerufen hat. Der an Endocarditis lenta Erkrankte besitzt demnach eine im eben angeführten Sinne spezifisch eingestellte Reaktionslosigkeit gegen den Erreger; sie wird bedingt durch den Infekt mit diesem Erreger. Der Organismus kann jedoch Eiter erzeugen, wenn andere Bakterien sich in dem Organismus des Endokarditikers ansiedeln.

Diese bestimmte Immunitätslage findet sich nur bei der Viridans-Sepsis vom Lenta-Typus oder bei anderen Erregern der Lenta-Sepsis, speziell bei der Endocarditis lenta. In der oben zitierten Arbeit des einen von uns ist eine Viridans-Sepsis erwähnt, bedingt durch eine Cholezystitis, bei welcher im Anschluß an eine Venenpunktion eine schwere Phlegmone des rechten Armes auftrat. Der Eiter enthielt Viridans, der rechte Arm mußte amputiert werden. Der Patient genas. Wir kennen ja auch sonst Fälle von Viridans-Sepsis mit Eiterbildung. Ihnen fehlt der Lenta-Typus. So ist denn die fehlende Eiterbildung, das fehlende Haftvermögen im Sinne Öllers, der Ausdruck einer bestimmten Immunitätslage, die wir bei bestimmten Sepsisformen, speziell auch bei Endocarditis lenta, finden.

Kimmelstiel bemerkte zu der zitierten Arbeit, daß die Embolien bei Endocarditis lenta zwar in der Regel bland seien, daß er aber Hirnabszesse auf embolischer Basis beobachtet habe, die bei Endocarditis lenta auftraten und die Bacillus viridans enthielten. Dies spricht nun nicht direkt gegen die oben erwähnte Auffassung einer bestimmten Immunitätslage, welche das Ausbleiben der Eiterung bedingt. Denn auch Kimmelstiel anerkennt, daß embolische Infarkte in anderen Organen stets oder fast stets bland bleiben. Es spricht der von Kimmelstiel erhobene und hier zitierte Einwand vielleicht nur dafür, daß das Gehirn diese Immunitätslage nicht mitmacht. Der Einwand, daß bei anderer Sepsis als der durch Viridans bedingten Endocartitis lenta eitrige Embolien im Gehirn vorkommen, ist von Haus aus nicht stichhaltig.

Setzt mit der phagozytären Tätigkeit der Beginn der Abwehrvorgänge wenigstens bei bestimmten Infektionen rein mechanisch ein, so müssen wir fragen, was geschieht nun mit den in das System eingedrungenen Bakterien oder Toxinen? Sie werden unzweifelhaft zum größten Teile vernichtet, solange das System intakt ist. Hat jedoch dieses gelitten, so kommt es zum neuerlichen Austritt der Bakterien, und versagt nun auch die Reservekraft des makrophagen Apparates in ihrer phagozytierenden Tätigkeit, so kommt es zur Sepsis bzw. Septikämie. In welcher Weise die Zellen des r. e. Systems die Bakterien vernichten, ist nicht sichergestellt.

Ferner ist es nicht für alle Fälle bewiesen, daß die im makrophagen Apparat deponierten Keime wirklich zugrunde gehen, und die Möglichkeit ist gegeben, daß der makrophage Apparat und seine Zellen nur als Schlupfwinkel für Bakterien und Protozoen dienen. So sagt Aschoff in seinem Referat in den Ergebnissen der inneren Medizin und Kinderheilkunde, 26. Bd., S. 82, 1924: „In anderen Fällen natürlicher Funktion spielen aber gerade die Retikuloendothel-Zellen die wichtigste Rolle in der Aufnahme der Infektionserreger. Sie stellen geradezu die Schlupfwinkel dar, in welchen sich die betreffenden Mikroparasiten einnisten, um von dort aus zu neuer Invasion fortzuschreiten. Ob dabei die Zelle sich ganz passiv verhält oder ihrerseits Defensivreaktionen in sich vorgehen läßt, ist oft sehr schwer zu entscheiden, z. B. beim Fleckfieber (Kuszynski), bei der Meningokokkeninfektion (Pick, Thomson, Wolf). Bei bestimmten Krankheiten, wie Kalar-Azar und anderen Trypanosomen-Infektionen scheint das passive Verhalten das vorherrschende zu sein. Bei Febris recurrens soll die Aufnahme der Spirillen durch das r. e. System eine mehr aktive sein.

Allerdings wird die bisherige Annahme, daß die Spirochäten beim Rückfallfieber die Milz sozusagen nur als Schlupfwinkel benützen, durch neue Untersuchungen von Aravantinos stark ins Schwanken gebracht. Er fand, daß die Spirochäten in der fieberfreien Zeit so gut wie ganz aus der Milz verschwinden und sich nur mehr im Blut erhalten. Von diesen Blutspirochäten soll die Neuinfektion ausgehen. Nur bei solchen Personen, die im Anfall erliegen, finden sich Spirochäten massenhaft auch in der Milz, wo der Kampf zwischen Retikuloendothelien und Spirochäten ungünstig verlaufen ist."

Sofern wir jedoch im Experiment septische Infektionen erzeugen können, haben seit Metschnikoff, Wyssokowitsch, Werner Rosenthal, Siegmund, Domagk, Singer und Adler, Bass, Louros und Scheyer usw. alle Autoren übereinstimmend eine starke Phagozytose und ein Zugrundegehen der bakteriellen Erreger im makrophagen Apparat gesehen.

Auch Toxine gehen im r. e. System zugrunde (Bieling und Isaak). Diese Autoren finden, daß dieser Toxinschwund nicht durch nachweisliche Antitoxinbildung bzw. Absättigung des Toxins mit Antitoxin erfolgt.

Gehen nun die Bakterien im makrophagen Apparat zugrunde, so ist eine unmittelbare Folge der aus dem Bakterienzerfall frei werdenden Gifte eine sehr rasch auftretende zelluläre Reaktion im makrophagen Apparat (Louros und Scheyer), die wir jedoch auch direkt nach Einverleibung gelöster Gifte feststellen können. So sah die gleich zu schildernde Zelländerung Öller nach Injektionen von gelöstem Hämoglobin, Siegmund nach Einverleibung von Proteinkörpern, Metallen, Farbstoffen und ähnlichen Substanzen, die in die Gruppe der unspezifischen Therapie gerechnet werden müssen. Auch wir sahen nach Injektionen von Trypaflavin und Scharlachrot bei Kaninchen ausgiebige zelluläre Reaktionen im r. e. Apparat. Es kommt zu einer Vergrößerung und zu einer Vermehrung der retikulo-endothelialen Elemente, zur Einwanderung von Lymphozyten usw., zur Auswanderung von Histiozyten und Monozyten. Es kommt zu Degenerations- und Defensivvorgängen in den Zellen, zur trüben Schwellung, zur Amyloidose. In wenigen Minuten nach der Infektion bzw. Intoxikation vollziehen sich alle diese Vorgänge, rascher bei Einverleibung gelöster Gifte (Öller hat Hämoglobin verwendet) als bei ungelösten Substanzen (Erythrozyten). Daß Immuntiere sowohl die Phagozytose des Antigens als die zelluläre Reaktion im makrophagen Apparat wesentlich rascher aufbringen dürften, darüber werden wir später berichten.

Haben wir schon angedeutet, daß spezifische Vorgänge der Immunität die Phagozytose beeinflussen, so ist sie zunächst doch ein unspezifischer Vorgang und auch als solcher ein wichtiger Vorgang als Abwehrvorrichtung. Die Beeinflußbarkeit durch verschiedene und spezielle therapeutische Vorgänge, welch letztere nichts mit Immunisierung zu tun haben, ist von besonderer Wichtigkeit. So fand R. Paschkis, daß durch eine vorausgehende Vakzinierung der Speicherungsvorgang im r. e. System bei Mäusen leidet. Schon vorher haben Saxl und F. Donath gezeigt, daß durch Elektrokollargol das Abfangsvermögen des r. e. Systems geschädigt wird, und daß in dem Fall, als wir wenige Minuten nach dem Elektrokollargol eine zweite intravenöse Injektion, z. B. Adrenalin oder Elektrokollargol oder Kochsalzlösung oder Fettemulsion, injizieren, alle diese Substanzen nunmehr längere Zeit im Blute kreisen, da durch die vorausgeschickte Elektrokollargollösung eine — wie wir sie nannten — funktionelle Blockade eingetreten ist. Wir haben eine ganze Reihe anderer Substanzen, außer dem Elektrokollargol, feststellen können, welche eine derartige funktionelle Blockade hervorrufen. So sehen wir unter vorausgehender Pituitrin- oder Gynergen- oder Insulinwirkung ins Blut injizierte Fettemulsionen langsamer aus diesem verschwinden. Auch im umgekehrten Sinn, im Sinn einer Entblockierung konnten wir das r. e. System beeinflussen und Substanzen, welche bereits in diesem deponiert waren, wieder ins Blut übertreten lassen. Solche entblockierende Maßnahmen sind starke Aderlässe und Peptoninjektionen während der Blutdrucksenkung. Ein rascheres Verschwinden der im Blute kreisenden Fetteilchen, also eine Steigerung des Speichervorganges, finden wir unter Thyreoideaeinwirkung. Schittenhelm und Ehrhardt finden bei Sensibilisierung von Kaninchen und Meerschweinchen eine gesteigerte Aufnahmsfunktion der phagozytären Zellverbände für Farbstoffe. Von großer Wichtigkeit ist fernerhin, daß die Infektionskrankheit an sich eine Blockade des r. e. Systems hervorruft (Saxl-Donath, Adler-

Raimann): Injiziert man Septischkranken eine Fettemulsion oder einen Farbstoff ins Blut, so kreist er länger als bei anderen Kranken. Man kann sich vorstellen, wie tief eine solche Blockade in den Haushalt des Organismus eingreift. Nicht nur Infektionskrankheiten, auch andere Erkrankungen, speziell diffuse Lebererkrankungen, führen zu einer schweren Schädigung des Abfangvermögens gegenüber im Blute zirkulierenden Substanzen (Saxl-Donath, Adler-Raimann.)

Daß jedoch die rein makrophage Tätigkeit des r. e. Systems nicht nur ein unspezifischer Vorgang ist, sondern auch an den spezifischen Vorgängen der Immunität Anteil hat, wurde von Ernst Singer und Hugo Adler für den Fall der Infektion mit Pneumokokkus III gezeigt. Dieser Pneumokokkus erzeugt keine humorale Immunität, sondern die aktive Immunität, die wir bei Tieren erzeugen können, ist eine rein zelluläre. Singer und Adler konnten einerseits zeigen, daß sich diese zelluläre Immunität durch eine Tuscheinjektion aufheben läßt, anderseits konnten sie bei direkter Infektion des Knochenmarkes die Aufnahme der Pneumokokken durch Histiozyten verfolgen. Auf diese Weise kamen sie zu der Anschauung, daß der r. e. Apparat durch seine hier spezifisch eingestellte Phagozytose die aktive Immunität gegen Pneumokokkus III bedingt. Ähnliches konnten sie für Milzbrand und ferner Bass für die Streptokokkeninfektion zeigen. Es ist nun das große Verdienst von Singer und Adler, E. Singer und Bass gewesen, daß sie zeigen konnten, daß beim Immuntier (Pneumokokken, Streptokokken, Milzbrand) diese Phagozytose im r. e. Apparat insofern viel ausgiebiger ausfällt, als die Bakterien wesentlich gründlicher in den Organen des r. e. Systems zerstört werden als beim nicht vorbehandelten Tier. Die Bakterien werden hier restlos vernichtet. Wir haben uns demnach vorzustellen, daß die Güte der phagozytären Abwehr von der jeweiligen Immunitätslage abhängt, und daß demnach, wie dies schon Metschnikoff behauptet hat, die Phagozytose im makrophagen Apparat ein Hauptvorgang der immunisatorischen Leistung des Organismus ist. Versagt die Phagozytose im r. e. System, so kreisen die Bakterien im Blute weiter; dann fehlt das „Haftvermögen der Bakterien“, wie dies Öller genannt hat, es besteht die echte Septikämie, die schwerste Form der Sepsis ohne Metastasenbildung.

Singer und Adler konnten zeigen, daß die durch Phagozytose in den Organen deponierten Keime bei Immuntieren auch wirklich in diesen Organen zugrunde gehen. Dieser Untergang vollzieht sich nur in vivo, in vitro ließ er sich nicht nachahmen. Es scheint jedoch von großer prinzipieller Wichtigkeit, den Untergang dieser Bakterien auch außerhalb des tierischen Körpers verfolgen zu können. Wir konnten in unserer Arbeit „Über die Bakterizidie der Gewebe“ den Untergang der Bakterien in vitro verfolgen, wenn wir Organbreie (Leber, Lunge, Milz, Knochenmark) mit destilliertem Wasser versetzten und mit geringer Einsaat von Streptococcus viridans, Streptococcus haemolyticus oder Staphylococcus aureus beschickten. Damit ist die Bakterizidie

der Gewebe in vitro zum erstenmal erfaßt und gezeigt worden, daß
Gewebszellen gerade bei ihrem Zugrundegehen bakterizide Kräfte ent-
falten. Für Leukozyten ist ein ähnlicher Vorgang von van de Velden vor
längerer Zeit nachgewiesen worden. In gleicher Weise wie die Bakterien
werden auch die Toxine von den Zellen des r. e. Systems aufgenommen
und können hier auch ohne Antitoxinproduktion zugrunde gehen. Vieles
spricht ferner dafür, daß der r. e. Apparat der Ort ist, wo die Antitoxine
produziert werden, wenn dies auch noch nicht sicher bewiesen ist
(Neufeld).

Der Phagozytosevorgang bedeutet zweifellos einen der wichtigsten
Abwehrvorgänge bei der Sepsis. Daß er von der Immunitätslage im hohen
Grad abhängig ist, wurde schon oben erwähnt. Es ist demnach der r. e.
Apparat den Einflüssen der „Sensibilisierung" stark unterworfen; auch
an den anaphylaktischen Vorgängen ist er in hervorragender Weise
beteiligt (Schittenhelm und Ehrhardt, vgl. unten).

Geht aus dem Erwähnten die Mannigfaltigkeit der Einflüsse hervor,
welche die septische Infektion auf den r. e. Apparat ausübt, so ist es
leicht ersichtlich, daß hier Faktoren spezifischer und unspezifischer Art
mitwirken. Wir wollen den Versuch machen, die beiden Gruppen von
Faktoren nach diesen Gesichtspunkten zu ordnen. Die Phagozytose der
ins Blut eingedrungenen Bakterien und Bakteriengifte ist anfänglich
ein unspezifischer Vorgang (wird jedoch später zum spezifischen, vgl.
oben). Die Auslösung von Reaktionen im Sinne der Zellanschoppung und
Zellvermehrung, wie sie Kuczinsky und Goldmann nach enteraler,
Siegmund nach parenteraler Einverleibung von Eiweiß und Eiweißabbauprodukten, Öller nach Injektion von artfremdem Blut gesehen
haben, ist gleichfalls ein unspezifischer Vorgang. In jüngster Zeit hat
Siegmund von einer Aktivierung des Mesenchyms durch Eiweißabbau-
produkte gesprochen: „Wir erkennen in der Überschwemmung des
Bindegewebes mit Eiweißabbauprodukten exogener und endogener
Natur die wichtigste Grundlage zur Mesenchymaktivierung, die damit
ein Ausdruck und ein Erfolg des gesteigerten extra- und intrazellulären
Stoffwechsels wird." Dies gilt sowohl von den Zellzerfallsprodukten
als auch vom Nahrungseiweiß und endlich, wie Siegmund dies beschrieben hat, von der parenteralen Einverleibung von Eiweiß, aber
auch von kolloidalen Metallen, von Farbstoffen usw. für die Zwecke
der Therapie.

Aus diesen unspezifischen Vorgängen am Mesenchym
können sich nun zum Teil spezifische Vorgänge sowohl im
Sinne der Krankheitsentstehung als auch im Sinne der
Abwehr bilden. Das erstgenannte Moment spielt zunächst bei anderen
Infektionskrankheiten als bei der Sepsis eine bedeutsame Rolle. Die
Zellneubildung bestimmter Prägung, wie wir sie bei der Typhusinfiltration
oder bei der Tuberkelknötchenbildung finden, ist als Ausdruck einer
spezifischen Reaktion aufzufassen, die das r. e. System durch spezifisch
eingestellte Zellneubildung auf einen bestimmten Infekt hervorbringt.
Hierher gehört auch die Anschauung Dietrichs, welcher die Endo-

karditis als Ausdruck einer bestimmt geprägten Endothelwucherung bei einer speziellen durch die septische Infektion gegebenen Immunitätslage auffaßt (vgl. unten). Betont muß hier werden, daß auch bei anderen Infektionskrankheiten (Flecktyphus, Typhus, Tuberkulose) das Mesenchym zweifellos spezifischen Anteil an der Formung der Infektionskrankheit hat. Aber es geht aus dem eben Erwähnten hervor, daß neben gewissen unspezifischen, zweifellos spezifische Vorgänge am r. e. System jeder Infektionskrankheit und auch der Sepsis zukommen.

Die spezifische Tätigkeit des r. e. Systems bei der Abwehr der septischen Infektion wird heute vielfach hervorgehoben. Schon oben wurde die spezifische Beeinflussung und Einstellung der Phagozytose erwähnt (Singer und Adler). Mit großer Berechtigung wird betont, daß von den zellulären Abwehrvorgängen, die sich bei der Immunität abspielen, die humoralen abstammen, eine Anschauung, die übrigens schon vor Ehrlich vertreten wurde. Öller gab hierfür ein schönes Beispiel: Während bei der ersten Injektion in das Unterhautzellgewebe oder ins Blut die fremden roten Blutkörperchen fast ausnahmslos im r. E. der Leber, Milz und des Knochenmarks aufgenommen und verarbeitet werden, tritt diese intrazelluläre Hämolyse bei fortgesetzter Reinjektion nunmehr zugunsten einer extrazellulären, also humoralen Auflösung des Fremdblutes zurück, die bei hochsensibilisierten Tieren sogar stürmisch und schlagartig erfolgt. Blockierung des r. e. Systems und Milzexstirpation hemmen diesen Vorgang. Zahlreiche Autoren, speziell Neufeld, stehen auf dem Standpunkt, daß das r. e. System der Ort ist, wo die Antikörper gebildet und von wo sie ausgeschwemmt werden. Hierauf müssen wir nun des näheren eingehen.

Wir werden nicht fehlgehen, wenn wir annehmen, daß die Phagozytose sozusagen die Grundlage für jene Abwehrvorgänge liefert, die zeitweilig als humoral bezeichnet werden, nämlich die eigentliche Bildung von Antikörpern. Letztere sind wohl nicht mehr humoral als andere von Zellen erzeugte Produkte, wie das Adrenalin, der Traubenzucker usw., die zwar im Blute kreisen, aber doch Zellprodukte sind. Stellte sich schon Ehrlich die Antikörper als abgestoßene Zellbestandteile vor, so müssen wir dies heute mit noch größerer Wahrscheinlichkeit tun. Alles drängt zu der Annahme, daß dem r. e. System ein Hauptanteil an der Antikörperproduktion zukommt, und es soll unsere Aufgabe sein, die Hauptergebnisse der vorliegenden Arbeiten hier zusammenzufassen. Dabei müssen wir hier noch einmal auf die Phagozytose zu sprechen kommen. Schon oben wurde erwähnt, daß die von Haus aus unspezifische Phagozytose des makrophagen Apparates sich zu einem spezifischen Vorgang gestalten kann, z. B. im Falle des Pneumokokkus III. Beim Vorgang der aktiven Immunisierung kommt es insofern zu einer Änderung der Phagozytose, als die Bakterien zum Teil rascher aufgenommen werden, und ferner die Bakterizidie durch die Phagozytose eine wesentlich intensivere ist. Die gegen Pneumokokkus III, gegen Milzbrand oder Streptokokken immunisierten Tiere fangen die Bakterien aus der Blutbahn wesentlich rascher ab und die Vernichtung der Keime durch den makrophagen Apparat ist eine ausgiebigere (Singer und Adler, Bass). Wie verschiedentlich Versuche zeigen, handelt es sich hier zunächst um eine Beeinflussung der Zellen des makrophagen Apparates; Hand in Hand mit dieser geht eine Einwirkung der im Serum kreisenden Immunkörper (vgl. unten). Nicht immer sind jedoch diese Immunkörper nachweisbar; gibt es doch, wie gesagt, eine Immunität gegen Pneumokokkus III., ohne daß das Serum irgendwelche immunisatorische Vorgänge zeigt, also eine rein zelluläre Immunität. Nun haben Singer und Adler gerade für den Fall dieser reinen Gewebsimmunität gezeigt, daß hier eine starke Phagozytose in dem makrophagen Apparat der Immuntiere besteht. Demnach gibt es eine spezifische Beeinflussung der Phagozytose im Gewebe, die wir bereits oben erwähnt haben, ohne daß im Serum Immunkörper nachweisbar sind. Wenn wir hier der Vorstellung vorausgreifen, über die wir im folgenden zu berichten haben, dürfen wir wohl als Entstehungsort der Antikörper den makrophagen Apparat ansehen, der, falls es zu einer aktiven Immunisierung kommt, Immunkörper, wie Agglutinine, Präzipitine, Bakteriotropine, an das Blut abgeben kann, aber, wie die Infektion mit Pneumokokkus III zeigt, nicht abgeben muß.

Auch bei der passiven Immunisierung kommt dem makrophagen Apparat zumindest insofern eine Rolle zu, als ebenso wie Toxine auch Antitoxine, die ins Blut gebracht werden, im r. e. System abgefangen und hier zeitweilig deponiert werden und dann erst wieder im Blute erscheinen. So wissen wir, daß die Hauptmasse des intravenös einverleibten Diphtherie-Antitoxins rasch im Blut verschwindet, um dann in relativ geringen Mengen wieder im Blut aufzutreten. Ob jedoch dieser Vorgang von Bedeutung für die Wirkung des Immunserums ist, können wir nicht sagen. An dieser Stelle möchten wir die interessanten Beobachtungen von F. Rosenthal und Spitzer über die trypanoziden Substanzen im menschlichen Serum erwähnen, nach welchen das im Reagenzglas gegenüber Trypanosomen unwirksame menschliche Serum erst unter der bedeutungsvollen Wirkung des r. e. Apparates im Mäuseorganismus trypanozide Fähigkeiten gewinnt. In diese Gruppe mag wohl auch die Schutzwirkung einer bei der Maus vorgenommenen Eisenzuckerstapelung gegen eine nachfolgende Trypsinwirkung zu rechnen sein; hier schützen die im Retikulo-Endothel gespeicherten Substanzen durch Absorption den Organismus gegen eine Überschwemmung mit Fermenten (H. Pfeiffer und Standenath).

Wir kommen nun auf die Frage der Beziehung des r. e. Systems zur Antikörperbildung zu sprechen, ein Problem, das zuerst von Metschnikoff, dem Begründer der Lehre vom makrophagen Apparat, aufgeworfen und dahin beantwortet wurde, daß die Antikörper in diesem System gebildet würden; im allgemeinen herrscht heute die Anschauung vor, daß das r. e. System der Ort der Antikörperbildung sei (Neufeld und Meyer, Weichhard-Dieudonné).

Wir wollen die in der Literatur niedergelegten Grundfragen dieser Anschauung besprechen. Schon R. Pfeiffer und Marx konnten nachweisen, daß bei passiver Immunisierung nicht besonders reichlich Anti-

körper in der Milz vorhanden sind, daher nicht allein Stapelung stattfindet, dagegen bei aktiver Immunisierung reichlich Schutzstoffe (bei
Choleraschutzimpfung) bereits am dritten bis fünften Tage daselbst
nachzuweisen sind, während das Blut noch wenig Schutzkörper enthält.
Neben der Milz wurden vielfach Lymphdrüsen und Knochenmark,
speziell das letztere als Quelle der Antikörper bezeichnet. Es zeigte
sich in vielfachen Versuchen, daß diesen ein wichtiger Anteil bei der
Bildung von Hämolysin, Agglutinin und Präzipitin zukommt. Wurden
diese Organe operativ entfernt oder durch Röntgenbestrahlung geschädigt, so zeigte sich ein Heruntergehen der Antikörperbildung. Am
besten studiert ist der Anteil der Milz an der Antikörperbildung; jedoch
zeigte es sich in verschiedentlichen Versuchen, daß auch nach Milzexstirpation eine Antikörperbildung stattfand. Dennoch hat die Milz
zweifellos einen ganz hervorragenden Anteil an der Antikörperbildung;
Rautmann fand im Milzvenenblut mehr Antikörper gegen Typhus
und Hammelblutkörperchen, und Isaak und Gottschalk fanden bei
direkter Injektion von Typhusbazillen in der Milz besonders starke Agglutininbildung. Den Versuchen, die durch Ausschaltung der Milz eine mehr
minder starke Herabsetzung der Antikörperproduktion herbeiführten,
gesellten sich in neuerer Zeit die sogenannten Blockaderversuche
hinzu, denen wir in gewisser Hinsicht eine größere Beweiskraft zusprechen
müssen als den bloßen Milzausschaltungsversuchen. Wissen wir doch
gerade von der operativen Entfernung der Milz, wie rasch und ausgiebig
ihre Funktion, wenigstens die Blutabbaufunktion, von der Leber übernommen wird. So stand zu hoffen, daß die Blockade durch Substanzen, die
im r. e. System abgelagert werden, einen ausgiebigeren Eingriff in das r. e.
System darstellt, speziell wenn es sich um eine funktionelle Schädigung
dieses Systems handelt. Lassen wir zunächst die Ergebnisse, die hier
gewonnen wurden, Revue passieren, so müssen wir leider große Widersprüche verzeichnen. So finden Bieling und Isaak ein Ausbleiben
von Hämolysin- und Agglutininbildung bei der Maus nach Milzexstirpation
und gleichzeitiger Eisenblockade, während ihnen die passive Immunisierung bei Milzexstirpation und Eisenblockade gelang. Ebenso fand
Siegmund die Bildung spezifischer Hämolysine und Agglutinine, ferner
von Bakterienagglutininen im serologischen Versuch bei hochgespeicherten
Kaninchen, denen außerdem die Milz entfernt wurde, stark herabgesetzt
oder aufgehoben. Die Komplementbildung war hingegen ungestört.
F. Neufeld und Hans Mayer berufen sich zunächst auf die Arbeit
von Glusmann, der zeigen konnte, daß Exstirpation von Schilddrüse
oder Nebenniere Mäuse schwer schädigt, jedoch die Immunkörperbildung
nicht herabsetzt. Hingegen ergab sich aus den eigenen Versuchen der
genannten Autoren, daß die Ausscheidung des r. e. Systems durch Ent-
milzung und Eisenzuckerblockade die Entstehung spezifischer Antikörper
und damit auch der aktiven Immunität, nicht aber die Ausnützung
vorhandener Antikörper gegen Pneumokokken hemmt, da ihnen ebenso wie
Bieling und Isaak die passive Immunisierung auch bei ausgeschaltetem
Retikulo-Endothel gelang. Diese Autoren kamen demnach zu der An-

schauung, daß die Antikörper vom r. e. System gebildet werden. Sie erscheinen ihnen als Sekretionsprodukte der Retikulo-Endothelien. Hingegen erhielten andere Autoren andere Resultate: F. Rosenthal und seine Mitarbeiter bestreiten die Befunde von Siegmund, daß Eisenblockade bei milzlosen Kaninchen zur Abschwächung der Immunkörperbildung führt, und halten das Kaninchen für ein schlecht speicherungsfähiges Tier (im Gegensatz hierzu stehen jedoch die Experimente, die von Singer und Adler, Bass, Saxl und F. Donath am Kaninchen ausgeführt wurden); hingegen sei die Maus gut speicherungsfähig. Rosenthal fand jedoch — hier auch im Gegensatz zu Bieling — durch Eisenspeicherung eine Funktionssteigerung des r. e. Systems und Mehrbildung von Hämolysin. Standenath stapelte das Retikulo-Endothel von Leber, Milz und Knochenmark mit Tusche und verhinderte nicht die Bildung von Präzipitin, sondern fand eine Steigerung derselben. Tiere, die entmilzt worden waren und keine Präzipitinreaktion gaben, wiesen bei nachfolgender Tuschestapelung eine starke Präzipitinbildung auf. Die Tuschespeicherung ersetzt also den Ausfall der Milz, so daß dadurch ein auf das verbliebene Retikulo-Endothel gesetzter Reiz für die Präzipitinbildung angenommen werden muß. Auch an überlebenden Organen wurde eine Beeinflussung der Antikörperbildung gezeigt. So fanden Hahn, Skramlik und Hühnermann, daß bei Durchströmung überlebender Leber mit agglutininhaltiger Ringer-Lösung die Kupferschen Sternzellen die betreffenden Antigene (Bakterien) auffallend stark phagozytieren. R. Kraus und Schiffmann nehmen Antikörperbildung im Endothel an.

Fassen wir daher die hier mitgeteilten Versuchsergebnisse zusammen, so müssen wir, wie dies schon oben geschehen ist, bedauerlicherweise feststellen, daß die Versuche, die Bildung von Hämolysin, Agglutinin und Präzipitin zu beeinflussen, nicht eindeutig sind und einander widersprechen. Das könnte nun in der Art der Blockierung liegen. Über diese müssen wir hier noch einige Worte sagen.

Was haben wir unter Blockade des r. e. Systems zu verstehen? Rein mechanische bzw. anatomische Blockade scheint nach unseren heutigen Vorstellungen nicht möglich zu sein, denn zahlreiche Forscher haben Doppelspeicherungen in einer Kupffer-Zelle gesehen, wenn vielleicht auch die nachträgliche Speicherung gelegentlich schwächer ausfällt. Eine solche anatomische Blockade scheint auch deswegen schwer denkbar zu sein, weil speziell nach Saxl und Donaths Vorstellungen das r. e. System mit ungeheurer Reservekraft arbeitet. Unter diesen Umständen ist die Möglichkeit einer mechanischen Blockade, auch wenn sie mit Tusche geschieht, unwahrscheinlich, und als einzige Form der Blockade müssen wir die funktionelle Blockade gelten lassen, wie sie zuerst von uns, später von R. Paschkis beschrieben worden ist. In diesem Zusammenhang sei auch darauf verwiesen, daß Heß und Goldstein durch Säureeinwirkungen das Speicherungsvermögen im funktionellen Sinn beeinflussen konnten, daß ferner wir sowie Singer und Adler bei pathologischen Zuständen eine Schädigung des Speicherungsvermögens gesehen haben. So kommen wir zu dem Schlusse, daß eine Blockade nur dann wirksam ist, wenn sie eine funktionelle Beeinflussung des Systems bedingt: Eine rein mechanische Blockade gibt es nicht.

Die weitere Schwierigkeit dieser funktionellen Beeinflussung liegt nun darin, daß eine Einwirkung auf das r. e. System lähmend oder reizend sein kann (Aschoff, Saxl-Donath), und daß es im einzelnen Falle nicht leicht zu entscheiden ist, ob Lähmung oder Reizung des Systems vorliegt. Man denke doch nur an die komplizierten anatomischen Vorgänge in und um die Retikulo-Endothelzellen, von denen wir früher gesprochen haben! So erhielt man nach Trypaflavininjektion eine Vermehrung und Vergrößerung der Kupfferschen Sternzellen, es kommt ferner zur Auswanderung von Monozyten ins Blut, und wir müssen uns nun fragen: Was ist hier Reizung und was Schädigung? Ein anderes Beispiel: Schwächere Farbstoffspeicherung gilt als Lähmung des Systems; solche tritt z. B. im Falle der Vakzinierung auf (R. Paschkis). Im Gegensatze hierzu fanden Schittenhelm und Ehrhardt bei der Sensibilisierung von Tieren starke Farbstoffspeicherung in den Geweben (Reizung), starke Monozytose (Reizung oder Lähmung) und vermehrte Antikörperbildung (Reizung?).

Daß alle die erwähnten Eingriffe unter Umständen auch zur Entblockierung führen können, und so die Möglichkeit eines weiteren Einflusses auf das r. e. System gegeben ist, wurde oben erwähnt.

Muß dieser Mangel in unserer Beurteilung, ob Lähmung oder Reizung vorliegt, zu Schwierigkeiten führen, so wird die Beurteilung des Effektes einer Blockierung noch zeitweise dadurch erschwert, daß letztere erstens von dem Blockierungsmittel, zweitens auch von dem Zustande des r. e. Systems, das blockiert werden soll, abhängt. Schon Standenath konnte zeigen, daß zwischen Eisenblockade und Eisenblockade ein Unterschied ist. Ihr Effekt hängt vom Dispersitätsgrad und dieser wieder von dem Alter der Lösung ab. Dies gilt wohl auch von Tusche und anderen Suspensionen. Was hingegen den Zustand des r. e. Systems anlangt, so zeigte Kuszinsky, wie die Art der Ernährung von Einfluß auf denselben ist, und daß unseres Erachtens hier ein schwer vorauszusehender konditioneller Einfluß besteht.

So kann es uns nicht wundernehmen, daß in den angeführten Versuchsreihen Widersprüche vorkommen, und daß die Beeinflussung des r. e. Systems, die einmal mit einer Steigerung, ein anderes Mal mit einer Lähmung des Systems einhergehen kann, bald zu einer vermehrten, bald zu einer verminderten Antikörperproduktion führen kann. Leider müssen wir bedenken, daß auf diese Weise der sichere Beweis dafür, daß das r. e. System der Ort der Antikörperproduktion ist, bisher nicht erbracht worden ist.

In einem anderen Umstande haben Neufeld und Meyer eine Unterstützung für ihre auch von uns geteilte Anschauung gesehen, daß das Retikulo-Endothel der Produktionsort der Antikörper ist. Sie verwendeten die bekannten Versuche von Madsen und Walbum, dahingehend, daß Metalle den Antikörpergehalt des Blutes erhöhen, und fanden speziell bei Pneumonie, daß zellständige Immunkörper gebildet wurden. Da es sich hier nur um einen unspezifischen Eingriff handelt, nahmen Neufeld und Meyer an, daß es sich hier um eine Steigerung der Funktionen des r. e. Systems, um eine gesteigerte Antikörperbildung gegen Pneumokokken im Blute handelt.

Einer Vorstellung Öllers folgend, wäre anzunehmen, daß die Antikörper, und zwar zunächst die von ihm studierten Hämolysine im Retikulo-Endothel entstehen, dort gewissermaßen überproduziert und an das Blut abgegeben werden. Im ähnlichen Sinne, wie Ehrlich dies für die Abstoßung der Immunkörper auf dem Wege der Seitenkettentheorie angenommen hat.

Eine andere Frage muß aufgeworfen werden, wie weit wir durch Beeinflussung des r. e. Systems eine Ausschwemmung der Antikörper insofern herbeiführen können, als es in ihrem Gefolge zu einem rascheren Übertritt der Antikörper aus dem Gewebe ins Blut kommt. Daß wir gelegentlich bei der sogenannten unspezifischen Therapie, die nach Siegmund einen Eingriff auf das r. e. System darstellt, eine vermehrte Agglutininbildung bei Typhus sehen, wurde von verschiedenen Autoren berichtet (Fleckseder). Ob vielleicht die Metallsalztherapie Wallbums nicht auch in diesem Sinne wirkt, mag dahingestellt bleiben. Daß auch nach Trypaflavininjektion vermehrte Antikörperbildung im Blute auftritt, mag gleichfalls zum Teil darauf beruhen. Wie weit es sich hier um Vorgänge der Reizung im r. e. System handelt und wie weit es durch die Reizung zu einer gesteigerten Antikörperproduktion kommt, oder aber inwieweit es sich um sogenannte Entblockierung handelt und es dadurch zu einer vermehrten Ausschwemmung kommt, läßt sich nicht entscheiden.

An dieser Stelle müssen wir einiges über die sogenannte unspezifische Therapie sagen. Siegmund hat sie, wie oben erwähnt, in Beziehung zum r. e. System gebracht und zelluläre Reaktionen an diesem beobachtet. Das gleiche sehen wir nach Trypaflavin und Scharlachrot. Wir lehnten ebenso wie Stephan, Singer und Adler, Schloßberger und andere die desinfizierende Wirkung der sogenannten chemisch-therapeutischen Substanzen bei der Sepsis ab und nehmen bei dieser Therapie nicht eine antiseptische Einwirkung, sondern eine Beeinflussung des r. e. Systems an. Durch Beeinflussung des r. e. Systems, speziell durch die funktionelle Blockierung mit Pituitrin konnten wir eine vermehrte Einwirkung der sogenannten Antiseptika auf das r. e. System feststellen. Der Reiz der funktionellen Blockade führt zu erhöhter Regeneration, die in der Vermehrung der Monozyten im Blut ihren Ausdruck findet. Die Antikörperproduktion nach Trypaflavininjektionen wurde von Buzello studiert und eine Vermehrung gefunden.

Einer gesonderten Besprechung bedarf endlich noch die Beziehung der anaphylaktischen Erscheinungen zu dem r. e. System. Fand Mauthner, daß bloße Milzexstirpation die Anaphylaxie verhindere, so war Siegmund der erste, der angegeben hat, daß bei sensibilisierten, milzlosen, hochgespeicherten Tieren die Auslösung des anaphylaktischen Schocks nicht zu erzielen ist. Schittenhelm und Ehrhardt fanden, daß Vitalspeicherung, speziell wenn sie mit Milzexstirpation kombiniert wird, gegen anaphylaktischen Schock schützt. Bei einem Teil der sensibilisierten Kaninchen und Meerschweinchen verhinderte die Vitalspeicherung die Auslösung des anaphylaktischen Schocks durch die Reinjektion. Gleichzeitige Milzexstirpation steigerte dieses Phänomen. Bei Hunden fand sich kein Einfluß. Beim Meerschweinchen zeigte sich nur intraperitoneale Speicherung von Wirksamkeit, während Moldowan und Zolog auch bei intravenöser Injektion ein Ausbleiben des anaphylaktischen Schocks feststellen konnten. Noch spezieller studierte Hans Meyer den Einfluß vitaler Speicherung auf die Anaphylaxie. Hans Meyer hatte nur Erfolge mit Tuschespeicherung, nicht aber mit Eisenzuckerinjektion, während in Bielings und Meyers gemeinsam mit Neufeld unternommenen Versuchen die Entstehung von Agglutininen, Hämolysinen und Präzipitinen sich auch mit Eisenzuckerbehandlung verhindern ließ. Meyer fand ferner, daß die Blockade gegen die Immunkörperbildung wirksamer war vor der Immunisierung, die Blockade der Anaphylaxie dagegen, wenn sie nach der Sensibilisierung vorgenommen wurde. Hierbei war die Milzexstirpation ohne Einfluß. Meyer konnte demnach durch die Blockade den anaphylaktischen Schock als solchen verhindern und weist darauf hin, daß bei Pneumokokkenimmunität die Blockade in dem Sinne wirkt, daß sie die Entstehung der Antikörper verhindere, bei der Anaphylaxie, daß sie den Schock verhüte. Er hält die Lungenspeicherung für eine notwendige Vorbedingung der Schockverhinderung. Meyer konnte auch die passive Anaphylaxie verhindern, sogar durch Eisenzuckerinjektionen. Endlich konnte Klinge zeigen, daß auch lokale Anaphylaxie durch Blockade aufgehoben werden kann.

Aus diesen Befunden geht in erfreulicher Übereinstimmung hervor, daß der anaphylaktische Schock durch Speicherung verhindert werden kann; da es speziell der Schock zu sein scheint, der hier verhindert wird, dürfen wir annehmen, daß das r. e. System mit dem Auftreten des Schocks zu tun hat. Erinnern möchten wir daran, daß Saxl und Donath eine Beziehung des Peptonschocks zum r. e. System gefunden haben; es tritt eine Erschlaffung auf. Das erinnert an die R. Kraus-Biedlsche Erklärung des anaphylaktischen Schocks, die eine weitgehende Analogie zwischen Peptonwirkung und anaphylaktischem Schock schafft. Vielleicht ist der Schock eine derartige Erschlaffung des r. e. Systems, die durch Speicherung verhindert wird. Auch auf Dörrs Anschauung von der Zellständigkeit der anaphylaktischen Substanzen muß hier hingewiesen werden.

Haben wir im voranstehenden die Bedeutung des r. e. Systems als unspezifischen Faktor gewürdigt und konnten wir zeigen, wie aus diesen unspezifischen Faktoren spezifische werden, z. B. aus der unspezifischen eine spezifische Phagozytose, haben wir uns endlich der

Annahme angeschlossen, daß das r. e. System der Ort der Antikörperproduktion ist, so müssen wir uns doch noch näher mit einigen anderen Abwehrvorgängen befassen. Zunächst die Frage der spezifischen Antikörperbildung bei der Sepsis: Wenn wir uns auch in einem früheren Abschnitt auf den Standpunkt gestellt haben, daß die Sepsis durch die verschiedensten Erreger hervorgerufen werden kann, so ist es dennoch selbstverständlich, daß die spezifische Antikörperproduktion stets nur gegenüber bestimmten Erregern statthaben kann. Bei einem septisch verlaufenden Paratyphus finden wir eine Antikörperproduktion gegen diesen Keim; ebenso beim Typhus, beim Bacterium coli, bei Milzbrand. Der Nachweis von Antikörpern bei Kokken ist bekanntlich ein schwieriger. Die Agglutination ist eine mangelhafte, die Antitoxinbildung im Organismus ist nur unter ganz besonderen Umständen zu prüfen. Allerdings hat die Entdeckung des Toxins der hämolytischen Scharlachstreptokokken das Studium der Streptokokkentoxine und Antitoxine sehr angeregt. Da und dort finden wir in der Literatur Angaben über das Toxin von Streptokokken, ohne daß wir uns bis jetzt über die Natur dieser Toxine und insbesondere über ihre nähere Beziehung zur septischen Infektion ein klares Bild machen können. Noch schwieriger ist die Frage der Staphylokokkentoxine zu lösen, von denen nur einzelne in ihrer Funktion besser bekannt sind (Leukotoxine und hämolytische Toxine). Aus dem Vorstehenden ist ersichtlich, daß die spezifische Antikörperproduktion, soweit sie ein Erreger hervorrufen kann und insoweit uns darüber etwas bekannt ist, auch im Falle der Sepsis statthat, daß der Nachweis dieser Antikörperproduktion unsere Diagnose unterstützen kann, daß wir jedoch in dem quantitativen Nachweis der Antikörperbildung, soweit eine solche überhaupt technisch möglich ist, keinen Maßstab für die Schwere der septischen Erkrankung und die Güte der Abwehrvorgänge sehen können.

Ist die Frage der Antitoxinbildung bei der Sepsis aus vorstehenden Gründen als ungelöst zu bezeichnen, so finden wir eine Reihe von Angaben gerade der letzten Zeit, die sich mit der Bakterizidie des Blutes beschäftigen. So sehr im voranstehenden die Rolle der Phagozytose betont wird, so gering erscheint die Bedeutung der Bakterizidie, speziell die der Säfte innerhalb des Organismus zu sein, erheblicher die der Gewebe. Schottmüller hat die Bakterizidie des Blutes gegenüber Streptokokken untersucht und fand das Blut stark wirksam gegenüber Streptococcus viridans, viel weniger gegenüber Streptococcus haemolyticus. Er hat dieses Moment auch für die Differentialdiagnose empfohlen. Saxl-Donath haben gefunden, daß das gelöste Blut wesentlich stärker bakterizid wirke als das nicht hämolysierte. Stets aber ist die bakterizide Funktion des Blutes eine langsam wirkende Kraft. Bedenkt man, wie rasch die Keime aus dem Blute verschwinden, so ist es klar, daß sich diese Kraft innerhalb des Kreislaufes kaum auswirken kann. Eine andere Frage ist: Was bedeutet der Nachweis der Bakterizidie im Blute? Eine gewisse Bedeutung mag er haben. Man könnte ihn als Spiegel der phagozytären Zellfunktion anerkennen. Das läßt sich vorderhand nicht erweisen. Immerhin scheinen gewisse Befunde dafür zu sprechen. So gibt K. L. Wolf an, daß die Bakterizidie des Blutes durch Staphylotoxine geschädigt wird. Umgekehrt läßt sich die Bakterizidie des Blutes gegen Staphylokokken durch intravenöse Injektion abgetöteter Bakterien steigern. Auch dieser Autor steht auf dem Standpunkt, daß die Bakterizidie an die Zelle gebunden ist, ein Standpunkt, den wir völlig teilen müssen. Noch weitgehendere Beobachtungen teilte G. I. Pfalz mit. Er fand: Während lokalbegrenzte Entzündungsprozesse die Blutbakterizidie nicht charakteristisch verändern, führen septische Allgemeininfektionen bei rechtzeitiger Ausschaltung des Sepsisherdes zu beständigem Ansteigen, bei fortschreitender trombophlebitischer Blutinfektion zu unaufhaltsamem Absinken des bakteriziden Index. Das angewendete Verfahren ist demnach prognostisch als Gradmesser der von Fall zu Fall verfügbaren Abwehrkräfte des Blutes verwendbar. Die durch unspezifische, spezifische und kombinierte Proteinkörperinjektion bedingte Steigerung der Blutkörperbakterizidie verläuft einheitlich und trägt folgende Kennzeichen:

1. Den kurz dauernden Immunitätsverlust, meist eine Stunde nach der Anwendung des Medikamentes (negative Phase).

2. Den akut labilen gesetzmäßig innerhalb einer bestimmten Stundenzahl ablaufenden Anstieg nach jeder Injektion.

3. Die vom Behandlungsbeginn kontinuierlich bis zur Applikation der Optimaldosis ansteigende Resistenzzunahme.

Die durch spezifische Antigene (Hetero- und Autovakzination) erzeugte Erhöhung der Blutbakterizidie ist unspezifisch bedingt und verläuft der spezifischen Antikörperbildung nicht synchron.

Diese Beobachtungen stehen im Widerspruch zu den Angaben Schottmüllers, der kein in diese Richtung gehendes Verhalten des Blutes bei den verschiedensten Streptokokkeninfektionen fand. Unsere eigenen Erfahrungen müssen wir dahin zusammenfassen, daß wir im Tierversuch eine Steigerung der Blutbakterizidie bei der Immunisierung gegen Staphylokokken fanden. Bei der Untersuchung klinischer Fälle, speziell von Streptokokkeninfektion, war aus der Blutbakterizidie keinerlei Rückschluß auf die Immunitätslage oder Prognose der jeweiligen Sepsisfälle zu stellen.

Zu weiteren Abwehrvorgängen des Organismus sind das Fieber und Vorgänge im Knochenmark zu zählen; diesen beiden Erscheinungen sind eigene Kapitel gewidmet.

Einen gewissen Anteil an den Abwehrvorgängen muß man auch dem Nervensystem zuschreiben, wenn wir darüber auch nicht zu viel wissen. Daß eine Schädigung des Zentralnervensystems, speziell eine Enzephalitis, im Verlauf einer Sepsis ein sehr ungünstiges Symptom ist, daß es unter anderem auch zu Ausfallserscheinungen in den vegetativen Funktionen des Organismus führt, bedarf keiner weiteren Erörterung.

In eingehender Weise haben jüngst Heilig und Hoff die zentrale Beeinflussung der Schutzkräfte des Organismus studiert. Sie fanden die Bildung oder Mobilisierung von Abwehrkräften zentralen Einflüssen unterworfen. Schädigungen von Großhirnrinde und Kleinhirn lassen keinen Einfluß auf Opsoningehalt und Agglutinintiter erkennen. Schädigung oder Lähmung des Striopallidums sowie ganz besonders des basalen Anteils des Zwischen- und Mittelhirns setzen den Opsonin- und Agglutiningehalt herab; ähnlich wirken depressive Affekte. Besonderes Interesse verdient das autonome Nervensystem, dessen Einfluß auf die Antikörperproduktion und wahrscheinlich auch auf das r. e. System anzunehmen ist. So fanden Rosenthal und Holzer, daß parasympathische Reize beim immunisierten Menschen im hemmenden, sympathische im fördernden Sinn auf den Agglutininspiegel einwirken: Der Agglutinationstiter ist demnach der Herrschaft des autonomen Systems unterworfen. Borchard fand bei Versuchen über die leistungssteigernde Wirkung des Adrenalins und Hypophysins, daß beide Körper eine Steigerung der nach Typhusschutzimpfung auftretenden Agglutininbildung bewirken. Bogendorfer fand im Tierexperiment, daß bei experimenteller Typhusinfektion nach Durchschneidung des Halsmarkes eine Herabsetzung der Antikörperproduktion stattfindet. Mit Bogendorfer müssen wir einen Einfluß des Sympathikus auf die Antikörperbildung und auf das r. e. System annehmen. Aber selbstverständlich hat auch die Innervation der Gefäße, speziell der Kapillaren, einen großen direkten und indirekten Einfluß auf die Funktion des mesenchymatischen Apparates. Haben schon vor Bogendorfer, Singer und Adler auf die große Bedeutung des Sympathikustonus und des Gefäßtonus für die Abwehrvorgänge bei der septischen Infektion hingewieesn, so hat E. Singer neuerdings in einem tiefschürfenden Vortrag in der Wiener mikrobologischen Gesellschaft ganz besonders darauf hingewiesen, daß der erschlaffende Gefäßtonus der Ausdruck schwerster septischer Infektion ist, den wir sowohl vom Tierexperiment her als auch von der menschlichen Pathologie bisher kennen. In interessanter Weise versuchte Singer alle die eben hier angeführten Momente in ein System zu bringen. Als primäre Schädigung bei der septischen Infektion sieht er die Nebennierenschädigung an: Diese führt zur Hypadrenalinämie, in deren Gefolge ein herabgesetzter Sympathikustonus und anderseits zum Teil durch letzteren bedingt, eine Gefäßerschlaffung auftritt. Diese beiden letztgenannten Vorgänge führen ihrerseits zu einem Versagen des mesenchymalen Gewebes.

Nach Besprechung der Abwehrvorgänge kehren wir nun zu dem Infektionsvorgang zurück.

Machen wir jedoch noch einen Augenblick an der Eintrittspforte halt: Diese kann ein akuter Eiterherd sein (Angina, Otitis, Furunkel) oder ein chronischer Herd, etwa ein Granulom der Zahnwurzel, oder aber es kann der nicht seltene Fall eintreten, daß ein Eiterherd überhaupt nicht nachweisbar ist, und daß wir eine okkulte Eintrittspforte anzunehmen genötigt sind.

Und noch ein Moment: Der Eiter kann von normaler Beschaffenheit sein, ein Pus bonum et laudabile, er kann einer normalen Eiterreaktion entsprechen, oder aber es kann ein schlecht ausgebildeter, schmieriger nekrotischer Eiter sein, dessen Anwesenheit den erfahrenen Arzt von Haus aus mit der bangen Sorge erfüllt, daß er zur Quelle einer allgemeinen Sepsis werden kann. Es sind demnach drei Möglichkeiten für die Vorgänge an der Eintrittspforte gegeben: Erstens die Bildung guten Eiters, zweitens die Bildung „suspekten" Eiters (schlechte Eiterbildung) und endlich fehlt jede Reaktion an der Eintrittspforte (okkulte Infektion). Der erste Fall muß wohl als der seltenere bezeichnet werden. Die Regel sind die beiden letzten. Und so sehen wir denn, daß sehr häufig sich schon an der Eintrittspforte jene Reaktion abspielt, die dann später im ganzen Organismus auftritt: die mangelhafte Reaktion des Gewebes gegenüber dem Angriff der Bakterien, welche sich bereits hier an der Eintrittspforte in der mangelhaften Eiterbildung manifestieren. Wir verstehen, daß sich diese mangelhafte Gewebereaktion bis zum Ausbleiben derselben steigern kann — in diesem Sinne möchten wir die okkulte Infektion deuten —, daß demnach das Haftvermögen der Bakterien so gestört sein kann, daß die Bakterien nun ungehemmt in den Körper weiter einzudringen imstande sind.

Noch eine weitere Möglichkeit müssen wir offen lassen: Es kommt gelegentlich trotz anscheinend guter Eiterbildung an der Eintrittspforte dennoch zur septischen Infektion, z. B. nach Angina. Hier ist es nicht ausgeschlossen — und das mag wohl auch für manchen Fall okkulten Eintrittes gelten —, daß die Bakterien an der Eintrittspforte oder nach ihrem Durchtritt durch diese eine Änderung ihrer Virulenz, ihrer sonstigen Lebenseigenschaften erfahren und nunmehr die Eigenschaft gewinnen, welche sie befähigt, die Reaktionsfähigkeit des höheren Organismus zu lähmen. Diese Lähmung der Reaktionsfähigkeit des Organismus ist es, welche die septische Infektion bedingt. Daß sie sich schon an der Eintrittspforte abspielen kann oder aber erst späterhin sich manifestiert, sollte hier gezeigt werden.

Die Eintrittspforte der Bakterien muß noch nicht das sein, was wir mit Schottmüller unter Einbruchspforte oder unter primärem Sepsisherd verstehen und worauf wir noch im folgenden zurückkommen werden; Schottmüller stellt sich vor, daß von diesem primären Sepsisherd aus ständig und in großer Zahl Bakterien auf dem Blut- und Lymphwege in die Gewebe eindringen. Von dieser Einbruchspforte macht Schottmüller das Zustandekommen und Bestehen einer Sepsis direkt abhängig. Es ist aber nun von vornherein festzustellen, daß eine Angina oder Trombophlebitis längst ausgeheilt sein kann, wenn die Endokarditis noch fortbesteht; hier wird nun nach Schottmüller die Endokarditis zum primären Sepsisherd. Ferner ist im Falle der „okkulten" Sepsis diese Einbruchspforte gar nicht vorhanden oder zumindest nicht nachweisbar. Demnach entsteht in einem solchen Falle eine Endokarditis ohne Einbruchspforte sensu strictiori, wobei im letztgenannten Falle sozusagen die Endokarditis sofort die Rolle eines primären Sepsisherdes übernehmen muß. Endlich können, wie Schottmüller selbst auch oft beschrieben hat, von Phlegmonen, von Abszessen, vom Uterus post abortum aus Bakterien ins Blut übertreten und eine harmlose „Begleitbakteriämie" erzeugen, ohne daß von einer Einbruchspforte in dem gleich auszuführenden Sinne die Rede sein kann (vgl. unten). So müssen wir denn feststellen, daß eine Einbruchspforte für die Bakterien an oder in der Nähe der Eintrittspforte bestehen kann, daß sie aber nicht bestehen muß und daß sie auch noch nicht eine septische Allgemeininfektion zwangsläufig nach sich ziehen muß.

An dieser Einbruchspforte können sich nun drei Propagationsmöglichkeiten abspielen, die für das weitere Geschick des Patienten zweifellos von schicksalschwerer Bedeutung sind.

Die erste ist die Propagation in die Lymphwege, die wegen der vorgelagerten Drüsen nicht so gefährlich ist und erst beim Versagen ihrer Schutzkräfte zum septischen Infekt führt, die zweite ist der Einbruch in kleinere Venen, der in der Regel durch rasche Thrombosierung derselben unwirksam gemacht wird; die dritte Möglichkeit stellt einen deletären Weg dar, nämlich den Einbruch in die größeren Venen, der zu einer akuten Phlebitis führt, welche häufig die schwerste Sepsis nach sich zieht. So einfach scheinbar diese Verhältnisse an der Einbruchspforte liegen, so bergen sie dennoch viele ungelöste Probleme. Wir möchten zunächst erwähnen, daß das Zustandekommen der Thrombophlebitis ein keineswegs gelöstes Problem ist, worauf auch speziell Schottmüller und Bingold hinweist. Es gelingt im Tierexperimente nur unter ganz besonderen Bedingungen, spezifische Stromabsperrungen, eine echte Thrombophlebitis, zu erzeugen, und wir möchten meinen, daß das relativ leichte Zustandekommen beim menschlichen Infekt schon der Ausdruck einer spezifischen, das ist septisch eingestellten Lokaldisposition der Vene ist, das erste Erlahmen gegenüber dem Angriff. Dazu kommt noch, daß bei verschiedenen Einbrüchen in die Vene die Phlebitis bedeutend überwiegt, die Thrombose aber oft wegen der schon mangelhaften Blutgerinnung undeutlich ausgeprägt ist. Und endlich kennen wir ausgedehnte Thrombophlebitiden, die sicherlich infiziert sind, z. B. bei Varizen, Hämorrhoiden, die gar nicht zur Sepsis führen.

Das Wesentliche an dem Zustandekommen dieser Einbruchspforte liegt wohl gleichfalls in der Eigenart des Angriffes der Bakterien und ihrer Gifte auf die Blut- und Lymphgefäße und in der versagenden Abwehr dieser Gewebe.

Von der Einbruchspforte aus gelangen die Bakterien ins Blut. Schon oben wurde erwähnt, daß es eine Blutinfektion nicht gibt. Alle Bakterien, die ins Blut gelangen, werden abgefangen. Wenigstens gilt dies für das Tierexperiment, und wir haben keinen Grund, für die menschliche Sepsis anderes anzunehmen. Sie werden von den Abfangorganen, von den Kupfferschen Sternzellen, den r. e. Zellen usw., abgefangen. Die Blutbakterizidie ist, wie oben angeführt wurde, ein langsam wirkender Vorgang und dürfte neben der Reinigung des Blutes durch den makrophagen (mesemchymatischen, r. e.) Apparat kaum eine Rolle spielen. Versagt der r. e. Abfangapparat, dann kehren die Bakterien ins Blut zurück und kreisen weiter in der Blutbahn.

Demnach kann eine Bakteriämie, wie bereits oben erwähnt wurde, im Blute dadurch zustande kommen, daß Bakterien dauernd ins Blut eingeschwemmt werden, z. B. bei einer Phlegmone, bei Erysipel, beim Typhus, bei der Pneumonie, bei Urogenitalaffektionen mit Staphylokokken. Hier handelt es sich um eine Bakteriämie ohne sonstige septische Symptome, die wir oben als Begleitbakteriämie (Öller) bezeichnet haben. Diese Bakteriämie besteht so lange als solche, als die Abfangorgane nicht versagen, und dringt sozusagen über die Abfangorgane nicht vor. Zur septischen Bakteriämie kommt es erst, wenn die Abfangorgane versagen. Die septische Bakteriämie ist demnach nicht eine Blutinfektion. Sie ist vielmehr der Ausdruck der versagenden Abfangfunktion, und umgekehrt ist das Versagen der Ausdruck der beginnenden Sepsis. Auf welche Weise es zum Versagen der Abfangfunktion kommt, wird, soweit dies bekannt ist, aus dem unten Gesagten hervorgehen. Hier sei erwähnt, daß Schottmüller das Auftreten der echten septischen Bakteriämie als Folge der Quantität der ins Blut eingedrungenen Keime und eventuell der Dauer ihrer Einbruchstätigkeit auffaßt. Was das letztere anlangt, scheint uns dieses Moment nicht recht von Bedeutung zu sein, da wir ja z. B. bei der sogenannten postanginösen Pyämie nach oft ganz wenigen Tagen, man könnte beinahe sagen nach Stunden, eine besonders rasch verlaufende foudroyante Sepsis auftreten sehen. Ferner möchten wir meinen, daß die Zahl der Bakterien, die im Blute kreisen, auch nicht das Ausschlaggebende ist, und hier auf jene Typhus- und Paratyphusfälle hinweisen, bei denen zahlreiche Bakterien im Blute kreisen, ohne daß es zur Sepsis kommt.

Im Gegensatz hierzu kreisen bei Sepsis oft keine Bakterien im Blut oder sind zumindest nicht nachweisbar. Besonderes Interesse verdient an dieser Stelle die Beobachtung Glors aus der Klinik Naegeli, daß auch eine Viridansbakteriämie bei einer bestehenden Endocarditis peracta eine Begleitbakteriämie sein kann. Ferner gibt es eine katamnestische Bakteriämie, ähnlich wie es eine katamnestische Agglutininausschwemmung (Widal) bei Typhus abdominalis gibt. Erwähnt soll auch hier werden, daß es klinisch oft nicht leicht, ja äußerst schwierig sein kann, eine Begleitbakteriämie von einer echten septischen Bakteriämie zu unterscheiden. Entscheidend kann hier der Blutbefund sein. Er erfordert jedoch die genauesten Überlegungen und Erwägungen, die in dem betreffenden Kapitel angeführt werden: Eine starke Leukozytose mit schwacher Linksverschiebung und Eosinophilie spricht jedenfalls für Abszeß mit einer Begleitbakteriämie; geringgradige oder fehlende Leukozytose neben stärkerer Linksverschiebung und mit sonstigen Zeichen septischer Reaktion spricht für einen septischen Prozeß. Was hier von den Bakterien gesagt wurde, gilt in gleicher Weise von den Toxinen. Auch die Toxinämie ist harmloser Natur, solange die Abfangorgane arbeiten und die Toxine vernichten. Versagen jene, so ist die Toxinämie gleichfalls ein Ausdruck der Sepsis.

Kurz soll noch die Frage der Beziehung des Bakterieneinbruchs ins Blut zum Schüttelfrost und Fieberanstieg gestreift werden. Näheres hierüber ist in dem betreffenden Kapitel ausgeführt worden. Hier wollen wir nur kurz noch einmal ausdrücklich darauf verweisen, daß die Bakterien stundenlang vor Ausbruch des Schüttelfrostes im Blute kreisen; auf der Höhe des Schüttelfrostes sind sie in der Regel schon weniger und am Ende desselben überhaupt nicht mehr nachzuweisen (Schottmüller und Bingold). Der Schüttelfrost wird daher auf keinen Fall durch das Einbrechen der Bakterien in die Blutbahn, auch nicht durch das Kreisen derselben in der Blutbahn, sondern durch das Zerstörtwerden der abgefangenen Bakterien hervorgerufen. Die Schädigung der Depotstellen durch die Bakterien und ihre Gifte ist es, welche den Schüttelfrost verursacht. Auf die Schädigung wahrscheinlich des makrophagen Apparates kommt es an, sie ist es, welche den Schüttelfrost bedingt. Für alle Fälle gilt es, daß es nicht ein Schüttelfrost sein muß, sondern auch ein gewöhnlicher Fieberanstieg sein kann.

Die Frage des Bakteriennachweises im Blute hat größtes klinisches Interesse. Lehnen wir die Möglichkeit einer Blutinfektion ab, handelt es sich um gelegentliches Übertreten von Bakterien, die im Falle der Sepsis die Barriere der Abfangsorgane zeitweilig oder dauernd durchbrochen haben, so verstehen wir, warum der Bakteriennachweis nicht immer gelingt, warum er aber gelingt, wenn sehr häufige Untersuchungen gemacht werden. Noch einmal muß darauf verwiesen werden, daß wir zwischen einer harmlosen Begleitbakteriämie und der echten septischen Bakteriämie, die nach Durchbrechung der Abwehrorgane zustande kommt, streng scheiden müssen. Erwähnt soll ferner schon hier werden, daß es Fälle von akuter und chronischer Sepsis gibt, wo bei jeder Blutuntersuchung ein positiver Bakteriennachweis gelingt, andere wieder, wo dies nur bei einzelnen Untersuchungen gelingt, bei anderen nicht. Die erstgenannten Fälle, bei denen wir konstant Bakterien im Blute nachweisen können, verdienen besonderes Interesse. Auch werden wir im folgenden noch darauf zurückkommen, daß unter Umständen ein dauerndes Negativwerden der bakteriologischen Blutuntersuchung eine Besserung der Sepsis bedeuten, aber auch ohne Besserung der Sepsis vorkommen kann.

Kehren wir nun zu den Bakterien zurück, die von dem bekannten oder unbekannten primären Herd ins Blut eingedrungen sind und die nun auf die Abfangorgane stoßen und von ihnen aufgenommen werden. Die in die Blutbahn eingedrungenen Bakterien werden demnach im oben angeführten Sinne phagozytiert; selbst größte Mengen von Bakterien werden von dem intakten phagozytären Apparat aufgenommen und können in diesem vernichtet werden, oder aber sie werden nicht vernichtet, kehren ins Blut zurück und sind jetzt neuerdings Angreifer auf die nun in Aktion tretenden Reservekräfte des r. e. Apparates. Unter einem solchen Angriff dürfen wir uns nicht nur einen lokalen Angriff vorstellen. Es kann sich auch um einen allgemein wirkenden toxischen Angriff handeln, der zur funktionellen Lähmung (funktionelle Blockade) führt. Was wir unter einer solchen funktionellen Blockade zu verstehen haben, wurde oben ausgeführt (S. 33). Es ist einleuchtend, daß eine derartige funktionelle Blockade schon ganz im Beginn der septischen Infektion, vielleicht als ihr erster Ausdruck, stattfinden kann, oder aber daß sie späterhin jederzeit erfolgen kann. Daß sie eine schwere Schädigung für die Abwehrvorgänge, speziell für die Phagozytose, bedeutet, ist gleichfalls klar.

Der Phagozytosevorgang leitet nun eine Reihe von Reaktionsvorgängen in den phagozytierenden Geweben und außerhalb derselben ein. Es würde zu weit führen, alle die hier vorkommenden Reaktionen aufzuzählen und es muß diesbezüglich auf das ausgezeichnete Referat Dietrichs auf dem Kongreß deutscher Internisten 1925 und auf die Arbeiten von Louros und Scheyer verwiesen werden. Einige der wichtigsten Dinge seien hier erwähnt: Es kommt zur Quellung und zur Vermehrung der phagozytierenden Endothelzellen, auch zum Zerfall oder aber zum Ausgeschwemmtwerden dieser Zellen. Durch den Bakterien- und Zellzerfall, der demnach im Gefolge der Phagozytose stattfindet, kommt es zur lokalen zelligen Infiltration und zur verschiedentlichen Degeneration in und um die Mesenchymzellen, die sich bis zum Amyloid steigern kann (Öller und Domagk). Wie oben erwähnt wurde, kommt es auch zur Abstoßung von r. e. Zellen. Endothelzellen, speziell solche, die mit Bakterien oder mit Zellschollen gespeichert sind, treten ins Blut über, und auch ein großer Teil der Monozyten, die im Blut erscheinen, ist r. e. Herkunft. Das Erscheinen der Monozyten im Blute wird als Zeichen günstiger Regeneration im r. e. System gedeutet. Parallel mit ihnen erscheinen Lymphozyten im Blute, vielleicht als Ausdruck der erwähnten infiltrativen Vorgänge in dem makrophagen Apparat. Das Ausbleiben dieser Mono-Lymphozytose im peripheren Blut wird ungünstig im Sinn einer Areaktivität gedeutet (Arneth, Schilling). Große Bedeutung kommt wohl auch den Endothelquellungen und Anschwellungen in den Gefäßen, speziell den arteriellen, zu. Dietrich weist ganz besonders auf Endothelwucherungen im Endokard hin, die sich zurückbilden oder weiterhin durch Bakterieneinwirkung geschädigt werden und dann zerfallen können und so zur Endokarditis führen, die auf diese Weise der Ausdruck einer ganz bestimmten Abwehr- oder Immunitätslage des Organismus ist. Sehr wichtig ist auch die Knochenmarkreaktion. Die Leukozytose ist wohl zunächst nicht Ausdruck der septischen Infektion, sondern nur des Bakterien- oder des Gewebszerfalles. Finden wir sie doch auch bei Abszeßbildung usw. Die septische Infektion führt eher zu einer Schädigung dieses Vorganges, zu einer überstürzten Produktion, zum Auswerfen unreifer und Jugendformen. Je bösartiger die Sepsis, desto deutlicher dieser Vorgang; bei den mehr chronischen und gutartigen Formen der Sepsis überwiegt die Lymphozytose und Monozytose. Außerordentlich wichtig sind wohl auch die septischen Reaktionsvorgänge in den übrigen Anteilen des Knochenmarks, als deren Ausdruck wir die Anämie und die Thrombopenie kennen. Letztere ist zum Teil die Ursache der herabgesetzten Blutgerinnung. Doch dürfte die gestörte Blutgerinnung auch von Störungen der Endothelfunktion, speziell auch im eigentlichen Retikulo-Endothel (R. Stephan) abhängen. Indem wir noch einmal ganz kurz auf die Reaktionen in der Milz zu sprechen kommen, müssen wir rein klinisch mit Dietrich eine ganz kleine Milz als ausbleibende, eine zu große als übermäßige und eine mittlere Milzanschwellung als günstige Reaktion auffassen.

In dem erwähnten Referat hat Dietrich in eingehender Weise das Auftreten bzw. das Versagen bzw. auch das übermäßige Auftreten der genannten Reaktionen in ihrer Bedeutung für das septische Krankheitsbild gewürdigt; auch Louros und Scheyer gehen in ihren Tierexperimenten sehr ausführlich auf diese Stufen des Reaktionsausfalles ein. —

Wir haben uns im Vorausgehenden bemüht, eine wenn auch vielleicht bloß skizzenhafte Schilderung des Kampfes zu geben, den die angreifenden Bakterien auf der einen Seite, die abwehrenden Kräfte des Organismus auf der anderen Seite führen. Der Kriegsschauplatz ist der Organismus und die Störungen und Zerstörungen, die dieser hin und her wogende Kampf anrichtet, sehen wir in funktionellen Veränderungen der Organtätigkeiten und in anatomischen Veränderungen. Vieles hierüber ist bereits in diesem Kapitel angeführt worden, und wir wollen hier nur einmal noch kurz zusammenfassen, welcher Art diese Funktionsstörungen und Schädigungen, ferner die Organschädigungen sind, die als Folge des Kampfes auftreten. Dabei nehmen wir von einer näheren Besprechung der Erscheinungsformen Abstand, die zu weit führen würde; hier soll nur ein kurzer Überblick über die Funktions- und Organstörungen gegeben werden und ganz allgemein der Versuch gemacht werden, die Genese und Zusammenhänge dieser Störungen zu besprechen.

1. Die Kreislauforgane

Die Beeinflussung der Kreislauforgane, des Herzens und der Gefäße setzt im Verlauf einer septischen Infektion sehr frühzeitig ein. Wir sehen hier von dem lokalen Vorgang der Thrombophlebitis ganz ab, da wir über diese oben gesprochen haben und auch noch im folgenden auf sie zu sprechen kommen, und wenden uns gleich der Allgemeinwirkung der Sepsis auf den Herz- und Gefäßapparat zu.

Frühzeitig tritt ein Nachlassen der Tätigkeit des Vasomotorenzentrums ein: Die Haut des Patienten wird in ihrem Grundton blaß, speziell die Hände werden häufig wachsartig, durchsichtig. Im Gesicht tritt eine hektische Röte auf, stets ein Zeichen sogenannter toxischer Beeinflussung. Dieser Aspekt des Kranken ist uns häufig der beste klinische Gradmesser für die Schwere der Erkrankung.

Auch der Puls verrät nicht selten den nachlassenden Gefäßtonus. Schlechtere Spannung, Dikrotie, Zelerität neben Tachykardie und wechselnder Pulsfrequenz machen sich geltend. Der Puls zeigt starke Inanspruchnahme der Herztätigkeit durch körperliche Arbeit oder geistige Anspannung. In anderen Fällen ist der Puls langsam und der Qualität nach von auffallender Güte. Diese gute Pulsqualität kann auch sehr lange Zeit fortbestehen. Jedes Zeichen toxischer Beeinflussung kann fehlen. Während wir aber in den erstgenannten Momenten den Ausdruck von einer schweren toxischen Beeinflussung des Pulses erkennen und in dem beschleunigten, schlecht gespannten dikroten und zeleren Puls ein prognostisch ungünstiges Symptom sehen, dürfen wir den ruhigen Puls verschiedener septisch Kranker nur als ein momentan günstiges Symptom ansehen; für die Zukunft sagt er nichts aus. In wenigen Tagen kann er sich ändern.

Häufig kommt es zu bakterieller Embolie in kleineren und kleinsten Gefäßen der Milz, der Leber, der Haut, der Lunge, des Peritoneums, des Gehirns usw. Diese Embolien können vereitern oder nicht vereitern. Das letztere ist häufig der Fall bei der Endocarditis lenta, worüber wir auf Seite 24 ff. gesprochen haben. Durch die Embolien kommt es nicht selten zur kapillaren Blutung, falls es sich um eine Kapillarenembolie handelt, oder zur Bildung von Aneurysmen, falls es sich um Embolien in größeren Gefäßen handelt. Auf Basis der Embolien — und wohl auch ohne diese — dürfte bei der Sepsis eine erhöhte Zerreißlichkeit der Gefäße entstehen.

Auch Thrombosen in der Vena femoralis sind nicht selten.

Unter Einwirkung der septischen Infektion steigt im allgemeinen die Pulsfrequenz. Wir dürfen dies wohl als Folge eines gesteigerten Sympathikustonus ansehen. Daß jedoch diese gesteigerte Pulsfrequenz häufig vermißt wird, wurde oben erwähnt.

Arrhythmien sind in der Regel bei der Sepsis nicht vorhanden. Extrasystolen kommen gelegentlich zur Beobachtung, sind jedoch bei bestehender Endokarditis sehr selten. Bei akutem und chronischem Gelenksrheumatismus haben wir nicht selten Extrasystolen beobachtet. Doch auch in diesen Fällen war in der Regel keine Endokarditis vorhanden. Vorhofflattern oder -flimmern kommt bei Sepsis, speziell bei Endokarditis, selten vor. Paroxysmale Tachykardie ist selten. Überleitungsstörungen kommen bei nachlassender Herztätigkeit nicht selten vor.

Die Herzgröße ist, falls keine Endokarditis vorliegt, in der Regel normal. Nicht selten aber kommt es bei schwer toxischen Fällen, bei denen das Myokard leidet, zu einer diffusen Dilatation des Herzens, als ob das Herz auseinandergehen würde. Hierdurch wird häufig eine Endokarditis vorgetäuscht, speziell wenn auch akzidentelle Geräusche bestehen. Daß sich bei Endokarditis die Herzgröße und Konfiguration ändert, ist selbstverständlich. Doch eilen bei der Klappenendokarditis die Herzgeräusche oft der Änderung der Herzkonfiguration um Tage oder Wochen voraus.

Die Herzarbeit steht, wie oben geschildert wurde, häufig im Zeichen toxischer Beeinflussung: Neben der Pulsbeschleunigung fällt die Labilität der Herztätigkeit auf. In anderen Fällen ist die Herztätigkeit eine auffallend gute, und man gewinnt den Eindruck, daß das Fieber als günstiger Faktor für die Herztätigkeit in Betracht kommt. Die Herztätigkeit kann akut oder chronisch nachlassen. Den ersten Vorgang bezeichnen wir als Kollaps, er kommt unter Einwirkung von Giften zustande. Nach neueren Untersuchungen von Eppinger und Schürmeyer kreist in der Peripherie des Kollabierten deswegen weniger Blut, weil die Blutreservoire in der Milz, Leber usw. mit Blut angefüllt sind. Bei dem chronischen Nachlassen der Herztätigkeit tritt ein Kleinerwerden des Pulses auf, es kann zu Überleitungsstörungen kommen; Zyanose, Lebervergrößerung und herabgesetzte Diurese können sich hinzugesellen. Es kommt zur Ödembildung, meist mit der Anordnung kardialer Ödeme. Sehr häufig kommt es — selbst bei bestehender Endokarditis — erst sehr spät zum Nachlassen der Herztätigkeit. Am Sektionstisch finden wir nicht selten schwere Degenerationserscheinungen am Myokard. Von der Endokarditis soll in einem eigenen Kapitel die Rede sein. Perikarditis kommt im Verlauf akuter und chronischer Sepsis häufig zur Beobachtung. Sie kann fibrinösen, exsudativ-serösen oder eitrigen Charakter haben. Häufig tritt sie erst am Schluß der Sepsis auf.

2. Das Nervensystem (einschließlich der Sinnesorgane)

Zunächst unter Einwirkung der „Toxine", später der Anämie, der Herzschwäche usw. kommt es nicht selten zu starker Beeinflussung des Zerebrums. Sie drückt sich in gesteigerter Erregbarkeit oder in Apathie, in Somnolenz oder in anderen Änderungen des psychischen Verhaltens aus. Nicht selten ist bekanntlich eine oft alles übersehende Euphorie vorhanden; all diese Symptome können Früherscheinungen der Sepsis sein und müssen sehr ernst gewertet werden.

Bakterielle Embolien in den Hirngefäßen führen zu Lähmungs- und Ausfallerscheinungen. Sie können bland bleiben oder sich zu eitrigen Metastasen entwickeln. Nicht selten kommt es zur eitrigen Meningitis oder zur Enzephalitis. Letztere tritt als miliare Enzephalitis oft erst im Endstadium auf.

Von besonderer Wichtigkeit ist, worauf wir schon oben hingewiesen haben, die Beeinflussung des Nervus sympathicus durch die septische Infektion. Es kommt zur Tachykardie, zum herabgesetzten Gefäßtonus. Aber auch die Innervation der Gewebe dürfte durch den Sympathikus erfolgen und die Abwehrvorgänge und mit ihr die Antikörperproduktion durch die Schädigung des Nervus sympathicus beeinflußt werden (E. Singer). Heilig und Hoff konnten Einflüsse des Zwischenhirns auf die zirkulierende Antikörpermenge feststellen.

Das Auge ist nicht selten der Sitz eitriger Metastasen, die sich bis zur Panophthalmie steigern können. Im Augenhintergrund treten sehr häufig Blutungen auf, die durch bakterielle Embolien und Zerreißlichkeit der Gefäße bedingt sind. Die Feststellung dieser Blutungen gehört bekanntlich zu den wichtigsten diagnostischen Behelfen für die Diagnose der Sepsis.

So häufig das Ohr die Eintrittspforte für eine septische Allgemeininfektion liefert, so selten wird es metastatisch befallen.

3. Die Haut

Die Hautfläche zeigt im Verlauf septischer Erkrankungen mannigfaltige pathologische Veränderungen: Toxische Exantheme treten sehr häufig auf. Sie haben oft scharlachartiges Aussehen, unterscheiden sich jedoch durch die Lokalisation und durch die Art und den Verlauf der Schuppung von dem Scharlachexanthem. Auch masernartige papulöse Exkreszenzen werden in mehr minder dichter Aussaat gesehen. Es kann ferner zu urtikariaähnlichen Ausschlägen, zur Aknepustelbildung, zu impetiginösen und anderen Hautveränderungen kommen. In derartigen Exkreszenzen sind gelegentlich die jeweiligen Sepsiserreger, z. B. Staphylo-, Gonokokken usw., nachzuweisen. Auch sind manche Formen von Exanthemen für bestimmte Sepsiserreger charakteristisch, z. B. das roseolaartige Exanthem bei Meningokokkensepsis. Lehndorff und Leiner hat bei der kindlichen Endokarditis ein in Irisform angeordnetes Exanthem beschrieben, das wir bei Erwachsenen gleichfalls einmal gesehen haben.

Bakterielle Embolien treten in der Haut auf, die durch Kapillarerweiterung zu Hämorrhagien, zur Nekrose und Abszeßbildung führen können. Die hämorrhagische Diathese, die wir so häufig bei septisch Kranken finden, ist jedoch nicht nur der Ausdruck bakterieller Embolien. Sie kann auch im Gefolge einer Thrombopenie oder als Ausdruck von Endothelschädigung und erhöhter Zerreißlichkeit der Gefäße auftreten. Als spezielle Form einer Hautveränderung bei Endokarditis gelten die Osler-Flecke, empfindliche Knötchen in rosa oder bläulicher Farbe auf der Innenfläche der Finger oder Zehen oder zwischen diesen; die Knötchen verschwinden oft nach kurzer Zeit, sogar nach Stunden.

4. Bewegungsapparat

Die Erscheinungen an den Gelenken sind häufig nur subjektiver Natur, und es treten Schmerzen bei nicht oder fast nicht nachweisbaren Veränderungen der Gelenke auf, oder aber es sind außer den Schmerzen objektive Erscheinungen an den Gelenken vorhanden. Jedenfalls ist die Schmerzhaftigkeit der Gelenke eines der häufigsten und konstantesten Sepsissymptome. In der Regel sind im Gegensatz zur Polyarthritis rheumatica die größeren Gelenke befallen. Jedoch werden auch die kleineren miteinbezogen. Von objektiven Erscheinungen finden wir Rötung und heiße Schwellung der Gelenke; es kommt zur Exsudatbildung, wobei die Exsudate entweder serös und steril oder eitrig und steril oder aber eitrig und bakterienhaltig sein können. Einzelne Formen septischer Infektionen haben eine besondere Vorliebe für die Gelenke, so Staphylo-, Pneumo- und Gonokokken; die beiden letzteren häufig nur monartikulär.

Wir werden in einem speziellen Teil davon hören, daß es Sepsisformen speziell chronischer Art gibt, bei denen die Gelenkserscheinungen ganz im Vordergrund stehen. Es sind das jene Erkrankungen, welche auch als infektiöser Rheumatismus bezeichnet werden.

Während periostale Abszesse gelegentlich beobachtet werden, sind
Abszesse im Knochen, von der Osteomyelitis (Staphylokokken)
abgesehen, als Komplikation der Sepsis selten. Hingegen besteht häufig
eine spontane Empfindlichkeit des Brustbeines und speziell des Kreuz-
beines oder aber Klopfempfindlichkeit dieser Knochen.

5. Geschlechtsorgane

Speziell die männlichen Geschlechtsorgane, die Hoden und die
Prostata sind häufig Sitz eitriger Metastasen und müssen als solche
regelmäßig untersucht werden.

6. Die Niere

Die Niere wird durch die septischen Prozesse verschiedentlich in
Mitleidenschaft gezogen. Die Veränderungen in der Niere können durch
die Bakterien oder auch durch die Toxine hervorgerufen werden. Nach
Schottmüller ist nur die kranke Niere für Bakterien durchgängig.
Er hält deshalb den positiven bakteriologischen Harnbefund bereits
für den Nachweis einer Nierenschädigung. Wir möchten jedoch hinzufügen, daß nach unseren Erfahrungen auch bei bestehender Nephritis
der positive bakteriologische Harnbefund selten ist.

Tubuläre Veränderungen: Es kann zu einer Nephrose leichteren
oder schwereren Grades kommen, und dementsprechend tritt eine leichtere
oder schwerere Albuminurie auf; das letztere ist allerdings bei der akuten
und subakuten Form ein seltenes Ereignis; bei den chronischen Formen
der Sepsis kann es zur Albuminurie kommen. Wie weit an diesen Formen
der Nephrose die Toxine oder die Bakterien beteiligt sind, ist unbekannt.

Glomeruläre Veränderungen: Die embolische Herdnephritis ist ein
häufiges Ereignis. Es handelt sich um eine herdweise, hämorrhagische
Glomerulonephritis, die speziell bei Endocarditis lenta häufig ist.
Charakteristisch ist hier wie bei den anderen embolischen Prozessen,
daß es häufig nicht zur Vereiterung kommt. Die Embolien, die zur
Herdnephritis führen, können bakterieller Natur sein; doch kann es
sich natürlich auch um Embolien anderer Art, z. B. von endokarditischen
Auflagerungen abgelöste Massen, handeln. Außer den Bakterien können
auch Toxine glomeruläre Schädigungen setzen. Die Hypertonie fehlt
hier, doch werden zuweilen auch diffuse akute Nephritiden beschrieben,
die im weiteren Verlauf zur Urämie führen können.

Neben der nichteitrigen gibt es auch eitrige embolische Nephritis,
speziell bei Staphylokokkenerkrankungen, die mit Abszeßbildungen einhergehen. Diese Abszesse können gelegentlich zu peri- und paranephritischen
Abszessen führen. Die septisch interstitielle Nephritis wird als reine
Form selten beobachtet. Doch begleitet sie speziell bei Streptokokkensepsis andere Formen der septischen Nierenläsion.

Das Nierenbecken kommt als Eintrittspforte septischer Erkrankungen
in Betracht. Sekundär wird es, von Schleimhautblutungen abgesehen,
selten befallen.

7. Die Luftwege

Die Tonsillen kommen als Eintrittspforte für die Bakterien in Betracht. Von hier aus kann sich auf dem Blutwege oder aber auf dem noch mehr gefürchteten Wege der Thrombophlebitis der Jugularvenen eine septische Allgemeininfektion entwickeln. Die Tonsillen kommen aber auch als Ort nicht so seltener Metastasenbildung, demnach in gewissem Sinn als Ausscheidungsort, in Betracht. Leider haben wir keine sichere Möglichkeit, diese beiden Vorgänge zu unterscheiden. Dies wäre für die therapeutische Entfernung der Tonsillen von größter Bedeutung, da die Entfernung der Tonsillen als Eintrittspforte unter Umständen von größter Bedeutung ist, hingegen die einer Metastase natürlich zwecklos erscheint. Daß eine beiderseitige Tonsillitis häufig nicht nur eine lokale Streptokokkeninfektion ist, wird speziell von Hajek betont; dieser Autor sieht auch in dem zyklischen Ablauf derartiger Anginen ein Gegenargument gegen den rein lokalen Streptokokkenprozeß.

Die Nebenhöhlen stellen in vielen Fällen durch eitrige Affektionen die Eintrittspforte einer Sepsis dar.

In der Lunge selbst kommt es zu blanden embolischen Infarkten dort, wo die Neigung zur Eiterung fehlt (Endocarditis lenta), oder zu Abszeßbildung durch Pneumonie. Sehr leicht und rasch ist das letztere der Fall bei Thrombophlebitis der Jugularvene. Hier hält die Lunge dem bakteriellen Angriff nicht lange stand. Bei anderen Formen der Sepsis sehen wir die embolische Pneumonie oder auch die blande Infarktbildung der Lunge relativ spät auftreten. Tritt sie auf, dann bedeutet dies gewöhnlich den letalen Ausgang der Sepsis. Häufig hat man den Eindruck, daß die Lunge relativ lange dem bakteriologischen Angriff widersteht. Vielleicht rührt dies von jener Schutzwirkung her, welche die Milz und Leber durch ihr Phagozytosevermögen gegenüber der Lunge ausüben (vgl. S. 24). Versagt dieses Schutzvermögen, sind Milz und Leber erschöpft, dann erst erkrankt die Lunge, dann kommt es zur Abszeßbildung oder zu dichten blanden Embolien, und dies bedeutet den traurigen Schluß des septischen Verheerungsprozesses.

Die Lungenembolien sind häufig von trockener oder seröser, nicht eitriger oder eitriger Pleuritis begleitet. Aber auch über Lungenabszessen kann sich natürlich eine seröse oder viel häufiger eitrige Pleuritis bilden. Wir finden in dem pleuritischen Exsudat nicht selten die Sepsiserreger. Bestehen im Peritonealraum eitrige Prozesse bei Cholangitis oder subphrenische Abszesse oder eine Peritonitis, dann kann eine Infektion der Pleura auf dem Lymphwege per continuitatem erfolgen.

8. Verdauungsorgane

Die trockene und belegte Zunge ist ein klassisches Symptom der Sepsis. Sie gilt als ernstes, in schwerer Ausbildung prognostisch ungünstiges Symptom. Hingegen gilt die feuchte und belaglose Zunge als prognostisch günstig. Doch haben wir auch Fälle gesehen, die trotz feuchter und guter Zunge schlecht geendet haben. Das gleiche gilt von der Appetenz. Zweifellos ist die oft so schwere Appetitlosigkeit ein ernstes Symptom, das Gegenteil, Bestehen von Appetit, kommt jedoch auch bei prognostisch ungünstigen Fällen vor. Sowohl die schlechte Zunge als auch die Appetitlosigkeit werden als toxisch bedingt aufgefaßt. Hierher gehören auch die vielfach sehr lästigen Magenbeschwerden der Patienten. Auch sie dürften toxischer Natur sein. Die gleiche Genese dürfte den hartnäckigen Diarrhöen zukommen, für die wir bisher keine andere Erklärung erbringen können. Ulzeröse Prozesse im Darm auf metastatischer Basis kommen bei der Sepsis vor, sind jedoch relativ selten.

Das Peritoneum, welches bei der puerperalen Sepsis so häufig mitbeteiligt ist, ist bei den anderen Formen der Sepsis in der Regel nur dann beteiligt, wenn es von Leber- oder Milzabszessen, von Drüsen her usw. zu einer Infektion desselben kommt. Es ist anzunehmen, daß viele unklare Schmerzen im Abdomen von Sepsiskranken auf eine mehr oder minder heftige Infiltration oder auf Embolien oder Hämorrhagien im Peritoneum zurückzuführen sind. Derartige Infiltrationen usw. können auch nicht so selten verschwinden. Wie ungünstig anderseits bei bestehender Peritonitis die Resorption von Toxinen durch das Peritoneum wirkt, braucht wohl nicht besonders erwähnt zu werden. Die Möglichkeit des Durchtretens von Bakterien durch das Peritoneum lehnt Schottmüller ab.

Die Leber spielt bei der Abwehr der Infektion zweifellos eine große Rolle. Wissen wir doch, wie viele Bakterien ihren Weg in die Leber nehmen, sei es daß sie dort durch Phagozytose abgelagert werden, um hier ihr Grab zu finden oder aber um durch die Galle ausgeschieden zu werden; die Bakterien können auch liegen bleiben und Nekrosen erzeugen. Je nach dem Stadium der Reaktivität wird man (nach Dietrich) die Sternzellen entweder nur klein finden oder mit Zeichen des Zerfalles groß in Proliferation. Ebenso bieten die Leberzellen das Bild der Pyknose oder Karyolyse und der körnigen Trübung des Protoplasmas. Bei gesteigerter Reaktion des Organismus finden wir reichlich Leukozytenansammlungen, speziell in den Kapillaren treten kleinere und größere Abszesse auf. Einem noch höheren Grade der Immunisierung entspricht nach Dietrich das Auftreten von Lymphozyten.

Parenchymatöse und fettige Degeneration der Leber ist sehr häufig. Kleinere Abszesse in der Leber finden wir häufig, größere selten. Ikterus ist ein häufiges Symptom bei Sepsis. Abgesehen von Urobilin-, finden wir auch echten Bilirubinikterus. Nach Schottmüller und Bingold ist die Genese dieses Ikterus keine einheitliche, und es kann sowohl ein mechanischer wie ein hämolytischer Ikterus vorkommen. Bingold fand, daß der Ikterus bei der Gasbrandsepsis auf gesteigerten Blutzerfall in der Richtung der Hämatinämie zurückzuführen ist. Adler vermißte in diesen Fällen Bilirubin und Urobilin im Harn wie im Serum und spricht daher diese Form des Ikterus als schweren Anfall der Leberfunktion, als Zeichen

4*

der Areaktivität an. Aber auch ohne Ikterus kommt es nach Adler bei Formen der areaktiven Sepsis zu verminderter Urobilinurie. Einen anderen Ausdruck findet die Areaktivität des Organismus in dem Auftreten einer großen und harten Leber, einer Leberzirrhose (vgl. unten); Amyloidose der Leber ist ein relativ seltenes Vorkommnis bei Sepsis.

Cholezystitis und Cholangitis kann durch alle möglichen Sepsiserreger hervorgerufen werden. Diese Infektion kann von überall her erfolgen, ohne daß eine Sepsis bestanden hat, oder aber sie tritt erst im Verlauf einer Sepsis auf (vgl. die Fälle M. F. und L. D. auf S. 132). Ob nun die Cholezystis und Cholangitis der primäre Sepsisherd von Haus aus sind oder erst später zum Sepsisherd werden, auf jeden Fall bedeuten sie eine oft nur schwer versiegende Quelle des Infektionsnachschubes.

Das Auftreten einer Cholezystitis im Verlaufe einer septischen Infektion ist ein Prozeß von nicht nur praktischem, sondern auch von weitgehend theoretischem Interesse. Wissen wir doch, daß in der Galle Typhuskranker und von Bazillenträgern (Typhus, Paratyphus usw.) reichlich Bazillen die Gallenwege bespülen, ohne daß es zur Cholezystitis und Cholangitis kommt. Also bedeutet auch hier, ähnlich wie bei der Bakteriämie, die Anwesenheit von sozusagen zirkulierenden Bakterien noch keine lokalisierte Erkrankung. Wieso kommt es nun dennoch zum Auftreten einer Cholezystitis bzw. Cholangitis? Daß eine eventuelle Gallenstauung, z. B. durch Steine, die Ursache der Cholezystitis-Cholangitis sein kann, ist seit Naunyn bekannt. Doch kann es zweifellos auch ohne diese zum Infekt der Gallenwege kommen. Dies ist uns nicht nur von der Klinik bzw. von Autopsien her bekannt, es konnte dies auch im Experiment gezeigt werden. Eugen Fraenkel (zitiert nach Umber) konnte einen Paratyphuskeim aus einer an Cholezystitis verstorbenen Leiche isolieren, der einem Versuchstier in die Blutbahn injiziert, gleichfalls cholangitische Abszesse erzeugte. Neben der Eigenart der Erreger dürfte aber auch zweifellos auch eine bestimmte Immunitätslage in den die Gallenwege auskleidenden Geweben das Auftreten einer Cholezystitis oder Cholangitis begünstigen oder verhindern.

9. Die Milz

Dieses Organ gibt uns ein schönes Beispiel hierfür, wie wechselnd die Reaktion auf den septischen Infekt ist. Dietrich hat sich speziell mit dem Zustand der Milz bei verminderter Reaktionsfähigkeit, ferner bei erhöhter und erschöpfter Reaktionsfähigkeit befaßt. Im ersten Fall ist sie klein, weich und zerfließlich. Der Gegensatz einer Milz von 90 g Gewicht bei einer zehn Tage dauernden Sepsis mit Anämie gegenüber dem Riesengewicht von 6000 g bei chronischer Sepsis mit starker Reaktion ist ein sehr anschaulicher. Das Gefüge des Organs ist aufgelockert. Es findet weder Zellvermehrung noch Phagozytose statt. Die Milz leistet keine aktive Abwehr, sie ist ein Opfer der Infektion. Bei erhöhter Reaktionsfähigkeit scheidet Dietrich zwischen verschiedenen Stadien dieser Reaktionserhöhungen. Makroskopisch ist die Milz stärker vergrößert: Ihr Gewicht beträgt etwa 200 g. Speziell das Retikulum der Pulpa ist zunächst beteiligt und zeigt deutliche Zellvermehrung (Granulozyten). In einem späteren Stadium tritt die Granulozytenvermehrung zurück gegenüber einer lymphozytären und plasmazellulären Wucherung. Letztere ist ein Ausdruck erhöhter Reaktionsfähigkeit. Bei fortschreitender höherer Immunitätslage führt dieser Vorgang zur immensen Milzvergrößerung (6000 g). Im Stadium erschöpfter Reaktionsfähigkeit ist die Milz klein, von festerer Beschaffenheit und bräunlicher Farbe. Die Lymphfollikel sind sehr reduziert. Die Milz ist als Resorptionsorgan erschöpft. Jedoch kommen bei chronischer Sepsis Milzvergrößerungen vor, trotz verödeter Follikel, an deren Stelle narbige Bindegewebsmassen treten. Es kommt zur Splenozirrhose, zugleich besteht eine höckerige derbe Leber, die eine Vermehrung des interlobulären Gewebes und fibrilläre Verdichtungen in der Peripherie der Läppchen mit lymphozytären Infiltraten aufweisen kann. Auch die Amyloidose wird als Ausdruck der Erschöpfungserscheinungen der Eiweißverarbeitung angesehen.

All diese Momente liefern uns den Hinweis dafür, warum intra vitam der Milztumor bei Sepsis eine wechselnde Erscheinung ist, ganz abgesehen von der Schwierigkeit des klinischen Nachweises. Die eben angeführten Ausführungen geben uns reichlich Hinweis dafür, dieses wechselnde Verhältnis zu erklären. Und so kommen wir zu dem Schlusse, daß eine mittelgroße Milz prognostisch bei der Sepsis die relativ günstigere Bedeutung hat, gegenüber der zu kleinen und zu großen Milz.

Embolische Infarkte in der Milz sind außerordentlich häufig, speziell bei Endocarditis lenta. Abszesse sind relativ selten.

An den Stauungsvorgängen bei Herzschwäche nimmt die Milz selbstverständlich Anteil.

11. Drüsige Organe

In der Parotis und der Thyreoidea sind metastatische Abszesse, speziell bei Staphylokokkensepsis häufig.

Zu einer Pankreatitis im Verlauf einer Sepsis kommt es relativ selten. Daß ein bestehender Diabetes mellitus durch eine Sepsis sehr ungünstig beeinflußt wird, ist bekannt.

Die septische Infektion und wohl auch die Intoxikation, vielleicht auch die Stoffwechselstörungen im Gefolge der Sepsis, speziell der Eiweißzerfall, üben zweifellos eine Einwirkung auf die Nebennieren aus, wenn wir klinisch auch davon nichts feststellen können. Eine Darstellung der anatomischen Veränderungen der Niere bei der Sepsis finden wir bei A. Dietrich und H. Siegmund im Handbuch der speziellen Pathologie, Anatomie und Histologie von Hencke-Lubarsch, 8. Bd. Die genannten Autoren verweisen auf Virchow und Beitzke, welche Autoren in der Nebennierenrinde bei den verschiedenen Infektionen und auch bei der Sepsis reichlich anatomische Veränderungen gefunden haben, ebenso Neusser und Wiesel: Ent-

zündung, Ödem, Infiltration, Degeneration, Nekrose. Auch reichliche
Embolien und Infarkte von Sepsiserregern fanden sich in den Kapillaren
der Nebennierenrinde. Auf die Schädigung des Markes wird in der
letzten Zeit weniger Wert gelegt als auf die Schädigung der Rinde durch
den Infekt. Speziell Weltmann und Kutschera-Aichbergen haben
hierauf hingewiesen. Lipoidverarmung in der Rindenzelle ist die Regel
(Weltmann), gelegentlich auch die Lipoidvermehrung (Weltmann,
Dietrich). Veränderungen in den Rindenzellen, die der Lipoidschwund
bedingt, wurden von Dietrich beschrieben. Sie gehen bis zur narbigen
Degeneration. Hyperämie wurde sowohl in der Rinde als im Mark beschrieben. Daneben finden sich Degenerationsvorgänge.

Nach H. Pfeiffer kann auch die Resorption von Eiweißzerfalls-
produkten (bei Verbrennungsprozessen und akutem Eiweißzerfall) ganz
ähnliche Erscheinungen machen; diese sind oft der einzige anatomische
Befund bei den genannten pathologischen Vorgängen. Eine ähnliche
Wirkung kommt vielleicht den Stoffwechselvorgängen bei der Sepsis,
speziell bei der akuten Sepsis zu.

Zum Schlusse dieses Kapitels müssen wir noch eine sehr wichtige
und zeitgemäße Frage aufwerfen, nämlich die: Wer erkrankt an
Sepsis? Gibt es eine septische Konstitution? Gibt es eine
septische Heredität?

Was zunächst die Frage der Heredität anlangt, ist eine solche wohl
bei Sepsis nicht nachgewiesen; für den Gelenksrheumatismus, speziell
für die Endokarditis, kann sie nicht geleugnet werden. Herzklappen-
fehlerfamilien sind jedem Arzte bekannt.

Eine Konstitution für den Gelenksrheumatismus ist speziell
von Wiesel und seiner Schule behauptet worden. „Der akute Gelenksrheumatismus“, sagt Wiesel, „ist der Ausdruck einer Infektion in
kongenital minderwertigem und deshalb krankheitsbereitem Gewebe;
die besondere Konstitution des Kranken ist es, die die eigenartige Lokalisation und das klinische Bild des akuten Gelenksrheumatismus bedingt.“
In jüngster Zeit hat Ernst Hammerschlag das Gelenksrheumatismus-
material aus der Abteilung Wiesel neuerdings gesichtet und gibt
zusammenfassend folgendes an: „Der akute Gelenksrheumatismus ist
eine Erkrankung, die durch zwei Momente, ein exogenes, die Infektion,
und ein endogenes, die Disposition des Erkrankten, bedingt ist. Diese
Disposition erscheint durch Stigmen bestimmter Art gekennzeichnet.
In erster Linie sind es asthenische, hypoplastische und lymphatische
Züge, dann aber auch ganz allgemein Degenerationszeichen und Kon-
stitutionsanomalien (besonders solche, die Behaarung und Zahnwachstum
betreffen), endlich noch mangelnde sexuelle Differenzierung, die alle
als Zeichen einer konstitutionellen Minderwertigkeit aufzufassen sind.
Eine weitere Stütze für die Wichtigkeit des endogenen Moments ist
die augenfällige Vererbbarkeit der Disposition, die im besonderen über
die Mutter auf die männliche Deszendenz erfolgt. Es scheint auch eine
Rassendisposition für die Erkrankung zu akutem Gelenksrheumatismus

zu bestehen. Wenn auch eine feste Beziehung zwischen bestimmten Konstitutionssymptomen und bestimmtem Krankheitsverlauf nicht gefunden werden konnte, so läßt sich doch sagen, daß eine Häufung der degenerativen Stigmen sowie gehäuftes familiäres Auftreten als prognostisch ungünstiges Moment für die Beurteilung von Dauer und Schwere der Erkrankung aufzufassen sind."

Johannes Kretz, gleichfalls aus der Abteilung Wiesel, suchte den Einfluß der Konstitution auf den Verlauf rheumatischer Herzleiden festzustellen und beschreibt zwei Konstitutionstypen, von denen die eine zur „trockenen" Form der kardialen Dekompensation führt, die andere zur „feuchten" Form. Als konditionelles Moment ist hier das Auftreten rheumatischer Affektionen zu erwähnen, daß bei Kindern der rheumatische Infekt sich selten in Gelenkserkrankungen, in der Regel als Endokarditis und Chorea zeigt. Nach der Pubertät finden wir häufig Gelenksrheumatismus kombiniert mit Herzklappenentzündung, im höheren Alter hingegen ist der Gelenksrheumatismus ein nicht seltenes, das erstmalige Auftreten einer Endokarditis oder gar einer Chorea ein äußerst seltenes Ereignis.

Für die septische Infektion ist wohl keine septische Konstitution anzunehmen. In schöner Weise hat jüngst Emil Schwarz betont, wie irrtümlich es wäre, bei der sogenannten Monozytenangina, die mit lymphatischer Reaktion einhergeht (Drüsenschwellung, Lymphämie), eine lymphatische Konstitution anzunehmen. Dieselben Individuen, die heute eine Angina mit „lymphatischer Reaktion" haben, haben bei anderer Gelegenheit, z. B. wenn sie neuerdings eine Angina bekommen oder Proteinkörper oder Kollargol injiziert bekommen, eine neutrophile Reaktion. Es kommt nur auf den Einfluß eines eigenartigen, sozusagen spezifischen Infektes und auf die durch den jeweiligen Erreger bedingte Reaktion und Konstellation an. Es handelt sich demnach keinesfalls um eine konstitutionelle, nur um eine konditionelle Reaktion. Was für die Monozytenreaktion gilt, gilt ebenso für die ausbleibende oder mangelhafte Eiterbildung, ein Zeichen von Reaktionslosigkeit, wie wir es oben für die Endocarditis lenta angeführt haben (vgl. S. 24). Jeder Praktiker kennt Fälle, bei denen von einer Angina, von einem Furunkel usw. eine septische Infektion ausgeht. Es handelt sich um jüngere, ältere und ganz alte Leute. Man kann unmöglich annehmen, daß diese Kranken so alt geworden sind und dabei doch so viele Anginen durchgemacht haben usw. und so lange eine latente septische Konstitution besessen hätten, bis sie endlich an Sepsis erkrankten. Die Gelegenheit zur septischen Infektion ist zu oft gegeben. Besäße jemand eine septische Konstitution, so könnte er damit nicht lange leben. Das führt zu dem Schlusse, daß es keine septische Konstitution gibt.

Kunz und E. Nobel verwendeten den Dick-Test zur Prüfung auf die Disposition schwangerer Frauen für eine puerperale Sepsis und kamen zu dem Ergebnis, daß Dickpositive mehr Sepsis akquirierten als Dicknegative. Hermann und Heidler konnten jedoch diese Befunde nicht bestätigen.

V. Die morphologischen Blutveränderungen bei septischen Erkrankungen

Einleitung

Die Bedeutung des Blutbildes für die Diagnostik und Differential-diagnostik innerer Erkrankungen hat in dem Maße zugenommen, in dem die große Zahl der Blutkrankheiten, unter die man ursprünglich alle Krankheiten mit veränderter Blutzusammensetzung zählte, immer mehr eingeengt wurde. Wir wissen, daß das Blut im eigentlichen Sinne kein Organ ist und daher auch nicht der Sitz von Er-krankungen sein kann (abgesehen von Giften, die peripher angreifen), und wenn wir trotzdem noch immer von Blutkrankheiten sprechen, so meinen wir eigentlich immer nur die spezifischen Erkrankungen der Blutbildungsstätten, das sind Knochenmark, lymphatisches System und jene große Zellgruppe, die seit Aschoff und Landau unter dem Namen „retikulo-endotheliales System" zusammengefaßt wurde. Dadurch, daß namentlich letzteres in sehr ausgedehntem Maße im Körper verbreitet ist, und weiter, daß das Blut doch in engstem Kontakt mit sämtlichen Organen steht, der Träger ihrer Stoffwechsel-produkte ist und deren gegenseitigen Austausch bewerkstelligt, ist es erklärlich, daß es sehr leicht Störungen in seiner Zusammensetzung ausgesetzt ist. Wir brauchen uns nur vorzustellen, daß irgendein Organ aus irgendeinem Grunde seine normale Funktion einbüßt und patho-logische Stoffwechselprodukte ins Blut entsendet. Durch die rasche und konstante Verbindung mit den Blutbildungsstätten einerseits und mit allen übrigen Organen anderseits werden diese pathologischen Produkte überallhin geschafft, und lösen dort und da Reaktionen aus, die in ihren Wechselbeziehungen eben zu dem pathologischen Blutbild führen. Wir sind heute leider noch nicht so weit, jede Veränderung in der Blut-zusammensetzung als für irgendeinen Vorgang spezifisch zu erkennen; das darf uns aber bei der Fülle der Möglichkeiten und Komplex-erscheinungen nicht wundern; geben doch schon die normalen Ver-hältnisse eine so große Varationsbreite ab, daß nur die genaueste Kenntnis der Vorbedingungen zu einer richtigen Deutung führen kann.

Es erscheint uns zweckdienlich, auf die Vorbedingungen näher einzugehen, weil sie das Verständnis des pathologischen Geschehens wesentlich erleichtern. Beim Zustandekommen des Blutbildes spielen folgende Faktoren eine Rolle:

1. Die Blutbildungsstätten,
2. alle übrigen Organe des Körpers,
3. Geschlecht und Konstitution,
4. Alter, Lebensbedingungen, Ernährung usw.
5. Bakterien, Bakterientoxine oder überhaupt Gifte irgend-welcher Art.

1. Die Blutbildungsstätten

Darunter sind zu verstehen: das Knochenmark, das lymphatische System und das r. e. System. Aus diesen Organen bezieht das Blut seine zelligen Elemente.

a) **Das Knochenmark.** Beim normalen Erwachsenen ist nur das Mark der kurzen und platten Knochen, kurz das Wirbelmark genannt, blutzellbildend und besteht nach Naegeli aus erythroblastischen myelozytischen Zellabschnitten mit den sich daraus entwickelnden Erythrozyten, neutrophilen, eosinophilen und basophilen Myelozyten und ebensolchen unsegmentierten und segmentierten Leukozyten. Von den Myelozyten sind am meisten neutrophile vertreten. Das Röhrenmark ist Fettmark und beteiligt sich normalerweise nicht an der Zellbildung, ist aber physiologischerweise befähigt, sich in Zellmark umzuwandeln. Diese Umwandlungsfähigkeit ist histologisch nicht erkennbar, es läßt sich nur der Zustand der vollzogenen Umwandlung erkennen. Die Umwandlung kann sowohl in erythroblastisches wie in myelozytisches Zellmark erfolgen, je nachdem welche Zellart erforderlich ist. Durch Aderlässe läßt sich z. B. ein funktionsbereites Zellmark in erythroblastisches Zellmark umwandeln und ebenso bei Bedarf an Leukozyten in myelozytisches. Geringgradige und kurzdauernde Leukozytenvermehrungen im strömenden Blute können ohne metaplastische Veränderungen im Fettmark zustande kommen. Die dabei zu sehenden jugendlichen Zellen sind Zellen, die das Knochenmark, durch den großen Bedarf gereizt, ohne die Reizung abzuwarten, abgeschickt hat (E. F. Müller). Es ist aus der Blutleukozytenzahl nicht zu ersehen, ob bereits im Fettmark leukozytische Partien gebildet sind oder nicht.

Das Fettmark kann seine Umwandlungsfähigkeit verlieren durch Bakterien, Gifte, oder aber es kann durch Erschöpfung seine einmal in Gang gesetzte Zellneubildung einstellen. Bei Bakterien hat es als erster Eugen Fraenkel sichergestellt, indem er die von Quincke bei Typhus als Spondylitis typhosa bezeichnete Knochenmarkserkrankung als Infektion des Knochenmarks mit Typhusbazillen aufklärte. Er konnte zeigen, daß diese Keime im Mark der Typhuskranken bis weit in die Rekonvaleszenz hinein am Leben bleiben können und dort zu Nekroseherden führen, in deren Umgebung es nicht zu reaktiven Gewebsveränderungen kommt. Solche Nekroseherde kommen sowohl im Zell- wie im Fettmark vor, wodurch letzteres seine Umwandlungsfähigkeit verliert, solange das Typhustoxin im Körper wirksam ist. Daraus erklärt sich zwangsläufig die klinisch feststellbare Leukopenie als allgemeine Schädigung des gesamten Knochenmarks. Ebenso sind die Verhältnisse bei Vergiftungen, z. B. mit Benzol. Da kommt es auch primär zur Schädigung des Knochenmarks und ohne wesentliche histologische Veränderung zu einem völligen Verlust der Umwandlungsfähigkeit des Fettmarks, während gleichzeitig das Mark der Wirbel und platten Knochen zellärmer wird.

Anders verhalten sich die Pneumo-, Strepto- und Staphylokokkenerkrankungen. Abgesehen davon, daß sich nicht in allen Fällen die spezifischen Erreger im Knochenmark nachweisen lassen, setzt sofort auch in den infizierten Wirbelmarksabschnitten eine ausgedehnte Neubildung spezifischer Knochenmarkselemente ein. Am Fettmark stellt sich bereits früh eine lebhafte Umwandlung in produktives myelozytisches Zellmark ein. Der wesentliche Unterschied liegt eben darin, daß hier das Knochenmark nicht unmittelbarer Krankheitssitz ist. Sein normales Reaktionsvermögen bleibt erhalten und erschöpft sich erst, wenn durch übermäßigen Zellbedarf die Funktionsbreite überschritten wird. Dann ist aber nicht die Art des Erregers, sondern die Masse schuld (Müller). Als Zeichen der Erschöpfung treten hier sekundär, wie bei den Erkrankungen, die mit Leukopenie einhergehen, primär Myeloblasten in den Vordergrund des histologischen Markbildes, analog zu dem Megaloblastenmark bei aregeneratorischen Anämien und forcierten Aderlässen. E. F. Müller sagt: „Das pathologische Moment beginnt, wenn in einem Fall unter Überschreiten der Funktionsbreite Erythroblasten-, bzw. Myelozytenmark erschöpft und durch Megaloblasten-, bzw. Myeloblastenmark ersetzt wird, oder im anderen Fall durch unmittelbare Giftwirkung Erythroblasten- bzw. Myeloblastenmark ohne anfängliche Vermehrung innerhalb der Wirbel verschwindet und im Fettmark infolge Verlust der Umbildungsbereitschaft eine Zellmarkmetaplasie trotz steigendem Zellbedarf nicht mehr stattfindet."

Soweit das Knochenmark. Es würde über den Rahmen dieser Arbeit hinausgehen, wenn wir versuchen würden, die Vorgänge bis in ihre feinsten histologischen Details zu verfolgen. Es genügt uns hier, an Hand des Knochenmarks in großen Zügen die anatomischen Vorbedingungen für den Ablauf der Reaktionen in den Blutbildungsstätten besprochen zu haben.

b) **Das lymphatische System** besteht, wenigstens normalerweise, in erster Linie aus den Lymphknoten und den lymphatischen Bildungen, z. B. der Milz (Follikel). Ihm entstammen die Lymphozyten, die unter normalen Verhältnissen fast ausschließlich durch den Ductus thoracicus in das Blut gelangen. Die Vorstufen der Lymphozyten im lymphatischen Gewebe sind die Lymphoblasten, die aller Wahrscheinlichkeit nach ganz ähnlichen Bedingungen unterworfen sind wie die Zellen des Knochenmarks. Das heißt auch sie reagieren auf Reize, die durch Bakterien, ihre Toxine oder Gifte irgendwelcher Art ausgelöst werden, in bestimmter spezifischer Art. Wir können Morawitz darin nicht beipflichten, daß die Vermehrung der Lymphozyten nicht auf einer Allgemeinwirkung irgendwelcher Toxine auf das lymphadenoide Gewebe beruht, sondern wohl durchwegs lokalistisch zu erklären ist, also durch eine lokale Erkrankung irgendwelcher Teile des lymphadenoiden Apparates. Wir sind im Gegensatz dazu der Ansicht, daß der lymphatische Apparat durch einen ähnlichen Reaktionsmechanismus mit dem übrigen Körper verbunden ist wie das Knochenmark, und daß Vermehrung und Verminderung der Lymphozyten sicherlich nicht nur Folgen von lokalen Erkrankungen des lymphadenoiden Gewebes im Sinne von Tumoren oder konsumierenden

Prozessen sind, sondern ebenso wie beim Knochenmark und bei dem noch zu besprechenden r. e. System durch Bakterien, deren Toxine oder durch Gifte anderer Art hervorgerufen werden können. Wir verweisen nur, um einige Beispiele anzuführen, auf die Lymphozytose bei Typhus, Malaria, Pocken und namentlich Keuchhusten, bei dem man hochgradige Lymphozytosen mit vielen abnormen Zellen sehen kann (Nägeli), dann auf die sogenannte postinfektiöse Lymphozytose beim Ablauf aller Infektionskrankheiten, dann auf die Vermehrung der Lymphozyten bei zahlreichen chronischen Intoxikationen aller Art, nach Seruminjektionen, Jodtherapie usw., auf Verminderungen der Lymphozyten beim Beginn von akuten Infektionskrankheiten, wo die perzentuelle und absolute Abnahme oft eine sehr bedeutende ist, dann auf die schweren septischen Prozesse, bei denen der Grad der Lymphopenie im allgemeinen parallel geht mit der Schwere der Infektion, und schließlich auf die sogenannten lymphatischen Reaktionen, die zwar nach Ansicht vieler Autoren nicht auf die Eigenart der Infekte, sondern auf die individuelle, konstitutionelle Eigenart des Erkrankten zurückzuführen sind, von denen sich aber unserer Meinung nach sicherlich ein Teil wird abtrennen lassen, der, wie es kürzlich Emil Schwarz sehr einleuchtend schilderte, seine eigenen spezifisch wirkenden Erreger hat. Das sind dann aber auch nicht jene Fälle, die auch nach parenteraler Eiweißzufuhr mit Lymphozytose reagieren, wie sie von Jagić beobachtet wurden.

c) **Das r. e. System:** Darunter ist jene große im Körper weit verbreitete Zellgruppe zu verstehen, die sich durch gewisse Farbstoffspeicherungen in gleichsinniger Weise auszeichnet (Ribbert, Aschoff, Goldmann usw.) und von Aschoff als biologische Einheit unter diesem Namen zusammengefaßt wurde. Es ist hier nicht der Ort, auf die Streitfrage über das r. e. System als Blutbildungsstätte näher einzugehen. Die Ansichten sind mannigfaltig wie ihre Autoren, die Diskussionen endlos und keinesfalls als abgeschlossen zu erklären. Doch lassen sich drei Hauptrichtungen herausgreifen: 1. Die Unitarier (Weidenreich, Maximow, Pappenheim usw.), die sämtliche Blutzellen von Lymphozyten oder wenigstens von lymphoiden Zellen ableiten, 2. die Dualisten (Ehrlich, Türk, Nägeli, Jagić, Schridde usw.), die streng zwischen myeloischen und lymphatischen Zellen unterscheiden, und die Monozyten zu den myeloischen rechnen, und schließlich 3. die Trialisten (Schilling, Schittenhelm, Morawitz Holler usw.), die den beiden anerkannten Systemen die echten Monozyten gegenüberstellen und sie vom r. e. System ableiten. Wir haben uns nun schon seit langem der letztgenannten Richtung angeschlossen und uns im Experiment und in der Klinik von der Richtigkeit überzeugen können. So haben wir (Donath und Perlstein) nach intravenöser Einverleibung von Mitteln: Salvarsan, Trypaflavin, Scharlachrot, deren Beziehung zum r. e. Apparat von anderen (Schloßberger, del Baere, Stephan, Feldt u. Schott, Jungeblut) oder von uns selbst (Saxl und Donath, Saxl, Donath und Kelen) festgestellt wurde, deutliche Vermehrung der Monozyten im Blute gefunden. V. Schilling beschreibt zwei Fälle von Endocarditis ulcerosa lenta, die ungewöhnliche Monozytose bis 52,7% zeigten, mit zahlreichen Makrophagen ohne Zusammenhang mit lymphatischen oder myeloischen Zellreizungen. Die Monozyten bildeten eine lückenlose Reihe von den typischen großen Mononukleären bis zu den spindeligen endotheloiden Elementen. Die Einheit war durch ihre Kernstruktur und durch das undurchsichtige, fein azurophil bestäubte Protoplasma gegeben. Dieselben Zellen wurden in Leber, Milz und Knochenmark sich ablösend von dem proliferierten r. e. System gefunden. Er schließt daraus: „Die Monozyten sind daher ein eigenes drittes Zellsystem." Auch hier also wieder ein eigenes System, das auf spezifische Reize in analoger Weise wie Knochenmark und Lymphapparat mit Wucherung und Ausstoßung seiner Zellelemente reagiert.

Wir haben also in den Blutbildungsstätten drei voneinander getrennte Zellsysteme vor uns, die wenigstens in ihren Entdifferenzierungen nicht ineinander übergehen, von denen jedes für sich und bis zu einem gewissen Grade auch unabhängig von den anderen seine spezifischen Zellprodukte in das Blut entsendet und so die zelluläre Zusammensetzung des strömenden Blutes bildet.

Die eben geschilderten anatomischen Verhältnisse können uns aber nicht immer genügende Aufklärung geben über vorübergehende oder dauernde Veränderungen des Blutbildes. Da spielen eben noch andere Momente mit, die gegenwärtig histologisch noch nicht zum Ausdruck kommen, wie wir das z. B. beim Fettmark der Röhrenknochen gesehen haben, das durch Benzol seine Umwandlungsfähigkeit verloren hat. Diese Momente sind: Reaktionsbereitschaft, Grad der Reaktion und Art der Reaktion. Reaktionsbereitschaft und Grad der Reaktion sind voneinander unabhängige biologische Eigenschaften jedes Systems für sich. Je nach der jeweiligen Stoffwechsellage wird das eine eher ansprechen als das andere und heute auf denselben Reiz leichter als morgen usw. Der Grad der Reaktion, die Intensität oder Ausgiebigkeit hängt wieder, abgesehen vom Reiz natürlich, den wir als gleich voraussetzen, von biologischen Eigenschaften des Systems ab, die mit der Reaktionsbereitschaft nichts zu tun haben müssen. Wir können uns leicht vorstellen und finden Analogien überall, daß eine Funktion leicht auslösbar ist und doch bald erlahmt oder umgekehrt. Es ist wahrscheinlich, daß die Reaktionsbereitschaft mehr nervösen Einflüssen unterworfen ist, während der Grad der Reaktion leichter anatomisch zu fassen sein dürfte. Die Art der Reaktion hingegen liegt eigentlich außerhalb der Zellsysteme und ist in der allgemeinen Konstitution begründet, natürlich wieder abgesehen von in spezifischer Weise wirkenden Giften, wie z. B. Typhus, infectious mononucleosis usw. Während also die anatomischen Verhältnisse der Blutbildungsstätten die zellulären Elemente für das Blut bereithalten, bewirken Reaktionsbereitschaft, Grad der Reaktion und Art der Reaktion — kurz Reaktion — das eigentliche Blutbild. Nicht das Spiegelbild des Zustandes der hämatopoetischen Organe ist das Blutbild, wie Nägeli sagt, sondern das Spiegelbild seiner Reaktionen. Sie zu erkennen, abzuschätzen und eventuell zu beeinflussen, ist Ziel und Zweck der Blutuntersuchung.

2. Alle übrigen Organe des Körpers

haben insofern einen Einfluß auf die Zusammensetzung des Blutes, als sie ihre Stoffwechselprodukte an das Blut abgeben. Dadurch kann einerseits ein direkter Reiz erfolgen, anderseits ein indirekter auf dem Umwege über die Blutbildungsstätten. Exakt konnten diese beiden Vorgänge bisher nicht getrennt werden — das hat schon Nägeli gegen die chemotaktischen Prinzipien angeführt —, da die Stoffwechselprodukte ja doch auch zu den Blutbildungsstätten gelangen und dort sicherlich Reaktionen auslösen. Wie dem auch immer sei, der Einfluß der Organprodukte auf das Blutbild ist sichergestellt, und wir müssen ihn bei der Beurteilung in Betracht ziehen. Hierher gehören z. B. die verschiedenen Formen der Verdauungsleukozytose, die Veränderungen des Blutbildes bei Dysfunktion der innersekretorischen Drüsen, während der Menstruation und Gravidität, die sogenannte hämoklasische Krise, Veränderung des Blutbildes bei Muskelarbeit, bei Herzkrankheiten und ihren Folgeerscheinungen usw. In der Pathologie scheint diese Art der Veränderungen nur insofern eine Rolle zu spielen, als die absoluten Zahlenwerte verschoben werden. Qualitative Veränderungen scheinen nicht vorzukommen, wenigstens haben wir solche niemals gesehen; doch sind ihre quantitativen Verschiebungen manchmal so beträchtlich, daß sie die diagnostische Verwertung von Blutbefunden beeinträchtigen können, wenn sie unberücksichtigt bleiben. Normalerweise scheint ein derartiges Wechselspiel der verschiedenst gerichteten Reize zu erfolgen, daß die Konstanz des sogenannten physiologischen Blutbildes gewährleistet bleibt.

3. Geschlecht und Konstitution

Wir haben diese beiden Faktoren zusammengenommen, weil sie dem Individuum gewissermaßen übergeordnet sind und Gesetze beinhalten, die für den Organismus bindend sind. So wissen wir z. B., daß die absoluten Zahlenwerte der zelligen Elemente und des Hämoglobins bei Frauen im allgemeinen niedriger sind als bei Männern; daß gewisse Erkrankungen der blutbildenden Organe ausschließlich bei Frauen vorkommen, wie z. B. Chlorose, Pubertätsanämie, oder vorzugsweise bei Frauen, wie Polycythaemia vera, oder häufiger bei Frauen, wie perniziöse Anämie, andere wieder fast ausschließlich bei Männern, wie die Hämophilie, oder wie das Myelom vorwiegend bei Männern vorkommen. Während wir aber die Verhältnisse bei der Beeinflußung durch das Geschlecht genau übersehen können, sind mit dem Begriff der Konstitution eine Summe von Faktoren verbunden, die größtenteils noch nicht geklärt sind. Daher kommt es auch, daß so oft nach der Konstitution als Erklärungsmöglichkeit gegriffen wird, wenn keine andere mehr zur Verfügung steht, leider allerdings auch, bevor noch irgendeine andere oder genügend andere versucht wurden. Wir sind immer dann gezwungen, die Konstitution als ursächlichen Faktor anzunehmen, wobei wir uns oft der Unzulänglichkeit bewußt sind, wenn wir eine histologisch oder chemisch nicht begründete Eigenschaft der Blutbildungsstätten zur Erklärung von Erscheinungen heranziehen müssen, oder dort, wo vom Normalen abweichende histologische oder chemische Veränderungen als von Haus aus bestehend angenommen werden müssen bzw. nachgewiesen werden konnten. Hierher gehört die Eosinophilie als degeneratives Merkmal (van der Velden), der Status thymicolymphaticus, dessen Begriffsbestimmung schon an sich äußerst unklar ist, das sogenannte degenerative weiße Blutbild (J. Bauer) mit Leukopenie und Lymphozytose, das Blutbild bei Asthenikern und Neuropathen (Hösslin, Hofferbest), die Beeinflussung des Blutbildes durch das vegetative System (Breuer, Friedberg, W. Frey, Schenk usw.), die familiär hereditären Erkrankungen (hämolytische Anämie, Hämophilie) und schließlich alle jene Reaktionsformen, die durch die Eigenart der Infekte oder die anatomischen Verhältnisse in den Blutbildungsstätten nicht genügend erklärt werden können. Für diese Reaktionsformen haben wir, ohne darauf näher einzugehen, die „Art der Reaktionen“ verantwortlich gemacht und sie als konstitutionell bedingt hingestellt. Der Kliniker wird uns verstehen. Er kennt wie wir jene Fälle, die aus einer Reihe gleichartiger Erkrankungen herausfallen und sich durch ihren besonderen Verlauf von ihr unterscheiden. Hämatologisch charakterisieren sie sich durch überschießendes Ausschwemmen und Neubilden von unreifsten Zellen, das nach gegenwärtigem Ermessen in keinem Verhältnis zum Infekt steht und sehr bald zur Erschöpfung führt, oder aber durch Reaktionen, die anders gerichtet sind, als wir sie als Folge bestimmter Infekte zu sehen gewohnt sind (lymphatische Reaktion). Wir werden darauf an anderer Stelle noch zurückkommen. Ob wir für diese Vorgänge in „Konstitution“ als Erklärung das richtige Wort gefunden haben, oder ob wir besser von Kondition oder von „Korrelationen hormonaler Einflüsse“ im allgemeinen und in diesen speziellen Fällen von „Korrelationsstörungen“ sprechen sollen, bleibt für das Wesen dieser Dinge gleichbedeutend. Wir wissen nichts Näheres darüber und das scheint in unserer Darstellung genügend klar zum Ausdruck gekommen zu sein.

4. Alter, Lebensbedingungen, Ernährung usw.

Wir haben unter diesem Punkt eine Reihe von Faktoren vereint, von denen wir zur Besprechung nur einzelne herausgreifen. Daß das Alter des Individuums bei der Zusammensetzung seines Blutbildes eine Rolle spielt, erscheint allgemein verständlich. So wissen wir schon aus der experimentellen Physiologie, daß die Reaktionen auf den verschiedensten Gebieten in den verschiedenen Lebensabschnitten verschieden ablaufen. Reaktionsbereitschaft, Grad und Art der Reaktion sind anders beim Kind, Erwachsenen und Greise. Das hängt wahrscheinlich von den vegetativ tonischen Innervationen ab, die mit dem Altern abnehmen, oder von Abnützungs- und Ermüdungserscheinungen, die im Alter zunehmen. Daß all diese Dinge mit der Tätigkeit der innersekretorischen Drüsen zusammenhängen, unterliegt keinem Zweifel; so hat man denn auch versucht, das Blutbild in den verschiedenen Lebensabschnitten als innersekretorisch bedingt aufzufassen und für das Kind bis zur Zeit der Thymusinvolution bzw. Pubertät das Prävalieren lymphatischer Reaktionen als Charakteristikum aufgestellt. Nägeli schreibt: „Wir sehen beim Embryo zuerst eine enorme Entwicklung des myeloischen Systems, die mit Auftreten lymphatischer Bildungen in der späteren Fötalzeit regelmäßig wie durch Selbststeuerung zurückgeht. In der Jugend, bis etwa zum zehnten Jahre, dominiert das lymphatische Gewebe, dessen starke Funktion sich ja auch in der kindlichen Lymphozytose äußert. Mit der Pubertät, also mit dem Eintreten neuer innersekretorischer Organwirkungen, geht diese Lymphozytose zurück; es nehmen auch lymphatische Hyperplasien ab; der Thymuskörper kommt in Involution. Entsprechend diesen Feststellungen sehen wir beim Kind sehr oft Lymphadenosen, fast niemals Myelosen, und beim Erwachsenen viel mehr Myelosen." Im Greisenalter treffen wir dann wieder das Dominieren der Lymphozyten an (Billigheimer). In einem noch ungeklärten Zusammenhang damit stehen wahrscheinlich auch die Erkrankungen, die ein bestimmtes Lebensalter bevorzugen, so die schon früher erwähnte akute lymphatische Leukämie im frühen Kindesalter, während die Myelosen daselbst außerordentlich selten sind; die perniziöse Anämie, die bei Kindern außerordentlich selten vorkommt, befällt mit Vorliebe die Jahrgänge zwischen dem 40. und 60. Lebensjahr; die zahlreichen Anämien im frühen Kindesalter, die Anaemia pseudoleucaemica infantum (Jaksch-Hayem) und schließlich die Purpura senilis.

Alle Lebensbedingungen zu besprechen, die zu einer Veränderung des Blutbildes führen bzw. dieses mitbestimmen können, erscheint uns unmöglich. Wir wollen hier nur als Beispiele anführen: die Leukopenie bei Inanition, normale Leukozytenzahl mit mäßiger Lymphozytose bei Adipositas (Caro), die Erythrozytenvermehrung im Höhenklima, die „soziale Verschiebung des Blutbildes", das ist Kriegslymphozytose (Egoroff, Billigheimer), den Einfluß sportlicher Leistungen auf das weiße Blutbild (Ernst und Herxheimer) und schließlich alle Berufsschäden, auf die wir aber später noch zurückkommen werden.

Den Einfluß der Ernährung hat besonders Kuczynski studiert. Er kommt nach ausgedehnten Untersuchungen zu dem Schluß: Der Zusammenhang zwischen Nahrung, Resorption und zelliger Neubildung (Blutbildung) ist gesichert. Gesteigerte Ernährung führt zu einem Übertritt unabgebauter und physiologisch sehr wirksamer Komplexe, die für die Körperorgane, zunächst die Milz, ganz neue Lebensbedingungen bedeuten. Stoffe vom Charakter des Kaseins beeinflussen die Bildung der Megakaryozyten, Eiweiß und Fett die Leukopoese, Fett vom Typus des Cholesterins bewirkt Reizung des Retikulums. „Die Hämatopoese lympho-leukozytärer Elemente steht in engster Beziehung zu der Ernährung und zum Abbau der Nährstoffe." Die den Leukämien ähnlichen Bilder bei den Fütterungsversuchen führen ihn schließlich auch dazu anzunehmen, daß die Leukämien ihre Ätiologie in abnormen Stoffwechselvorgängen haben. Für den Zusammenhang zwischen Nahrung und Blutbildung ist es auch bemerkenswert, daß die embryonale Blutbildung ungefähr den Orten des Nährstromes folgt. Das erste erythropoetische Organ ist das Mesenchym des Chorions der Dotterblase, das zweite die Leber (Kuczynski). Von Erkrankungen, die mit der Ernährung zusammenhängen, seien die im Kindesalter durch Eisenmangel in der Ernährung bedingten vorkommenden Anämien und die Avitaminosen erwähnt.

5. Bakterien, Bakterientoxine oder überhaupt Gifte irgendwelcher Art

Die Beeinflussung der Blutzusammensetzung ist hier besonders verständlich und allgemein bekannt und geht so vor sich, daß die Schädigungen die blutbildenden Organe entweder direkt treffen oder auf dem Umwege über die durch sie bewirkten Stoffwechselprodukte. Hierher gehören in erster Linie die verschiedenen Infektionskrankheiten mit ihren zum Teil charakteristischen Blutbildern und dann die Schädigungen der Blutbildungsstätten oder des Blutes selbst durch Gifte irgendwelcher Art, wie Eisen, Arsen, Blei, Kohlenoxyd, Stickoxyd, Blausäure, Benzol, Kalium chloricum, Anilin usw.

Wir haben somit alle jene Faktoren, die beim Zustandekommen des Blutbildes eine Rolle spielen, in groben Umrissen besprochen und gezeigt, daß schon die normale Zusammensetzung des Blutes das Resultat aus dem Zusammenwirken der verschiedensten Komponenten ist und dem Beobachter im Blutbild nur einen Moment des Ineinandergreifens vor Augen hält. Will man genauere Kenntnisse erlangen — das gilt jetzt sowohl für das normale wie für das pathologische Blutbild —, dann kann es nicht genügen, Momentbilder anzufertigen, sondern dann müssen diese Momentbilder in kurzen Intervallen angefertigt kurvenmäßig aneinandergereiht werden. Nur auf diese Weise können wir erwarten, einen klaren Einblick in diesen komplizierten Reaktionsmechanismus zu bekommen. Wir haben das in mühseligen Untersuchungen an einem großen Kranken- und Tiermaterial unter normalen und pathologischen Umständen gemacht und sind zu vorläufigen Resultaten gekommen, die uns in der Beurteilung septischer Zustände große Dienste leisten.

Die zelligen Elemente des Blutes sind nämlich großen Schwankungen unterworfen, die zum Teil scheinbare, zum Teil aber auch ganz gewiß echte sind. Die Unterscheidung ist uns dadurch gelungen, daß wir zuerst regel- und planlos Blutbilder anfertigten und dann nur unter Einhaltung ganz bestimmter Vorsichtsmaßregeln, die später noch ausführlich besprochen werden. Die Blutbilder der ersten Art zeigen Veränderungen der Zellzusammensetzung und der absoluten Zahl, die offensichtlich von äußeren Ursachen abhängig sind, z. B. nach Arbeit, nach Nahrungsaufnahme, Lagewechsel (Gehen, Stehen, Sitzen oder Liegen), thermischen Einflüssen, psychischen Erregungen usw. Ein Teil dieser Veränderungen

geht unter dem Namen Verschiebungs- oder Verteilungsleuko-
zytose (Jakob und Goldscheider, Gräff usw.), worunter nach
Schilling nur jene Zustände zu verstehen sind, bei denen allein durch
die andere und vorübergehende Verteilung der Eindruck einer Vermehrung
oder Verminderung der Blutleukozyten erweckt wird. Ziegler und
Liebenstein bestreiten eine solche Verschiebung bzw. Verteilung und
führen die Veränderungen der absoluten Zahlenwerte auf Randstellung,
Klebrigkeit, kurz Festgehaltenwerden der Leukozyten in den Kapillaren
zurück. Wir haben diese Schwankungen immer „physiologische
Reizschwankungen" genannt und damit nur zum Ausdruck bringen
wollen, daß sie physiologischen Reizen ihren Ursprung verdanken. Über
den Mechanismus können wir nichts Näheres aussagen, doch halten wir
es für das Wahrscheinlichste, daß sie dadurch zustande kommen, daß
sich das Blut immer an den Stellen der erhöhten Organtätigkeit anhäuft,
und die verschiedenen Organe eben weder gleichzeitig noch auch gleichmäßig in Tätigkeit sind.

Wenn man nun die Fehlerquellen dieser physiologischen Reizschwankungen nach Tunlichkeit auszuschalten trachtet, das heißt, wenn man
die Blutbilder an ein und derselben Person immer zur selben Zeit, am
besten frühmorgens nüchtern, nicht früher als eine Stunde nach dem
Erwachen, bei konstanter und gleichbleibender Ernährungs- und Lebensweise unter Vermeidung irgendwelcher psychischer Beeinflussungen,
immer von derselben Stelle — also entweder immer aus der Fingerbeere
oder immer aus dem Ohrläppchen — anfertigt, dann erhält man Blutbilder, in denen die Zusammensetzung der einzelnen Zellarten Schwankungen aufweist, die sich wesentlich von den früher beschriebenen unterscheiden. Vor allem haben wir nur ganz geringfügige Schwankungen
in den absoluten Zahlenwerten des unter diesen besonderen Kautelen
entnommenen Blutes gesehen. Während die absoluten Zahlen der
Leukozyten bei den physiologischen Reizschwankungen Unterschiede
von vielen tausend betragen können, sich etwa zwischen 6000 und 10000
und noch mehr bewegen, differieren die so gewonnenen Leukozytenzahlen
höchstens um 1000. Das Hauptgewicht der eben zu beschreibenden
Erscheinung liegt aber in den Zellsystemen. Diese zeigen nämlich, jedes
für sich und anscheinend unabhängig voneinander, periodisch ab-
laufende Schwankungen, die auch uns lange entgangen sind und
jedem Untersucher entgehen müssen, der die Blutbilder nicht längere
Zeit hindurch täglich anfertigt und daher nicht über eine kurvenmäßige,
kontinuierliche größere Reihenfolge verfügt. Die Schwankungen sind
nämlich von einem Tag auf den anderen manchmal so gering, daß sie
unbedingt in die obligaten Fehlerquellen zu fallen scheinen, und nur
gewissenhafteste Auszählung von Präparaten, die längere Zeit hindurch
täglich an einem großen Material angefertigt wurden, konnten uns von
der Gesetzmäßigkeit dieser Erscheinung überzeugen. Der Ablauf vollzieht sich derart, daß bei nahezu gleicher absoluten Zahl die einzelnen
Zellarten jede für sich und anscheinend unabhängig voneinander allmählich an Zahl abnehmen bis zu einem relativen Tiefpunkt, dann wieder

allmählich ansteigen bis zu einem relativen Höhepunkt und so fortlaufende periodisch wiederkehrende Anstiege und Abfälle ergeben. Ein Beispiel von vielen möge das Gesagte illustrieren:

Fall Bu.	B	Eo	J	St	S	L	Mo
27. II.	—	—	0,5	3,5	71,0	14,5	10,5
1. III.	—	—	0,5	0,5	71,0	13,5	9,5
2. III.	0,5	1,0	0,5	2,0	54,5	34,5	7,0
3. III.	0,5	—	—	5,0	78,5	10,5	5,5
4. III.	0,5	0,5	—	1,0	72,5	16,0	9,5
5. III.	0,5	0,5	—	0,5	67,0	20,5	10,0
6. III.	—	—	—	3,5	61,0	31,0	4,5

Aus der Tabelle ist zu entnehmen, daß sich die relative Zusammensetzung des Blutes ununterbrochen ändert, und zwar dadurch, daß die einzelnen Zellarten unabhängig voneinander an Zahl ab- und zunehmen. Abfall und Anstieg vollzieht sich nicht immer gleichmäßig, manchmal ist der eine brüsker als der andere, manchmal umgekehrt; auch sind weder die erreichten Tiefpunkte noch die erreichten Gipfel immer dieselben, aber immer und überall finden wir ein ununterbrochenes Hinauf und Hinunter. Wir sind vorläufig noch nicht in der Lage, ein derartiges Tabellenbild genau zu analysieren. Wir wissen nicht, warum in dem einen Zellsystem Abfall und Anstieg nahezu gleich steil, in dem anderen flach sind; warum in einem Zellsystem einmal der Abfall steil, ein anderes Mal wieder flach ist, warum in dem einen Zellsystem eine Periode viel länger dauert als in dem anderen, warum in einem und demselben System die Perioden nicht immer gleich lang sind, warum nicht immer Gipfel- und Tiefpunkte dieselben sind, kurzum, wir wissen vorläufig nur, daß wir in allen normalen Fällen und in solchen, in denen wir allen Grund haben, eine gute Reaktionsfähigkeit der Blutbildungsstätten anzunehmen, derartige Schwankungen in den einzelnen Zellsystemen beobachten können, die wir auf Abnützungs-, Reifungs- und Ausstoßungsvorgänge in den blutbildenden Organen, das ist Knochenmark, lymphatischer Apparat und r. e. System, zurückführen. Wir haben diese Erscheinung zum Unterschied von den physiologischen Reizschwankungen „periodische Spontanschwankungen" genannt und als ein Kriterium für die Reaktionsfähigkeit der blutbildenden Organe angesehen.

Im Verlaufe mancher septischer Erkrankungen können diese periodischen Spontanschwankungen verlorengehen, als Zeichen dafür, daß die normale Reaktionsfähigkeit der hämatopoetischen Organe Schaden genommen hat bzw. völlig geschwunden ist. In diesen Fällen konnten wir zwar mit Reizmitteln Reaktionen auslösen, aber den periodischen Ablauf nicht mehr in Gang bringen. Zum Unterschied von solchen Fällen, in denen zwar auch die periodischen Spontanschwankungen verlorengegangen sind, in denen aber intravenöse Injektionen von z. B. Trypaflavin und Scharlachrot die Periodizität im Reaktionsablauf zumindest im unmittelbaren Zusammenhang mit den Reizmitteln wieder erwecken können. Aus unserem Krankenmaterial geht hervor, daß die Fälle letzterer Art, also solche, die auf Reizmittel mit periodischen Spontanschwankungen, wenn auch nur vorübergehend, reagieren, prognostisch günstiger zu bewerten sind, so daß wir darin auch eine Funktionsprüfung auf die Reaktionsfähigkeit der blutbildenden Systeme erblicken.

Zusammenfassend läßt sich also sagen, daß das Blut seine zelligen Elemente aus drei großen Zellsystemen bekommt: dem Knochenmark, dem lymphatischen Apparat und dem r. e. System. Die relative Zusammensetzung aus den Zellen dieser Systeme ist das Blutbild, das von einer großen Reihe von Faktoren endogener und exogener Natur abhängig ist und schon normalerweise eine große Variationsbreite aufweist. Die Zusammensetzung des Blutes ist einem steten Wechsel unterworfen, der sich in den periodischen Spontanschwankungen manifestiert und ein ununterbrochenes Werden und Vergehen als Folge der konstanten Reaktionsabläufe in den Blutbildungsstätten aufdeckt. Der zur Untersuchung des Blutes gewählte Moment der Blutabnahme entspricht immer nur einem Moment aus diesen fortlaufenden Vorgängen und nur die Aneinanderreihung zahlreicher solcher Momente kann einen besseren Einblick in den Reaktionsmechanismus auch physiologischen Geschehens versprechen.

Die Blutuntersuchung

Aus dem früher Gesagten geht hervor, daß wir auf präzise Einhaltung gleichartiger Untersuchungsbedingungen vor allem sehen müssen. Das gelingt bei den Patienten der Klinik sehr leicht, weil Kostform und Lebensweise ohne Mühe gleichmäßig geregelt werden können. Die erste Blutuntersuchung ist nur eine oberflächlich orientierende und kann demnach wann immer im Laufe des Tages vorgenommen werden. Wir verwenden dabei stets neben dem Ausstrichpräparat die Untersuchung des dicken Tropfens. Die Fingerbeere des zu Untersuchenden wird mit Alkohol und Äther gut gereinigt, eventuell vorher zur Erzielung besserer Hyperämie längere Zeit in warmem Wasser belassen. Die Reinigung der Objektträger — wir verwenden bei gewöhnlicher Färbung nur Objektträgerpräparate — verlangt besondere Sorgfalt, da nur vollkommen trockene, reine und fettfreie Gläser eine gute Färbung ermöglichen. Die Objektträger werden vorerst sorgfältig mit Seifenwasser mechanisch gereinigt, gut gewässert und getrocknet und dann in ein Standgefäß mit Alkohol und Äther gelegt, in dem sie stets vorrätig gehalten werden. Unmittelbar vor dem Gebrauch werden sie mit feiner Leinwand oder Seidenpapier getrocknet.

Nun wird am besten und für den Patienten am schonendsten mit Franckescher Nadel mitteltief eingestochen und das Hervorquellen des Blutes ohne Quetschen, Drücken oder Ziehen abgewartet, weil durch derartige Prozeduren immer Gewebeflüssigkeit zum Blut hinzutritt und die Untersuchung stört. Der erste Tropfen wird deshalb auch immer leicht weggewischt und erst der nächste Tropfen durch vorsichtiges Näherkommen mit dem Objektträger bis zur Berührung der Kuppe mit dem einen Ende der Objektträgerfläche aufgenommen und sofort mit einem sogenannten Ausstreicher (schmälerer Objektträger, dessen Ecken abgebrochen werden) über den Objektträger ausgestrichen. Dabei ist so zu verfahren, daß die Ausstrichkante des Ausstreichers ungefähr in einem Winkel von 45° an den Tropfen herangebracht wird und sofort, nachdem sich der Blutstropfen spontan entlang der Kante durch Adhäsion ausgebreitet hat, gleichmäßig schnell und sicher über den Objektträger zurückgezogen wird, wobei das Blut ohne jede Quetschung folgt (Schilling). Zur Weiterbehandlung werden nur einwandfreie Ausstriche ausgewählt, deren Blutschicht nirgends den Glasrand erreicht, weil sonst die Zellen geschädigt werden. Ausstriche mit zu langen und unregelmäßigen Zacken haben fast alle Leukozyten geschädigt in den Ausläufern.

Für den „dicken Tropfen" werden stärkere Tropfen mit dem Objektträger abgenommen und etwa auf 1 cm im Durchmesser und 1½ mm Tiefe ausgebreitet. Die Tropfenpräparate verlangen besonders sorgfältige lange Trocknung. Der Objektträger mit dem ganz trockenen, unfixierten „dicken Tropfen" wird mit Giemsa übergossen, wodurch der Blutfarbstoff spontan austritt. Nach etwa drei Minuten, nachdem sich das Hämoglobin als rote Wolke abgehoben hat, wird neue Farblösung ganz vorsichtig bei schräg geneigter Schale seitlich zugegossen, bis die alte Lösung mit dem Hämoglobin am anderen Ende abfließt, dann wird der Objektträger wieder horizontal gestellt, gut und gleichmäßig mit Farblösung bedeckt und nach weiteren 25 Minuten in gleicher Weise vorsichtig mit Aqua destillata gespült und schließlich senkrecht zum Trocknen aufgestellt. Die Ausstrichpräparate müssen vor der Färbung ganz lufttrocken sein, eventuell können sie nach einiger Zeit (5 bis 10 Minuten) vorsichtig über der Flamme nachgetrocknet werden.

Wir verwenden zur Färbung nahezu ausschließlich die kombinierte May-Grünwald-Giemsa-Färbung nach Pappenheim. Die Präparate werden unfixiert mit May-Grünwald (Methylalkohol, Eosin, Methylenblau) für 3 Minuten bedeckt, dann mit etwa 15 bis 20 Tropfen Aqua destillata auf 1 Minute verdünnt, abgegossen und schließlich für 20 bis 25 Minuten mit verdünntem Giemsa (Eosin, Methylenblau, eosinsaures Methylenblau und Azur in einer Mischung von Methylalkohol und Glyzerin) gefärbt. Die Verdünnung beträgt auf 1 Tropfen der Stammlösung 1 cm³ Aqua destillata. Nach der Färbung wird unter scharfem Strahl mit Aqua destillata abgespült und stehend bzw. zwischen Filtrierpapier getrocknet. Vorbedingung für das Gelingen der Färbung sind, abgesehen von peinlichst gereinigten Objektträgern, ganz reine Mischgefäße und neutrales oder schwach alkalisches destilliertes Wasser. Wenn die Färbungen trotz genauer Befolgung der Vorschrift nicht gelingen, schreite man zur Wasserprobe (Schilling): 5 bis 10 cm³ des destillierten Wassers werden mit einigen Körnchen Hämatoxylin versetzt (Pinzette!). Frühestens nach 1 Minute, spätestens vor 5 Minuten muß eine deutliche schwachviolette Farbe auftreten, sonst ist das Wasser für Giemsa-Färbung unbrauchbar. Tritt die Färbung nach 5 Minuten nicht auf, kann man

durch tropfenweisen Zusatz von Natrium carbonicum 1% zum Gesamt-
vorrat bis zum positiven Ausfall neuer Proben das Wasser brauchbar
machen. Die Farblösungen müssen sofort und dürfen nur einmal verwendet werden. Außer der eben beschriebenen Panchrommethode nach
Pappenheim verwenden wir noch hie und da zur besseren Darstellung
der Granulationen die Triazidfärbung nach Ehrlich und in allen
zweifelhaften Fällen die Oxydasereaktion nach Winkler-Schultze.

Die Technik der Triazidfärbung ist folgende: das Triazid besteht
aus Säurefuchsin, Orange G, Methylgrün und den in der Mischung sich
bildenden und durch den Überschuß von sauren Farbstoffen in Lösung
gehaltenen sulfofuchsinsaurem und orangesaurem Methylgrün. Das
Fläschchen, das diesen Farbstoff enthält, darf nie geschüttelt und der
Inhalt nie filtriert werden. Daher soll man die Farbstofflösung beim
Gebrauche nicht aus der Flasche gießen, sondern dieselbe mit einer nur
zu diesem Zwecke bestimmten Pipette aus dem obersten Teile heraus-
nehmen, ohne daß dabei der Satz am Grunde aufgewirbelt werden darf.
Die Fixierung geschieht entweder durch Hitzefixation im Kupferofen
oder Thermostaten, der innerhalb 10 Minuten auf 120 bis 130° erhitzt
wird, oder chemisch reinem Azeton, in dem der Blutausstrich durch
5 Minuten liegen bleibt, und dann, ohne vorher gewässert worden zu sein,
zwischen Filtrierpapier getrocknet wird. Der so fixierte Ausstrich wird
nun mit der Triazidlösung bedeckt und nach 5 bis 8 Minuten mit Wasser
gründlich abgespült und getrocknet (Jagić und Spengler). Der Vorteil
dieser Färbung ist, wie schon gesagt, die deutliche und distinkte Färbung
der neutrophilen Granula (schmutzig-violett).

Bei Anstellung der Oxydasereaktion nach Winkler-Schultze
kommt der Blutausstrich vorher zur Fixation auf 5 Minuten in 20%
Formol-Alkohol, dann in ein Gemisch von 1% wässeriger Dimethyl-
paraphenylendiaminlösung und einer 1% wässerigen α-Naphtollösung
zu gleichen Teilen. Nach 1 Minute wird er herausgenommen und ganz
kurz mit einer sehr stark verdünnten wässerigen Fuchsinlösung gegen-
gefärbt. Wichtig für den guten Ausfall dieser Reaktion ist die richtige
Herstellung beider Lösungen. Die 1%ige wässerige Dimethylparaphe-
nylendiaminlösung ist nicht lange haltbar und wird am besten immer
frisch zubereitet (geschlossene Phiolen mit 1 g Dimethylparaphenylen-
diamin fertig erhältlich). Die 1%ige α-Naphtollösung wird folgendermaßen hergestellt: 1 g α-Naphtol wird in Hitze in 50 cm³ destillierten
Wassers gelöst, wobei allmählich 50 cm³ einer 1%igen Kalilauge zugesetzt
werden. Nach Abkühlen ist diese Lösung verwendungsbereit. Da der
Farbstoff sehr schnell abbläßt, müssen die Präparate in ganz frischem
Zustand angesehen werden.

Die erste oberflächliche orientierende Blutuntersuchung dient
eigentlich nur zur Befriedigung der Neugierde und hat Einfluß nur auf
das bei den weiteren Untersuchungen zu verwendende Temperament.
Es folgen nun morgens nüchtern, nicht früher als 1 Stunde nach dem
Erwachen, die Zählung der roten und weißen Blutkörperchen, der Blut-

plättchen, die Hämoglobinbestimmung und Bestimmung der Nach-
blutungs- und Gerinnungszeit in üblicher allgemein bekannter Weise.
Das Hauptaugenmerk richtet sich aber immer auf das qualitative Blutbild, das in Form von Hämogrammen durch eine fortlaufende Reihe
von Tagen morgens nüchtern unter vollkommen gleichartigen Bedingungen
aufgestellt wird. Wir verwenden dabei das von Schilling gegebene
Schema und unterscheiden nicht nur segmentierte und unsegmentierte
neutrophile Leukozyten, sondern rubrizieren: B (basophile), Eo (eosinophile), M (Myelozyten), J (Jugendformen), St (stabkernige), S (segmentkernige), Ly (Lymphozyten) und Mo (Monozyten). Die so aufgestellten
Hämogramme werden tabellarisch untereinandergereiht und ergeben
durch ihre kontinuierliche Aufeinanderfolge das erwünschte Reaktionsbild.

Blutbild

Aus dem im allgemeinen Abschnitt Gesagten geht hervor, daß schon
das normale Blutbild eine große Mannigfaltigkeit aufweisen kann, und
zwar deshalb, weil es nicht nur von der anatomischen Beschaffenheit
der Bildungsstätten abhängt, sondern von einer Reihe von Faktoren,
die schon physiologischerweise zu einem steten wechselvollen Reaktionsablauf in den blutbildenden Organen führen. Wenn nun ein bestimmt
gerichtetes Gift in den Körper eindringt oder im Körper gebildet wird,
so wird dieses bestimmt gerichtete Gift bestimmte differentialdiagnostisch
verwertbare Reaktionen auslösen, und zwar an den Organen, an denen
es angreift; greift es an den Blutbildungsstätten an, werden die Faktoren,
die sonst die Reaktionen beherrschen, in den Hintergrund treten, und
das Blutbild wird für dieses Gift charakteristische Symptome aufweisen.
Das ist z. B. bei der Benzolvergiftung oder beim Typhus der Fall. Anders
bei der Sepsis. Die Sepsis ist eine Erkrankung, die zwar von einem irgendwo im Körper gebildeten Herd ausgeht, von dem aus aber konstant oder
periodisch pathogene Keime in die Blutbahn gelangen, den ganzen Körper
mehr oder minder befallen und überall Reaktionen auslösen, die ihrerseits wieder auf dem Weg über die Blutbildungsstätten die Zusammensetzung des Blutes beeinflussen. Wir haben also ähnlich den normalen
Verhältnissen wieder ein Spiel von Faktoren vor uns, das aber hier von
den zur Sepsis führenden Bakterien ausgelöst wird und durch gegen-
seitige Interferenz eine ungeheure Mannigfaltigkeit ergibt. Schon Türk
sagt: „Ich halte es für ausgeschlossen, ein System in die Blutbefunde
bei so ungleichwertigen Krankheitsbildern, wie sie unter dem Namen
Septikämie zusammengefaßt werden, zu bringen,“ und Schottmüller:
„Die Sepsis hat kein einheitliches Blutbild. Art des Erregers, Einwirkung
des Toxins auf die Blutbildungsstätten, metastatische Eiterungen,
Schädigungen der hämatopoetischen Organe und nicht zuletzt die individuelle Disposition lassen die Veränderung im Blutbild nicht auf eine
gemeinsame Formel bringen.“

Aus all dem geht hervor, daß, da die Sepsis eine hohe Komplex-
verbindung aus zum Teil noch ganz unbekannten Einzelgliedern ist,

das Blutbild der Sepsis sich aus Reaktionen zusammensetzt, deren auslösende Momente wir wohl in ihrem Zusammenwirken, nicht aber in ihren Teilerfolgen erkennen können. Ihr Zusammenwirken drückt sich aber in der Inanspruchnahme der Abwehrvorrichtungen des Organismus aus und, da diese eine Funktion der blutbildenden Zellsysteme sind, in der Inanspruchnahme der blutbildenden Organe bzw. in den Reaktionen, die an ihnen ablaufen und in der Zusammensetzung des Blutes manifest werden. Wir sind also wieder wie bei der Besprechung des Allgemeinen darauf gekommen, im Blutbild das Spiegelbild des Reaktionsablaufes in den blutbildenden Organen zu sehen, und werden dies nun im einzelnen verfolgen. Dabei werden wir als Einteilungsprinzip nicht die Art des Sepsiserregers wählen, da ihr Einfluß auf die Blutzusammensetzung bis auf ganz geringe Ausnahmen, unbekannt ist, auch nicht wie H. Lenhartz die Lokalisation des Sepsisherdes, da auch diese unserer Erfahrung nach kein typisches Blutbild macht, sondern wir werden das als Einteilungsprinzip wählen, was aus dem Blutbild selbst zu ersehen ist, nämlich die verschiedenen Grade der Inanspruchnahme der Abwehrvorrichtungen des Organismus, wie sie im klinischen Bilde zum Ausdruck kommen. Wir werden demnach zu unterscheiden haben: das Blutbild der akuten, subakuten und chronischen Form.

Die Umgrenzung solcher Begriffe ist natürlich immer mehr oder weniger willkürlich. Im allgemeinen versteht man unter „akut" plötzlichen Beginn und relativ kurze Dauer, unter „chronisch" einschleichenden Beginn und lange Dauer und die Übergänge unter „subakut" oder „subchronisch". So wollen auch wir mit akuter Sepsis jene Formen bezeichnen, die plötzlich unter den Erscheinungen der Sepsis einsetzen und relativ kurz dauern, mit chronischer Sepsis Fälle mit einschleichendem Beginn und langer Dauer und die Übergangsfälle mit subakuter Sepsis. Aus dem früher Gesagten geht hervor, daß mit diesen Bezeichnungen eigentlich auch schon ein gewisser Reaktionsablauf gemeint ist; denn abgesehen von der Schwere des Infektes, deren Einfluß wir zwar annehmen müssen, aber niemals sehen können, hängt der klinische Verlauf von der jeweiligen Abwehr des Organismus ab, das ist Abwehrbereitschaft, Art und Grad der Abwehrreaktion.

Was sehen wir nun von all dem im Blutbild? Wir sehen vorerst Art und Grad der Abwehrreaktion. Daß wir es dabei auch wirklich mit Abwehrreaktion zu tun haben, geht namentlich aus den Untersuchungen von Louros und Scheyer und Schmechel und Lehfeldt hervor, die an mit Streptokokken infizierten Mäusen zeigen konnten, daß die Veränderungen des Blutbildes mit Veränderungen am r. e. Apparat, dessen Beteiligung an der Abwehr heute schon einwandfrei feststeht, weitgehend parallel gehen. Das Stadium der Infektion spiegelt sich wieder gleichzeitig im histologischen Bild des r. e. Systems und im Blute. Dort, wo es nicht zu einer Linksverschiebung kommt, fehlt jede reaktive Veränderung am r. e. System. Die Art der Abwehrreaktion drückt sich in der Qualität der das Blut zusammensetzenden

Zellen aus, der Grad in der perzentuellen Beteiligung am Gesamtwert. Die Schwere des Infekts können wir im Blutbild nicht sehen, doch müssen wir sie als Erklärungsmöglichkeit sehr häufig heranziehen, und zwar immer dann, wenn trotz nachweislich (siehe später) hoher Reaktionsbereitschaft und ausreichendem Grad und Art der Abwehr der Krankheitsprozeß nicht zum Stillstand kommt. Daß aber, wie Nägeli sagt, eine hohe Leukozytose eigentlich bloß ein Zeichen für schwere Affektion ist, müssen wir mit vielen anderen absolut bestreiten. So hat Schottmüller die Ansicht vertreten, daß hohe Leukozytenzahlen bei einer Sepsis in der Regel auf das Bestehen eines größeren Abszesses, nicht aber auf die septische Infektion als solche zurückzuführen ist, und H. Lenhartz sagt: „Daß die Leukozytenzahl nicht Hand in Hand geht mit der Schwere der Infektion, läßt sich oft und oft beweisen, insbesondere bei Fällen mit miliaren Abszessen, wo die Leukozytose fast nie eine hochgradige oder anhaltende ist usw.". Die Abwehrbereitschaft können wir jedoch im Blutbild sehen; zwar nicht im einzelnen Blutbild, aber in der aus fortlaufenden Blutbildern bestehenden Blutbildtabelle in Form der früher ausführlich beschriebenen periodischen Spontanschwankungen bzw. in ihrer Wiedererweckungsmöglichkeit durch Injektion von Reizstoffen in Fällen, wo sie verloren gegangen zu sein scheinen. Die Bedeutung dieser periodischen Spontanschwankungen und ihre Wiedererweckung als Funktionsprüfung wird noch im einzelnen zu besprechen sein.

Diese im Blutbild sichtbaren Zeichen der Abwehr des Organismus, wie sie sich in den Reaktionen an den blutbildenden Organen ausdrückt, folgen nun im Großen und Ganzen bestimmten Gesetzen, die Schilling in Anlehnung an die Arndt-Schulzschen biologischen Grundgesetze folgendermaßen formulierte: Bei den meisten Infektionsprozessen folgen dem Reiz zuerst die Neutrophilen, dann die Monozyten, zuletzt die Lymphozyten; die Verschiedenheit der infektiösen Blutbilder beruht auf zeitlicher Verschiebung dieser drei Phasen gegeneinander und auf der wechselnden Stärke der Reaktion in den einzelnen Gruppen bzw. dem Auftreten seltenerer Zellformen neben ihnen. Demnach unterscheidet er drei Phasen der Infektionskurve:

1. Neutrophile Kampfphase mit Neutrophilie und stark regenerativer Kernverschiebung, Aneosinophilie, Lympho- und Monopenie.

2. Monozytäre Abwehr- bzw. Überwindungsphase mit absinkender Neutrophilie und Kernverschiebung, wiedererscheinender Eosinophilie, steigender Lymphozyten- und hoher Monozytenzahl.

3. Lymphozytäre Heilphase mit Lymphozytose, Eosinophilie und fehlender Kernverschiebung.

Diese für die akute Infektion aufgestellten Phasen können sich je nach Verlauf der Infektion und Größe der Abwehr gegeneinander und übereinander verschieben, so daß schließlich Blutbilder resultieren, die zwar nicht mehr als typisch erkannt, aber mit Hilfe dieser Dreiphaseneinteilung leichter analysiert werden können.

Das Blutbild der akuten bzw. subakuten Formen der Sepsis
Das rote Blutbild

zeigt bei diesen Formen der Sepsis in den meisten Fällen keine oder nur unwesentliche Veränderungen. Nur in jenen Fällen, bei denen hämolytische Vorgänge im Vordergrund stehen, wie z. B. bei der sogenannten Leukanämie nach Leube und Arneth oder bei der Sepsis putrida, findet man Anämien, die mitunter die höchsten Grade erreichen können. Der Charakter dieser Anämien ist vorwiegend hypochrom, doch kann bei besonders stark herabgesetzter Zahl der roten Blutkörperchen der Färbeindex auch größer als 1 sein. Dabei können wir dann auch alle Zeichen gesteigerter Regeneration finden, wie massenhaft Normoblasten und Erythroblasten, sogar auch Megaloblasten und Anisozytose, Poikilozytose, polychromatische und basophil punktierte Erythrozyten, so daß ein Blutbild entstehen kann, das mitunter dem der Anaemia perniciosa sehr ähnlich werden kann. Differentialdiagnostisch kommt in solchen Fällen nebst den übrigen klinischen Befunden vor allem das weiße Blutbild in Betracht, da wir zum Unterschied von der perniziösen Anämie hier stets Leukozytose und Neutrophilie finden. Im allgemeinen findet man aber, wie gesagt, bei den akuten Formen der Sepsis nur unwesentliche Veränderungen am roten Blutbild, etwa leichte Herabsetzung der Hämoglobinwerte und im Rahmen der allgemein gesteigerten Hämatopoese vereinzelte Erythroblasten und polychromatophile, sowie basophil punktierte Erythrozyten. Die Thrombozyten sind fast nie verändert, und die mitunter auftretenden Hautblutungen sind fast durchwegs auf toxische Veränderungen an den Kapillaren zurückzuführen. Nur jene Fälle, die unter dem Bilde der Panmyelophthise oder Aleukie (Franck) verlaufen, das sind akut septische Erkrankungen mit vorwiegendem Befallensein der gesamten blutbildenden Organe und ihrer Zellsysteme, zeigen natürlich nebst hochgradiger Anämie und Leukopenie auch Thrombopenie bis vollständigen Thrombozytenschwund.

Das weiße Blutbild

Die wichtigsten Blutveränderungen im Verlaufe septischer Erkrankungen, und zwar sowohl akuter wie chronischer, drücken sich im weißen Blutbild aus; deshalb kann auch nur dieses zu diagnostischen bzw. differentialdiagnostischen Erwägungen herangezogen werden. Hier vor allem kommt das Verhältnis zwischen Infektion und Abwehr zum Ausdruck und kennzeichnet sich speziell in der relativen Zusammensetzung der Zellen der verschiedenen Systeme. Die absolute Zahl spielt dabei eine weit geringere Rolle als das qualitative Blutbild und insbesondere als allgemein noch angenommen wird. Die akuten Formen verlaufen zwar meistens mit einer manchmal ganz beträchtlichen Vermehrung der Leukozyten, doch darf aus dem Grad der Leukozytose allein, wenn sie nicht Extreme aufweist, niemals ein Schluß gezogen werden weder auf die Schwere der Infektion noch auf die Reaktions-

fähigkeit der blutbildenden Organe. Wir haben oft schwerste akute
Sepsis mit mäßiger Leukozytose (um 20000) und weit einfachere mit
einem metastatischen Abszeß und hochgradiger Leukozytose (60000
und mehr) gesehen. Auch H. Lenhartz beschreibt Fälle, die im Anfang
der Krankheit bei hochgradigem Fieber und ernstem Allgemeinbefinden
6000 bis 9000 Leukozyten aufwiesen und dann bei Ausbildung einer
Metastase 15000 bis 30000 zeigten. Darum wurde auch oft Leukozytose in ursächlichem Zusammenhang mit Eiterungen gebracht
(Schottmüller, Bingold), was namentlich bei der Perityphlitis zu
bedeutsamer Indikationsstellung führte (Curschmann, J. Schnitzler,
Sonnenburg usw.). Auch wir haben bei Ausbildung eines metastatischen Abszesses im Verlaufe von Erkrankungen fast immer plötzlichen Leukozytenanstieg beobachtet, doch auch oft beträchtliche Leukozytosen gesehen, bei denen sich auch bei der Sektion, wiewohl wir darauf
achteten, keine Eiterungen finden ließen, und auch Nägeli sagt wörtlich: ,,Schwere Entzündungen können ohne jede nennenswerte Eiterbildung zu hoher Leukozytose führen'' und beschreibt einen diesbezüg-
lichen Fall aus eigener Beobachtung. Daher sind von größerer Bedeutung
nur die Extreme in den Leukozytenwerten: Anhaltende hohe Leukozytose bedeutet immer schwere Affektion, während anhaltende ausgesprochene Leukopenie für Insuffizienz der leukopoetischen Organe
spricht. Von noch größerer Bedeutung aber sind die plötzlichen Änderungen der absoluten Zahlen. Jäher Anstieg bedeutet da immer eine
Verschärfung der Situation entweder durch metastatische Eiterungen
oder durch gesteigerte Virulenz oder durch irgendein anderes Moment,
und jäher Absturz kündigt die drohende Erschöpfung an.

In diesem Zusammenhang ist auch zu erwähnen, daß Veränderungen in
den absoluten Leukozytenwerten auch durch den Schüttelfrost zustande
kommen, und zwar während des Schüttelfrostes eine erhebliche Senkung, der
innerhalb der nächsten Stunden nach dem Schüttelfrost eine Steigerung
auf mehr als das Doppelte folgen kann. So beschreibt C. Römer bei
Schottmüller zwei Fälle, von denen der eine 10200, der andere 28900
Leukozyten hatte; im Schüttelfrost hatte der eine 9000, der andere
16300 Leukozyten und nach dem Schüttelfrost der eine 12500 und der
andere 25400. Einem anderen Fall, der 5200 und 4600 Leukozyten
hatte, wurde eine Milliarde abgetöteter Kolibakterien injiziert, es trat
Schüttelfrost auf und 10 Minuten nachher hatte er 5200, dann 3400,
4200, 16000, 26000, nach 3 Stunden 21000, nach 8 Stunden 33700
und erst nach zweimal 24 Stunden nach der Injektion wieder normale
Werte.

Wir konnten in der Leukozytose niemals ein charakteristisches
Zeichen für bestimmte Formen der Sepsis erkennen und fanden hohe
und mittlere Werte bei gleichen Krankheitsbildern. H. Lenhartz,
der sein Material nach der Lokalisation des Sepsisherdes einteilte, fand
bei der thrombophlebitischen Form in 32% ausgesprochene Leukozytose; sinnfällige, fortlaufende oder anhaltende Leukozytosen gehörten
zu den selteneren Vorkommnissen. Im allgemeinen fand er Werte

zwischen 6000 und 10000, also Schwankungen und Zahlengrößen, die noch in die normale physiologische Breite fallen. Bei der lymphangitischen Form sehr häufig Leukozytosen; bei jenen Formen der Sepsis, bei denen sich der Herd in einem Hohlorgan (Uterus, Gallenblase, Nierenbecken) befindet, fehlt eine ausgesprochene Leukozytose; bei der akuten Endokarditis fand er die Zahl der Leukozyten meist normal oder wenig erhöht. Wie schon gesagt, konnten wir die Leukozytose niemals als irgendwie charakteristisch finden und sahen mitunter gleich hohe oder gleich niedere Werte, bei der thrombophlebitischen wie cholangitischen und endokarditischen Form.

Zusammenfassend läßt sich also folgendes sagen: die absolute Zahl der Leukozyten allein gibt einen nur untergeordneten Anhaltspunkt für die Schwere der Infektion und Größe der Abwehr, außer wenn anhaltende extreme Werte vorliegen oder brüske Änderungen auftreten. Die Leukozytose geht nicht parallel mit der Temperatur. Eiterungen bewirken Leukozytose bzw. Leukozytenanstieg, dessen Höhe wesentlich abhängt von Art und Größe des embolischen Infektionsherdes, doch finden sich selbst hohe Leukozytosen ohne jede nachweisbare Eiterung. Im allgemeinen verlaufen die akuten Formen der Sepsis mit einer Vermehrung der Leukozyten, die mitunter eine enorme Höhe erreichen und ein leukämoides Bild ergeben können, aber ebenso auch als Panmyelophthise tief unter der Norm liegende Werte aufweisen können. Der Grad der Leukozytose ist nicht charakteristisch für irgendeine Form der Sepsis und kann nur im Rahmen aller übrigen Veränderungen der Leukozyten des kreisenden Blutes mit Vorteil zur Beurteilung des Krankheitsbildes und Krankheitsstadiums herangezogen werden.

Die einzelnen Leukozytenarten werden nun je nach Schwere der Infektion und Grad der Abwehr bzw. je nach dem Verhältnis dieser beiden zueinander in verschiedener Weise betroffen. Diese Tatsache konnte erst entdeckt, die feineren Vorgänge erst studiert werden, seitdem das Studium des qualitativen Leukozytenbildes begonnen hat und nun in den Vordergrund des Interesses gerückt ist. Die Kenntnis der verschiedenen Inanspruchnahme der einzelnen Leukozytenarten durch den Infekt und im Verlaufe der Infektion hat wesentlich beigetragen zum Verständnis der feineren Vorgänge, die sich zwischen dem Eindringen der Erreger und deren Überwindung durch den Organismus bzw. dessen Unterliegen abspielen, und gilt heute allgemein als unentbehrliches Hilfsmittel für die Diagnose und Prognose aller Infektionskrankheiten vom einfachen Abszeß angefangen. Die verschiedene Beteiligung der einzelnen Zellsysteme an der Infektionsabwehr drückt sich im peripheren Blute dadurch aus, daß die einzelnen Leukozytenarten bei der Zusammensetzung des Blutes perzentuell verschieden vertreten sind, daß einzelne Leukozytenarten vermehrt oder vermindert zu finden sind, schließlich auch ganz fehlen können, daß der gesteigerte Verbrauch einzelner Leukozytenarten die betreffenden Stammsysteme zur Produktion jugendlicher Zellen anregt, daß also jugendliche Zellen einzelner Kategorien im Blute auftreten, und daß schließlich durch übermäßige Inanspruchnahme gewisser Zellsysteme die charakteristischen Merkmale ihrer Abkömmlinge allmählich verlorengehen und zuerst Reizformen auftreten, dann aber Zellen, die ihren Ursprung ganz und gar nicht mehr erkennen lassen und Stammzellen genannt werden müssen. Wir haben (Donath und Kelen) in noch unveröffentlichten Experimenten diese Vorgänge zu imitieren versucht und haben Kaninchen einerseits Trypaflavin, anderseits Scharlachrot wiederholt und in großen Mengen injiziert und infizierten sie nachher mit einer tödlichen Dosis Staphylokokken. Wir machten dies in drei Serien. Die erste bekam nur Trypaflavin, die zweite nur Scharlachrot und die dritte Trypaflavin und Scharlachrot. Mit dieser forcierten Reizung durch Trypaflavin vorwiegend des lymphatischen Systems, durch Scharlachrot vorwiegend des monozytären Systems, durch Trypaflavin und Scharlachrot aller drei Systeme und durch nachfolgende Infektion erhielten wir Blutbilder, die an Mannigfaltigkeit nur mit leukämischen Blutbildern der einzelnen Zellsysteme vergleichbar waren. Das Besondere dabei war aber, daß wir in jeder der drei Serien nach jungen und immer jüngeren Formen schließlich Zellbilder erhielten, die mit den Abkömmlingen des jeweils gereizten Systems nichts mehr gemein hatten und sich durch nichts von den Zellen unterschieden, die wir nach dem gleichen Reizungsvorgang in den anderen Serien erzielten. Es waren besonders große Zellen nach Pappenheim gefärbt, mit weitem blauem, aber nicht tiefblauem, manchmal vakuolisiertem Protoplasma und fein strukturiertem, großem rötlichem Kern. Wir sahen uns bemüßigt, diese Zellen als untereinander identisch und im Sinne Chlopins als gemeinsame undifferenzierte, pluripotente Stammzelle anzusehen. Damit wollen wir keinesfalls unseren trialistischen Standpunkt aufgeben, der beim normalen Erwachsenen drei voneinander vollkommen getrennte und unabhängige Zellsysteme anerkennt, zwischen denen es keinerlei Übergänge gibt. Wir glauben fest daran, doch ebenso fest an die Möglichkeit, durch forcierte Reizung von jedem System aus nach einer großen Reihe immer jüngerer Formen in kontinuierlichen Übergängen schließlich als letzten Ausweg vor der vollkommenen Erschöpfung der Zellbildung zur gemeinsamen Stammzelle gelangen zu können, die uns, durch die abnorme Reizung gleichsam aus der frühesten Vergangenheit hervorgeholt, von dem gemeinsamen Ursprung aller drei Zellsysteme erzählt.

Die neutrophilen Leukozyten. An den im Blute sichtbaren Abwehrvorgängen sind nun in erster Linie die neutrophilen Leukozyten beteiligt. Ihre bei den meisten akuten septischen Prozessen vorkommende Vermehrung bewirkt auch die dabei zu sehende Leukozytose. Die neutrophilen Leukozyten, kurz Neutrophile genannt, nehmen aber noch dadurch eine Sonderstellung innerhalb aller übrigen Leukozyten ein, daß ihr Reifungsprozeß am besten studiert und erkannt wurde. Bis vor nicht allzu langer Zeit wußte man nur von den Myeloblasten, Myelozyten und polymorphkernigen Leukozyten. Dann kam Arneths geniale Entdeckung der feineren Unterschiede in der polymorphkernigen neutrophilen Reihe (von links nach rechts) von den unsegmentierten neutrophilen mit allmählichen Übergängen bis zu den xfach segmentierten neutrophilen Leukozyten. Für den klinischen Gebrauch war die Auszählung der einzelnen Segmente zu kompliziert und zeitraubend, deshalb hat Schilling das Arnethsche Schema der neutrophilen Kernverschiebung vereinfacht und zur Unterscheidung empfohlen nur: Jugendformen, Stabkernige und Segmentkernige. Bei Reizungen des Knochenmarks im Verlaufe von Entzündungen, Infektionskrankheiten und namentlich septischen Prozessen kommt es sehr schnell zu einem Verbrauch der reifen polymorphkernigen neutrophilen Leukozyten (kurz Segmentkernige genannt) und in weiterer Folge zu einer gesteigerten Produktion und Ausschwemmung von jüngeren Formen, nämlich Stabkernigen und Jugendformen. Man nennt diesen Vorgang seit Arneth neutrophile Kernverschiebung oder, weil in Arneths Schema die jugendlichen Zellen links stehen, auch Linksverschiebung des neutrophilen Blutbildes oder auch nur Linksverschiebung. Abgesehen von dieser regenerativen Linksverschiebung, unterscheiden Jagić und Spengler auch noch eine degenerative Linksverschiebung, wenn nämlich durch Zusammenfließen von Kernfragmenten unsegmentierte neutrophile Leukozyten entstehen können, die sich aber durch ihre wie zerfallen erscheinende Kernstruktur von den echten Jugendformen unterscheiden. Manchmal kommt es bei septischen Prozessen, bei akuten seltener als bei chronischen, wenn die Leukopoese bei Erschöpfungszuständen des Knochenmarks gelitten hat, zu einem gehäuften Auftreten von übersegmentierten Zellen; wir sprechen dann von einer Rechtsverschiebung.

Das Kernbild der Neutrophilen ist der Ausdruck für das Verhältnis zwischen Infekt und Reaktionskraft des Knochenmarks und verschafft uns tiefere Einblicke in den Reaktionsmechanismus des Knochenmarks als irgendein anderes Symptom. Mitunter soll es jedoch vorkommen, wie ein von Jagić und Spengler beschriebener Fall beweist, daß im Verlaufe septischer Erkrankungen eine intensive myeloische Reaktion im Knochenmark vor sich geht, ohne daß es zu einer Vermehrung der Leukozyten im Blut und zu einer Ausschwemmung von jugendlichen Leukozyten gekommen wäre. Doch können vereinzelt vorkommende Fälle an der Gesetzmäßigkeit des vorhin Gesagten nichts ändern.

Die Linksverschiebung kann bei akuten septischen Erkrankungen alle Grade annehmen, von dem einfachsten, bei dem nur wenige Stabkernige auftreten, bis zum schwersten, bei dem sogar Myeloblasten gehäuft vorhanden sind. Der gewöhnliche Vorgang ist dabei der, daß keine Art übersprungen wird, daß also zuerst Stabkernige, dann Jugendformen, dann Myelozyten und zuletzt Myeloblasten auftreten. Nur in verhältnismäßig seltenen Fällen kommt es bei anders gearteter Knochenmarksreaktion, die wir als konstitutionell bzw. konditionell bedingte Abart auffassen, zu frühzeitigem Auftreten von Myelozyten und Myeloblasten. Man spricht dann von myeloischer Reaktion oder Myeloblastenleukämie oder akuter Leukämie — wir werden darüber in einem eigenen Kapitel zu sprechen haben. Ebenso infolge anders gearteter

Reaktion, schließlich auch nur durch Übersteigerung derselben Ursache, kann es wieder in seltenen Fällen zu einem unvermittelten Schwund der granulierten Leukozyten kommen und damit zu einem Krankheitsbild, das auch als Morbus sui generis abgetrennt wurde und unter dem Namen Agranulozytose läuft. Auch darüber werden wir gesondert sprechen.

Abgesehen von der Kernverschiebung, die ein Zeichen von Knochenmarksreizung ist, zeigen die Neutrophilen, aber auch die Eosinophilen, wenn auch seltener und weniger deutlich, Veränderungen der Zelle, die für die Knochenmarksschädigung sprechen. Das sind: gequollener, aufgelockerter Kern, trübes, nebliges Protoplasma, tropfige, spärliche Granulation bis Granulaschwund. Wir sprechen in solchen Fällen auch von toxisch geschädigten Zellen und von toxischer Granulation. Dabei kann mitunter auch die Fermentwirkung dieser Zellen verlorengehen und die Oxydasereaktion negativ ausfallen. Nicht gar so selten treffen wir namentlich bei überschießender Knochenmarksreaktion Zellen an, die wir bisher noch nirgends beschrieben gefunden haben. Das sind z. B. Segmentkernige, die alle Kriterien eines segmentierten neutrophilen Leukozyten haben, nur zeigt das Protoplasma einen leicht basophilen Stich, oder Myelozyten mit stark basophilem Protoplasma, oder Zellen mit gemischter Granulation, neutrophile, eosinophile und basophile Granula in einer Zelle usw. Wir haben diese Zellen immer myeloische Reizformen genannt und zur Erklärung ihrer Entstehung die bildliche Vorstellung der überstürzten Entwicklung herangezogen, als ob das Knochenmark, durch den abnormen Reiz zur größten Eile veranlaßt, die Zellen nicht fertigstellen konnte und sie notdürftig mit möglichst viel Wichtigem ausstattet. Jedenfalls gilt das Auftreten dieser Zellen im Verlaufe akut septischer Erkrankungen als prognostisch ungünstiges Zeichen einer abnormen Inanspruchnahme des Knochenmarks.

Zusammenfassend können wir also sagen, daß die Neutrophilen bei akuten septischen Prozessen in erster Linie reagieren, und zwar mit einer Vermehrung und Linksverschiebung. Der Grad der Vermehrung nicht so sehr wie namentlich der der Linksverschiebung hängt von der Schwere der Infektion und von der Abwehr des Knochenmarks ab. Zunehmende Linksverschiebung bedeutet ceteris paribus ebenso Verschlimmerung, wie abnehmende Linksverschiebung Besserung des Zustandes. Ausbleiben jeglicher Linksverschiebung bei schwerem Allgemeinzustand bedeutet immer Versagen der Knochenmarksfunktion. Zeichen besonderen Reizzustandes sind myeloische Reizformen, Zeichen schwerer toxischer Schädigung sind toxisch geschädigte Zellen, toxische Granulation und Oxydaseschwund.

Die eosinophilen Leukozyten spielen bei den akuten septischen Prozessen eine besondere Rolle. Im Anfang der Erkrankung fehlen sie fast immer, nur bei den rheumatischen und endokarditischen Formen fehlen sie selten, ja manchmal treten sie da sogar vermehrt auf. Bei den schwersten Erkrankungen auch der endokarditischen Formen findet

man jedoch immer Aneosinophilie, selbstverständlich auch dort, wo
das gesamte Knochenmark seine Tätigkeit einstellt, also bei der Panmyelophthise. Trotzdem würden wir Aneosinophilie an sich nicht immer
unbedingt als ernstes Symptom bewerten. Absolut ungünstig ist es
nur dann, wenn bei offensichtlicher allgemeiner Knochenmarksreizung
nicht auch Eosinophile erscheinen, oder wenn einmal aufgetretene
Eosinophile wieder verschwinden. Hingegen wird allgemein als günstig
anerkannt und als „Morgenröte der Genesung" angesehen, wenn die
Eosinophilen nach anfänglichem Fehlen wieder erscheinen. In der
Rekonvaleszenz sind sie ja gewöhnlich vermehrt (postinfektiöse
Eosinophilie). Von mancher Seite (Dünger) wird behauptet, daß
hohe Zahl von Eosinophilen eine schwere Affektion ausschließt, von
anderer wieder (H. Lenhartz), daß das Vorhandensein der Eosinophilen
nicht aussagt, daß ein leichter Infekt vorliegt, sondern daß die Kampf-
lage des Körpers eine günstigere ist. Wir wollen diesen Ansichten ent-
gegenhalten, daß das Vorhandensein oder Fehlen der Eosinophilen
nicht von einwandfreier Bedeutung ist; ausschlaggebend ist nur das
Verschwinden, Auftreten oder Wiederauftreten der Eosinophilen im
Verlaufe einer Erkrankung, da ja das Vorhandensein oder Fehlen an
sich auch auf konstitutionell bedingte Momente zurückzuführen sein
kann.

Die Rolle der **basophilen Leukozyten** ist noch ganz ungeklärt. Da
sie schon normalerweise sehr häufig fehlen, vermissen wir sie eigentlich
niemals. Bei schweren Reizzuständen des Knochenmarks treten auch
sie gewöhnlich vermehrt auf, doch kann ihr Vorhandensein oder Fehlen
im allgemeinen für die Beurteilung septischer Prozesse nicht in Betracht
kommen.

Die Lymphozyten. Sie sind im Beginn aller akuten septischen
Erkrankungen vermindert, und zwar um so stärker vermindert, je
schwerer die Infektion ist, so daß der Grad der Lymphopenie mitunter
ein Maßstab sein kann für die Schwere der Infektion. Allerdings ist
auch hier wieder auf konstitutionell bedingte Momente zu achten oder
darauf, ob nicht schon früher aus den im allgemeinen Abschnitt besprochenen Gründen eine verminderte oder vermehrte Lymphozyten-
beteiligung bestanden hat. Dann würden wir natürlich entsprechend
geänderte Verhältnisse zu erwarten haben. Bei Sepsis ohne Eiterherd
finden Schottmüller und Bingold einen intakten lymphatischen
Apparat und H. Lenhartz bei septischer Endokarditis die Lymphozyten
nicht so vermindert wie sonst. Wir können dem nicht beipflichten,
da wir die Lymphozyten unabhängig von der jeweiligen Form der Sepsis
im Anfang der Erkrankung mehr oder minder stark herabgesetzt finden.
H. Lenhartz bezeichnet das Verhältnis der Neutrophilen zu den Lymphozyten als Leukozytenindex, den er normalerweise mit 3,5 festsetzt.
Bei den akuten septischen Erkrankungen mit Ausnahme der septischen
Endokarditis findet er für den Leukozytenindex Werte, die weit höher
sind. Uns erscheint jedoch die Aufstellung eines Leukozytenindex als
Verhältnis der Neutrophilen zu den Lymphozyten nicht sehr glücklich,

da dadurch eine Bindung zwischen diesen beiden Zellsystemen vorgetäuscht wird, die nicht besteht, wenn man auch speziell bei der akuten
Sepsis durch ihr entgegengesetztes Verhalten zu einer solchen Annahme
verleitet werden könnte. Der lymphatische Apparat ist aber weitgehend
unabhängig vom myeloischen, und es ist daher nicht zweckdienlich und
irreführend, von einem gegenseitigen Verhältnis dieser beiden zueinander
zu sprechen und noch dazu dieses mit einem Namen zu belegen. Abgesehen davon, hat die Feststellung dieses Verhältnisses allein keinen
oder zumindest nur einen sehr untergeordneten Wert bei der Beurteilung
des Blutbildes. Wenn es schon einen Index geben muß, dann kommt
doch nur der Kurvenindex Schillings in Betracht, der eben die perzentuelle Beteiligung aller Zellarten berücksichtigt.

Mit der Besserung des Leidens nehmen die Lymphozyten an Zahl
immer mehr zu und können schließlich auch vermehrt ·sein (postinfektiöse Lymphozytose). Dabei darf man sich aber mit der
Bestimmung der perzentuellen Zahlen nicht zufrieden geben; das könnte
mitunter zu den schwerstwiegenden Trugschlüssen Anlaß geben. So
finden wir z. B. sehr häufig bei niedrigen Leukozytenwerten eine geringe
perzentuelle Beteiligung der Neutrophilen und eine hohe (in extremen
Fällen bis 90%ige) der Lymphozyten. Wenn wir da nur die relativen
Zahlen berücksichtigten, würde es zu ganz falschen Schlüssen führen.
Deshalb schlagen auch Jagić und Spengler nachdrücklichst vor,
neben den perzentuellen immer gleich auch die absoluten Zahlenverhält-
nisse zu bestimmen.

Abgesehen von dem zahlenmäßigen Verhalten der Lymphozyten,
können wir an ihnen auch zytologische Veränderungen feststellen,
die Regeneration und Degeneration in ihrem System anzeigen. So
finden wir namentlich im lymphopenischen Stadium in auffallend
vielen Lymphozyten die sogenannten Azurgranula, deshalb so genannt,
weil sie sich mit Azur, einem roten Spaltungsprodukt aus stärker alkalisch
gemachtem Methylenblau, färben. Diese Granula werden allgemein
als Zeichen des Alterns, der Zellabnutzung und Degeneration angesehen.
Bei Reizung des Systems und im Stadium des vermehrten Auftretens
sehen wir Zellen, die unbedingt als jugendlich angesprochen werden
müssen. Es sind dies Zellen mit mehr oder minder lockerem Chromatin-
gerüst, das demnach den Kern auch nicht so dunkel erscheinen läßt
wie unter normalen Umständen, und mit tief basophilem Protoplasma.
Dabei spielt die Größe der Zelle und die Breite des Protoplasmas keine
Rolle. Schon Nägeli weist die Einteilung der Lymphozyten in große
und kleine als in jugendliche und reife entschieden zurück. Neben diesen
jüngeren Formen finden sich dann auch in wechselnder Zahl die Türk-
schen Reizzellen, oder Plasmazellen, unter denen Nägeli die
lymphoblastischen, lymphozytischen und die Radkernplasma-
zellen unterscheidet. Ebenso wie das Knochenmark kann auch der
lymphatische Apparat eine anders geartete Reaktion zeigen und anstatt
mit Lymphopenie, wie wir es bei den akuten septischen Prozessen zu sehen
gewöhnt sind, mit mächtiger Lymphozytose reagieren. Wir sprechen

dann analog zur myeloischen von lymphatischer Reaktion und nehmen dafür eine besondere Konstitution bzw. Kondition als Grundlage an, wenn nicht, wie erst kürzlich Emil Schwarz zeigte, ein besonders gerichteter Infekt vorliegt.

Zusammenfassend können wir demnach sagen, daß die akuten septischen Erkrankungen im allgemeinen mit Lymphopenie einhergehen. Der Grad der Lymphopenie geht parallel zur Schwere der Erkrankung. Dabei finden sich sehr häufig Degenerationszeichen in den Lymphozyten in Form der Azurgranula und besonders dichter dunkler Kerne. Mit der Besserung nehmen die Lymphozyten auch wieder an Zahl zu und können dabei die Norm übersteigen (postinfektiöse Lymphozytose). Dabei Auftreten von jugendlichen Zellen und Reizungsformen. Unter besonderen Umständen können anders geartete Reaktionen in Form der „lymphatischen Reaktion" eintreten.

Die Monozyten. Seitdem die Abstammung der Monozyten vom r. e. Apparat wahrscheinlich gemacht und die große Bedeutung des r. e. Systems als Abwehrorgan gegen die septischen Erreger sichergestellt wurde, wurde den Blutmonozyten bei der Beurteilung septischer Erkrankungen größte Aufmerksamkeit geschenkt. Wir haben gelernt, ihre Vermehrung und Verminderung als bedeutsames Symptom zu werten, weil sie uns einen Einblick verschaffen in den feineren Reaktionsmechanismus des r. e. Systems, und fühlen uns berechtigt, daraus Schlüsse zu ziehen auf die Reaktionskraft des Organismus. Im Blutbild der akuten septischen Prozesse spielen die Monozyten nicht die Rolle, die ihren Wert bei den chronischen ausmacht. Das liegt zum Teil wahrscheinlich daran, daß bei den akut verlaufenden Fällen der erfolgreichen Abwehr nur geringe Chancen gegeben sind, während eine erfolgreichere Abwehr die Infektion zur chronischen gestaltet. Nicht umsonst wird unter akuter Sepsis leider sehr oft eine schnell zum Tode führende verstanden. Wir finden nun dabei eine starke Verminderung der Monozyten, die, wenn sie anhält, ein äußerst ungünstiges Symptom darstellt. Wir haben die Monopenie zu Beginn aller akuten septischen Erkrankungen angetroffen, nur dort nicht, wo ein elektives Befallensein des r. e. Systems angenommen werden durfte (Reschad und Schilling, Fleischmann, Brügel, Schilling, Letterer usw.). Es ist daher unverständlich, wie in neueren Zusammenstellungen stehen kann, daß die Bedeutung der Monozyten im allgemeinen nicht bekannt und ihr Verhalten so wechselnd ist, daß keine sicheren Angaben gemacht werden können. Daß die Vermehrung der Monozyten prognostisch günstig zu werten ist, darin stimmen nahezu alle Autoren überein, und wir sehen auch fast immer vor dem klinischen Manifestwerden der Besserung einen jähen Anstieg der Monozyten mitunter auf sehr hohe Werte. Natürlich müssen auch hier wieder solche Fälle berücksichtigt werden, die von Haus aus eine erhöhte oder herabgesetzte Monozytenzahl haben. Abgesehen vom zahlenmäßigen Verhalten, finden wir auch hier als Zeichen abnormer Reizung des r. e. Systems das Ausgeschwemmtwerden von besonderen retikulären und endotheloiden Elementen, die sich normalerweise im

Blute nicht vorfinden. Sie werden verschiedentlich bezeichnet als Makrophagen, Histiozyten, Endothelzellen; wir sind gewohnt, sie unter dem Namen „monozytäre Reizformen" zusammenzufassen. Daß es schließlich im r. e. System auch zu konstitutionell bzw. konditionell bedingten anders gearteten Reaktionen kommen kann, beweisen die von Reschad und Schilling und anderen Autoren beschriebenen Fälle.

Wenn wir nun nach Besprechung der einzelnen Blutzellarten das Blutbild in seiner Gesamtheit zusammenfassen, so ergibt sich die Berechtigung, von einem Blutbild der akuten Sepsis zu sprechen nur daraus, daß wir die gleichen Reaktionsbilder bei allen Formen der akuten Sepsis unabhängig von ihrer vorwiegenden Lokalisation und Eintrittspforte antreffen können. Im übrigen fehlt aber jede Einheitlichkeit, und die Bilder sind so wechselnd wie die Möglichkeiten des Reaktionsablaufes in den blutbildenden Organen. Daraus ergibt sich die Forderung, das gesamte zur Verfügung stehende Material, das ist absolute Zahl und relative Zusammensetzung aus allen Blutzellarten, zur häufigen und regelmäßigen Untersuchung heranzuziehen und auf Grund der früher eingehendst besprochenen Abwehrmechanismen zu analysieren.

Im einzelnen können wir zusammenfassend folgendes sagen: Anämie findet sich bei den akuten septischen Prozessen selten. Wenn sie vorkommt, ist sie gewöhnlich vom Charakter der hypochromen Anämie und geht mit Leukozytose, Neutrophilie mit Kernverschiebung und Lymphopenie einher. Nur wenn sie als Teilerscheinung eines allgemeinen Erschöpfungs- oder Vergiftungszustandes des Knochenmarks, der Panmyelophthise, vorkommt, ist sie mit Leukopenie, Neutropenie und Thrombopenie vergesellschaftet. Die absolute Zahl der Leukozyten an sich spielt eine nur untergeordnete Rolle, ist aber in Gemeinschaft mit dem Leukozytenbild unentbehrlich, schon weil erst durch sie wirkliche Vermehrungen und Verminderungen der einzelnen Leukozytenarten feststellbar sind. Wir stimmen mit den meisten Autoren darin überein, daß der Grad der Leukozytose an sich, wenn er nicht extreme Werte aufweist, nichts aussagt über die Schwere der Infektion, und können Nägeli nicht beipflichten, wenn er die einzelnen Stadien der Infektion nach der absoluten Leukozytenzahl wie folgt charakterisiert: Leicht: Vorübergehende Leukozytose bis 18000 und 20000, die rasch abfällt bei offenkundiger Besserung aller Symptome; Mittelschwer: Anfänglich starke Leukozytose über 20000, später steigend. Die Reaktion des Knochenmarks ist gut, aber die Infektion schwer. Hier ist sehr oft Eiterung vorhanden. Sehr schwer: Anfänglich für wenige Stunden starke Leukozytose, dann sehr rasch wegen Knochenmarksinsuffizienz Abfall auf ungefähr normale Werte. — Wir sind vielmehr der Ansicht Schillings, daß die bisherige Definition der Leukozytose nach der Zahl (Vermehrung über 10000) heute unhaltbar ist, nachdem der direkte Übergang in Leukopenie durch einfache Übersteigerung der Ursache erwiesen ist, und daß die Vermehrung oder Verminderung der Leukozyten nur ein Symptom ist innerhalb der Gesamtheit aller Veränderungen der Leukozyten des kreisenden Blutes. Der Beweis hiefür läßt sich namentlich bei den Blutbildern der akuten Sepsis auf Schritt und Tritt erbringen. So finden wir bei fast allen akuten septischen Prozessen im Beginn Leukozytose, Neutrophilie mit Linksverschiebung, Lymphopenie, Monopenie und häufig Aneosinophilie = neutrophile Kampfphase der Schillingschen Dreiphaseneinteilung. Dabei ist es für die Schwere der Infektion nicht maßgebend, ob 20000 oder 40000 Leukozyten gezählt wurden; ausschlaggebend ist vielmehr nur im Rahmen des übrigen Leukozytenbildes das Verhältnis der Linksverschiebung zur Leukozytose oder der sogenannte Kernverschiebungsindex, der das Verhältnis der linksverschobenen zu den normalen Neutrophilen in absoluten Zahlen ausdrückt, aber auch immer nur im Rahmen des übrigen Leukozytenbildes. Wir werden es immer als Zeichen starker Verschlimmerung des Zustandes vermerken, wenn ceteris paribus die absolute Leukozytenzahl abnimmt, selbst nur von 40000 auf 20000, und die Linksverschiebung zunimmt, wie wir ja immer als erstes Zeichen drohender Knochenmarksinsuffizienz eine Verminderung der Gesamtzahl der Leukozyten bei zunehmender Linksverschiebung zu sehen bekommen. Ähnlich endet ja nur allzu oft die akute Sepsis, daß nämlich die Linksverschiebung zunimmt, reichlich Jugendformen, Myelozyten und mitunter auch Myeloblasten auftreten, die Lymphozyten und Monozyten stark vermindert bleiben, die Eosinophilen auch im dicken Tropfen nicht zu finden sind und die Gesamtzahl der Leukozyten erschreckend fällt, mitunter bis weit unter die Norm.

Wenn wir von Leukopenie als einem hervorstechenden Symptom bei gewissen Formen oder in gewissen Stadien der akuten Sepsis sprechen, dürfen wir den von Frank unter dem Namen Aleukie zusammengefaßten Symptomenkomplex: Anämie, Leukopenie, Thrombopenie, nicht unerwähnt lassen. Dabei ist die Leukopenie vor allem, manchmal sogar ausschließlich, auf die Verminderung der Neutrophilen zurückzuführen, während Lymphozyten und Monozyten nicht betroffen sind. Ähnlich verhalten sich jene Fälle, deren Knochenmark gleich zu Beginn aus irgendwelchen, vielleicht auch konstitutionell bedingten Gründen dem septischen Infekt nicht gewachsen ist und deshalb unterliegt. Der Verlauf ist der einer schweren akuten foudroyanten Sepsis, nur mit dem Unterschied, daß die Symptome des geschädigten Knochenmarks von allem Anfang an im Vordergrund stehen. Wir finden hochgradige hypochrome Anämie als Folge sowohl der geschädigten Erythropoese als auch des häufigen, schwer stillbaren Nasenblutens. Blutungen treten im übrigen auch aus dem Zahnfleisch und in Form von zahlreichen Petechien und blauen Flecken an der Haut auf. Am Zahnfleisch und an den Schleimhäuten des Mundes, Rachens, Ösophagus, der Blase usw. entstehen sehr bald Veränderungen von ulzerös gangränösem Charakter, die dem Krankheitsbild ein eigenes charakteristisches Gepräge geben, das viele Autoren veranlaßt hat, sie als primär anzusehen und dafür eine spezifische Noxe verantwortlich zu machen. Da wir aber derartigen Schleimhautveränderungen bei allen Formen der Sepsis, die mit Knochenmarksschädigungen einhergehen oder in deren Verlauf Knochenmarksschädigungen auftreten, begegnen, sehen wir keinen hinreichenden Grund dafür, eine spezifische Noxe als auslösendes Moment annehmen zu müssen. Wir werden im übrigen bei Besprechung der Agranulozytose noch darauf zurückkommen. Neben den Zeichen der schweren Anämie findet man im Blutbild noch hochgradige Leukopenie hauptsächlich als Folge der starken Verminderung der Granulozyten, die bis auf spärliche Reste und schließlich auch ganz verschwinden können, und hochgradige Thrombopenie, die auch bis zum vollständigen Fehlen der Thrombozyten fortschreiten kann. Die übrigen Leukozyten, Lymphozyten und Monozyten, können an diesen Vorgängen vollkommen unbeteiligt, Lymphozyten manchmal sogar vermehrt sein; hingegen haben wir eine Vermehrung der Monozyten dabei noch nie gesehen, wiewohl sie von mancher Seite beschrieben wird. Solche Fälle führen gewöhnlich unter den Zeichen zunehmender Knochenmarksinsuffizienz zum Tode.

Vorübergehende Besserungen, wie sie ja im Verlaufe auch schwerster akuter septischer Prozesse mitunter vorkommen, drücken sich immer nur in einem Nachlassen der Linksverschiebung aus; hingegen bedeuten Wiederauftreten der Eosinophilen, Vermehrung der Monozyten und Zurückgehen der Linksverschiebung häufig das erste Zeichen aussichtsreicher Besserung, monozytäre Abwehr- bzw. Überwindungsphase nach Schilling. In diesem Stadium treten wieder die periodischen Spontanschwankungen auf, die bisher wahrscheinlich deshalb ausblieben, weil die unausgesetzte maximale Inanspruchnahme keine auch noch so kurze Erholungspause zuließ. Der monozytären Überwindungsphase folgt dann nach kürzerem oder längerem Intervall die lymphozytäre Heilphase — das letzte Stadium der akuten Infektion in der Schillingschen Dreiphaseneinteilung, vor allem gekennzeichnet durch starke Vermehrung der Lymphozyten. Dieses Stadium entspricht eigentlich schon mehr der Rekonvaleszenz. Weiteres Zurückgehen der Linksverschiebung bis auf normale Verhältnisse, Eosinophilie mitunter mit besonders hohen Werten, leichte Vermehrung der Monozyten bei im übrigen noch übernormalen absoluten Leukozytenzahlen sind die sonstigen Charakteristika des Blutbildes in diesem Stadium. Von da an nähert sich das Blutbild immer mehr und mehr normalen Verhältnissen.

Wenn wir uns nun die Aufgabe stellen — und das ist ja der Sinn und Zweck der Anfertigung von Blutbildern —, aus den eben besprochenen Blutbildern Schlüsse zu ziehen auf den Zustand der Abwehrorgane und auf den möglichen Ausgang der Krankheit selbst, so muß vor allem daran erinnert werden, daß die Untersuchung des Blutes immer nur ein, wenn auch sehr wichtiges, Symptom in der großen Reihe aller Symptome der akuten Sepsis darstellt. Es wäre verfehlt, das Blutbild allein zur Diagnose und Prognose heranzuziehen. Im Rahmen aller übrigen Symptome in der Hand des Klinikers, der über die Laboratoriumsbefunde hinaus den Blick für das Ganze nicht verliert, wird die Untersuchung des Blutes in der früher besprochenen Weise immer wertvolle Dienste leisten.

Diagnose

Wenn wir also zunächst die Zeichen im Blutbild zusammenfassen, die für die Diagnose herangezogen werden können, so muß vor allem anderen die Linksverschiebung der Neutrophilen als wichtigstes Zeichen und bester Gradmesser für die Inanspruchnahme des Knochenmarks durch den septischen Infekt hervorgehoben werden. Erst und nur in Verbindung mit ihr erhält die absolute Gesamtzahl der Leukozyten ihren diagnostischen Wert, ob sie nun vermehrt oder vermindert ist. In den meisten Fällen besteht allerdings eine mehr oder minder hochgradige Leukozytose, die auf die Vermehrung der Neutrophilen zurückzuführen ist. Die Lymphozyten und Monozyten sind fast immer sehr vermindert und die Eosinophilen fehlen gewöhnlich gänzlich. Für das Bestehen einer akuten Sepsis spricht demnach ein Blutbild, das sich charakterisiert aus Leukozytose, Neutrophilie mit Linksverschiebung, Lymphopenie, Monopenie und Aneosinophilie. Was alles nicht gegen akute Sepsis spricht, oder anders gesagt, was alles im Verlaufe der akuten Sepsis auftreten kann, wurde in den früheren Abschnitten ausführlich besprochen. Diagnostisch verwertbar sind immer nur solche Zeichen, die in den meisten Fällen zur Beobachtung gelangen.

Prognose

Wenden wir uns nun den Zeichen im Blutbild zu, die zur Prognose herangezogen werden können. Prognostisch günstig ist vor allem das Nachlassen der Linksverschiebung, und zwar nur dann, wenn nicht auch gleichzeitig die segmentierten Zellen an Zahl abnehmen. Dabei kann man sich mit Nutzen des Kernverschiebungsindex bedienen. Prognostisch günstig ist ferner das Auftreten oder Wiederauftreten der Eosinophilen; dann Vermehrung der Lymphozyten, wenn sich nicht gleichzeitig Zeichen drohender Knochenmarksinsuffizienz bemerkbar machen, und schließlich die Vermehrung der Monozyten. Die Verminderung der Gesamtzahl der Leukozyten ist nur dann günstig, wenn sie mit einem Nachlassen der Linksverschiebung parallel geht und insbesondere dann, wenn sich auch noch andere günstig aufzufassende Zeichen im Blutbild zeigen, z. B. Besserung einer durch den Infekt bestandenen Anämie, Vermehrung der Thrombozyten, Auftreten von Eosinophilen, kurzum kein Anhaltspunkt dafür vorhanden ist, daß das Knochenmark insuffizient wird. Die periodischen Spontanschwankungen kommen bei der Prognose der akuten Sepsis nicht in Betracht, weil sie erst in einem Zeitpunkt sichtbar werden, in dem es bereits andere Zeichen genug gibt, die für eine Besserung des Zustandes sprechen. Prognostisch ungünstig ist es hingegen, wenn bei fortschreitender Linksverschiebung die Gesamtzahl der Leukozyten abnimmt oder wenn sie bei gleichbleibender Linksverschiebung jäh abstürzt. Dann haben wir immer eine drohende Knochenmarksinsuffizienz vor uns. Hand in Hand damit geht dann gewöhnlich eine zunehmende Anämie und Thrombopenie oder auch nur allmähliche Abnahme der Granulozyten. Das Knochenmark wird nämlich nicht immer in allen seinen Teilen gleichmäßig betroffen; bald steht die Schädigung der Erythrozyten, bald die der Granulozyten, bald auch die der Thrombozytopoese im Vordergrund. Ein Zunehmen der Linksverschiebung ist auch dann ungünstig, wenn dabei die Gesamtzahl der Leukozyten größer wird, weil es ein Zeichen für größere Inanspruchnahme des Knochenmarks ist. Jäher Anstieg der Leukozytenzahl bedeutet gewöhnlich Ausbildung eines metastatischen Eiterherdes. Ungünstig ist ferner das Verschwinden oder die Verminderung der Eosinophilen und schließlich eine zunehmende Verminderung der Lymphozyten und Monozyten.

Differentialdiagnose

Die Differentialdiagnose der akuten Sepsis erstreckt sich auf die große Reihe sepsisähnlich verlaufender Erkrankungen unter den akuten Infektionskrankheiten und den exanthematischen Erkrankungen, von denen bei weitem nicht alle erwähnt werden können. Wir wollen hier nur jene hervorheben, für deren Ausschaltung das Blutbild einen Beitrag leisten kann. Das sind der Typhus abdominalis, der Typhus exanthematicus, die akute Miliartuberkulose, die Grippe, die Meningitis cerebrospinalis epidemica und der Scharlach. Die zur Unterscheidung von der akuten Sepsis wertvollen charakteristischen Merkmale im Blutbild des Typhus abdominalis sind: Leukopenie, Neutropenie, progressive Lymphozytose und Monozytose und Aneosinophilie, wobei diese letztere ein so regelmäßiger Befund ist, daß schon eine eosinophile Zelle im Blutausstrich die Diagnose Typhus abdominalis mehr als unwahrscheinlich macht (Jagić und Spengler). Der Typhus exanthematicus zeigt nur vor dem Ausbruch des Exanthems charakteristische Unterschiede gegenüber der akuten Sepsis, nämlich entweder normale oder verminderte Leukozytenzahlen und leicht vermehrte Lymphozyten. Nach Ausbruch des Exanthems ist eine Differentialdiagnose aus dem Blutbild nicht möglich. Im Blutbild der akuten Miliartuberkulose ist differentialdiagnostisch zu verwerten die Leukopenie, Neutropenie mit nur geringer Linksverschiebung und Lymphopenie. Die Grippe geht einher mit Leukopenie, Neutropenie, normaler Lymphozytenzahl und mit meist erhaltenen Eosinophilen (Becher, Brasch, Hesse, Jagić, Levy, Schiffner und Spengler, Spengler). Die Meningitis cerebrospinalis epidemica zeigt zuerst Leukozytose mit normalen Lymphozytenzahlen, dann Leukopenie mit Lymphozytose. Der Scharlach kennzeichnet sich vor allem durch seine hohe Eosinophilie, die auf der Höhe des Fiebers enorme Werte aufweisen kann. Daneben kommen auch noch die absolute bedeutende Vermehrung der Monozyten (Nägeli) und die Döhleschen Einschlüsse (bei Giemsa-Färbung schwach bläuliche kleine Körperchen) in den Neutrophilen differentialdiagnostisch in Betracht.

Das Blutbild der chronischen Formen der Sepsis

Das Blutbild der chronischen Sepsis unterscheidet sich von dem der akuten Sepsis in einigen wesentlichen Punkten. Es liegt wohl im

Wesen der Chronizität einer Erkrankung, daß sich das Kräfteverhältnis zwischen Krankheitserreger und Abwehr des Organismus nicht sehr wesentlich nach der einen oder der anderen Seite verschiebt. Dadurch wird die Inanspruchnahme der mit der Krankheitsabwehr betrauten Zellsysteme weniger intensiv, mehr extensiv und der Krankheitsprozeß in die Länge gezogen. Im Blutbild drückt sich das dann so aus, daß überschießende oder überhaupt stürmische Reaktionen fehlen und stärkere Reaktionen zu den Seltenheiten gehören. Man kann fast von einer Monotonie des Blutbildes als charakteristisch für die chronische Sepsis sprechen, da man immer wieder, wenn man nur in größeren Intervallen untersucht, die gleichen Blutbilder antreffen kann. Aber diese Monotonie ist nur eine scheinbare und ähnlich wie in der Herzpathologie feinere auskultatorische Phänomene nicht zur Geltung kommen, solange Tachykardie besteht, und erst richtig gedeutet werden können, wenn der Herzschlag therapeutisch verlangsamt worden ist, werden auch hier durch die Verlangsamung des Prozesses Einzelheiten manifest, die im schnellen Tempo der akuten Sepsis nicht an die Oberfläche kommen können, die aber zum Verständnis der feineren Vorgänge in den Blutbildungsstätten wesentlich beitragen. Wir meinen hier in erster Linie die schon mehrmals erwähnten periodischen Spontanschwankungen, dann aber die verschiedenen im Blutbild erkennbaren Effekte therapeutischer Maßnahmen. Abgesehen von dem früher Gesagten, unterscheidet sich aber das Blutbild der chronischen Sepsis noch dadurch von dem der akuten, daß die Reaktionen im Knochenmark, soweit sie den leukopoetischen Anteil betreffen, nicht mehr im Vordergrund stehen. Womit das zusammenhängt, läßt sich nicht bestimmt sagen, doch würden wir glauben, daß die Ursache in dem verschiedenen Einsetzen der beiden Krankheitsformen und in der damit verbundenen andersartigen Inanspruchnahme der Abwehrorgane liegt. Das Knochenmark als vorgeschobener Posten ist immer dort in erster Linie und am empfindlichsten betroffen, wo es zu einem plötzlichen Überfall des Körpers mit Krankheitserregern kommt. Da aber die chronische Sepsis nicht plötzlich beginnt, sondern sich allmählich einschleichend entwickelt, hat der Organismus Zeit genug, fast alle zur Verfügung stehenden Abwehrorgane zu mobilisieren, wodurch sich die Reaktionen auf alle beteiligten Zellsysteme mehr oder minder gleichmäßig verteilen. Im einzelnen läßt sich nun folgendes sagen:

Das rote Blutbild

Zum Bilde der chronischen Sepsis gehört eine Anämie, und zwar um so eher und um so ausgesprochener, je länger die Krankheit dauert. Wenn dieser Satz auch im allgemeinen Geltung hat, so finden wir doch Fälle, in denen es schon in einem relativ frühen Stadium zu einer schweren Anämie kommt, und anderseits wieder Fälle, die trotz langer Dauer keine erhebliche Anämie aufweisen. Dafür müssen wir dann besondere konditionelle Momente verantwortlich machen. Die Anämie ist immer eine primäre durch Schädigung der Erythropoese und kann alle Grade vom leichtesten bis zum schwersten aufweisen. Gesteigerte Hämolyse findet sich selten außer bei den durch anaerobe Streptokokken verursachten septischen Erkrankungen; da findet sich dann auch reichlich Urobilinogen im Harn. In der überwiegenden Mehrzahl der Fälle ist die Anämie eine hypochrome mit niedrigen Hämoglobinwerten auch dann, wenn es, wie namentlich bei der Endocarditis lenta, zu den schwersten Graden kommt. Doch gibt es Fälle, bei denen die Schädigungen der Erythropoese solche Grade annimmt, daß Blutbilder entstehen, die der Biermerschen Anämie sehr nahe kommen, ja manchmal so nahe kommen, daß die Differentialdiagnose aus dem Blutbild unmöglich wird. Nach unserer Erfahrung wird jedoch viel zu häufig von einem perniziosaähnlichen Blutbild gesprochen, auch dann nämlich, wenn die Unterscheidung bei einiger Übung ohne weiteres möglich ist. Warum in dem einen Fall die Anämie früher auftritt als in dem anderen Fall, und warum sie in dem einen höhergradig ist als in dem anderen, darüber kann nichts Bestimmtes ausgesagt werden. Wir wollen hier nur ausdrücklich betonen, daß es im allgemeinen mit der Schwere der Infektion nicht in eine Parallele gesetzt werden darf. Damit soll aber nicht gesagt sein, daß eine schwere Anämie kein ernstes Symptom ist, sondern bloß, daß wir auch schwere Infektionen ohne höhergradige Anämie gesehen haben.

Die Erythrozyten waren in allen Fällen von chronischer Sepsis, die wir gesehen haben, vermindert. Die Verminderung muß nicht wesentlich sein, kann aber die höchsten Grade annehmen und bis zu Werten unter 1 000 000 herabsinken, wie ein Fall von Lenhartz mit 642 000 beweist. Dabei zeigen die Erythrozyten gewöhnlich keine Regenerationszeichen oder zumindest seltener als bei den regeneratorischen Anämien, und Poikilozytose und Anisozytose sind die einzigen Veränderungen, die sie aufweisen. Der Hämoglobingehalt ist konstant herabgesetzt und kann mitunter auch besonders niedrige Werte zeigen, wie in dem von Lenhartz beobachteten Fall von 15%. Entsprechend den höheren Graden der Anämie kommen auch regenerative Elemente unter den Erythrozyten zum Vorschein; es können Normoblasten, Erythroblasten, polychromatophile und basophil punktierte Erythrozyten auftreten. Unter besonderen Umständen, wenn nämlich das Knochenmark auf die übergroße Inanspruchnahme in anders gearteter Richtung reagiert, können auch Megalozyten und Megaloblasten ausgeschwemmt werden. Der Färbeindex kann dann auch größer als 1 sein und das Blutbild somit dem der perniziösen Anämie täuschend ähnlich werden. Wir halten diese Reaktion des Knochenmarks in Übereinstimmung mit Jagić und Spengler für eine anders geartete, konstitutionell bzw. konditionell bedingte. Sehr häufig werden aber Blutbilder als perniziosaähnlich bezeichnet, weil Ungeübten die Unterscheidung zwischen den hämoglobinarmen, gequollenen Makrozyten, wie sie bei der Anämie der chronischen Sepsis nicht selten vorkommen, und den für die Biermersche Anämie charakteristischen Megalozyten schwer fällt. Wir empfehlen dann gern das von F. E. Loewy angegebene Verfahren, das darauf beruht, daß über einen in Reserve gehaltenen, gefärbten normalen Blutausstrich das zu untersuchende Blut ausgestrichen und nativ im Mikroskop angesehen wird. Durch dieses Nebeneinander von normalen, gefärbten und fraglichen, ungefärbten Erythrozyten wird die Differentialdiagnose wesentlich. erleichtert.

Die Thrombozyten sind gewöhnlich in normaler Zahl vorhanden. Nur bei hohen Graden von Anämie infolge schwerer Knochenmarksschädigung findet man Thrombopenie und als Folge davon auch eine hämorrhagische Diathese. Nicht selten treten aber Petechien an der Haut ohne Thrombopenie auf, die dann auf infektiös toxische Gefäßschädigungen zurückzuführen sind.

Das weiße Blutbild

Die Gesamtzahl der Leukozyten ist gewöhnlich normal oder leicht erhöht; doch haben wir bei mehreren Fällen gleicher Art bald vermehrte, bald verminderte Leukozytenzahlen gefunden, so daß wir auch hier wie bei der akuten Sepsis aus der Gesamtzahl der Leukozyten allein keine Schlüsse ziehen wollen auf die Schwere der Affektion. Bedeutungsvoller sind auch hier wieder die Veränderungen der Gesamtzahl in einem und demselben Fall. Allmähliche Zunahme der Leukozyten wird gewöhnlich eine empfindliche Komplikation irgendwelcher Art aufdecken, jäher Anstieg mit nahezu absoluter Sicherheit auf die Etablierung eines metastasischen Herdes (in der Mehrzahl der Fälle eines Eiterherdes) hinweisen, wobei Art und Größe des embolischen Infektionsherdes die Höhe des Leukozytenanstieges wesentlich beeinflussen und schließlich jähes Absinken einen drohenden Erschöpfungszustand erkennen lassen.

Bei der allgemeinen Besprechung des Blutbildes der Sepsis haben wir alle jene Momente aufgezählt, die zu einer Änderung der Gesamtzahl der Leukozyten führen, und nachdrücklich darauf hingewiesen, daß solche Veränderungen physiologischen Vorgängen entsprechen und keinerlei pathognomonische Bedeutung haben. Im Blutbild der akuten Sepsis fehlen, wie wir gesehen haben, derartige Schwankungen, weil die große Inanspruchnahme der Abwehrkräfte alle anderen Reaktionen überlagert oder ihren Ablauf bis zur vollständigen Unkenntlichkeit stört. Sie treten erst wieder in einem Stadium auf, in dem die Infektion größtenteils überwunden ist und sich die Reaktionen in den Blutbildungsstätten immer mehr physiologischen Verhältnissen nähern. Bei der chronischen Sepsis nun sind die blutbildenden Organe nicht in dem Maße in Anspruch genommen wie bei der akuten Sepsis, so daß wir bei ihnen Reaktionen ablaufen sehen, die zwar den physiologischen nicht vollkommen gleichen, aber je nach dem Grad ihrer Ähnlichkeit mit ihnen auf eine normale Funktion der Zellsysteme, an denen sie zur Beobachtung gelangen, schließen lassen. So sehen wir bei der chronischen Sepsis Veränderungen der Gesamtleukozytenzahl, die den physiologischen Reizschwankungen entsprechen, wenngleich sie nicht so prompt, nicht in dem Maße und auch nicht so konstant auftreten wie unter normalen

Verhältnissen. In einigen Fällen schien es uns sogar, daß unter Umständen inverse Wirkungen auftreten können, doch konnten wir die Fälle aus äußeren Gründen nicht weiter beobachten, so daß wir nichts Bestimmtes darüber aussagen können. Unter „physiologische Reizschwankungen" verstehen wir die im Abschnitt „Blutbild" besprochenen, nämlich nach Lagewechsel, Ernährungsweise, Verdauung, psychischer Beeinflussung usw. Sie kommen, wie schon angedeutet, immer dann vor, wenn sich der Organismus bereits normalen Verhältnissen nähert, und fehlen dort, wo entweder die Inanspruchnahme der Blutbildungsstätten zu groß ist und nach einer bestimmten Richtung forciert wird, oder dort, wo die Blutbildungsstätten durch eine langdauernde, kontinuierliche, wenn auch nicht hochgradige Inanspruchnahme für physiologische Reize nicht mehr empfänglich sind. Weniger häufig als die physiologischen Reizschwankungen kommen die periodischen Spontanschwankungen in der Gesamtleukozytenzahl zur Geltung, wenn wir von Abweichungen, die innerhalb der Fehlergrenze fallen, absehen. Das ist nur so zu erklären — wenn sie nämlich in der relativen Zusammensetzung aus den einzelnen Blutzellarten deutlich beobachtet werden können —, daß im Laufe der periodischen Spontanschwankungen zufällig eine Teilstrecke getroffen wurde, in der die Verminderung der einen oder mehrerer Zellarten durch die Vermehrung der anderen oder mehrerer Zellarten ausgeglichen wird. So finden wir im folgenden Beispiel an drei aufeinanderfolgenden Tagen immer die gleiche Gesamtleukozytenzahl, während doch die einzelnen Blutzellarten, wie aus der Tabelle ersichtlich ist, große Unterschiede in ihrer relativen Beteiligung aufweisen.

Fall Br.	B	Eo	My	J	St	S	L	Mo
17. XI. zirka 8000	—	1	—	—	5	71	11	12
18. XI. zirka 8000	—	3	—	—	5	50	22	20
19. XI. zirka 8000	—	1	—	—	1	56,5	26	15,5

Diese Tatsache ist nur so zu erklären, daß z. B. die relative Vermehrung der Lymphozyten vom 17. auf den 18. um 11 %, die der Eosinophilen um 2 % und die der Monozyten um 8 % zwar eine absolute ist, aber durch eine ebensolche absolute Verminderung der segmentkernigen vollkommen ausgeglichen wird, so daß die Gesamtzahl unverändert bleibt; am nächsten Tag vollzieht sich dasselbe, nur daß sich alle Zellarten am Ausgleich beteiligen. Daraus ist nur immer wieder zu sehen, wie wichtig es ist, die absolute Zahl der Leukozyten zu bestimmen, um die wirkliche Beteiligung der einzelnen Leukozytenarten zu erkennen, anderseits aber sich nicht mit der Bestimmung der Gesamtleukozytenzahl zu begnügen, sondern immer das ganze Leukozytenbild heranzuziehen.

Wenn im Verlaufe der chronischen Sepsis eine akute Exazerbation mit Schüttelfrösten auftritt, werden wir natürlich die Blutbilder zu sehen bekommen, die wir bei der akuten Sepsis besprochen haben; nur müssen wir zur Beurteilung die durch die lang dauernde Krankheit bedingte Schädigung der blutbildenden Organe heranziehen.

Ebenso wie bei der akuten Sepsis werden auch hier die einzelnen Leukozytenarten je nach der Schwere der Infektion und dem Grade der Abwehr bzw. je nach dem Verhältnis dieser beiden zueinander in verschiedener Weise betroffen. Die verschiedene Beteiligung an der Infektionsabwehr drückt sich im peripheren Blute dadurch aus, daß sich die einzelnen Zellarten in verschiedener Weise an der Blutzusammensetzung beteiligen, daß sie vermehrt oder vermindert zu finden sind oder auch ganz fehlen können, daß jugendliche Zellen der einzelnen Systeme auftreten und schließlich auch Zellen, an denen man den geschädigten Nährboden erkennt, sogenannte Reizzellen. Zum Unterschied von der akuten Sepsis, deren Blutbild ein vorwiegend regeneratives Gepräge hat, weist das Blutbild der chronischen Sepsis sowohl regenerative als auch degenerative Merkmale auf, die sich je nach der Virulenz der Infektion bzw. nach der Dauer der Erkrankung mehr nach der einen oder nach der anderen Seite hin neigen, „sich mehr nach links" oder mehr nach „rechts verschieben". Wenn wir das von Schilling für den akuten Infekt aufgestellte Dreiphasensystem für die chronische Sepsis verwenden wollten, würden wir niemals Blutbilder finden, die in irgendeine der drei Phasen fallen. Das hat seinen Grund darin, daß der akute Infekt eine einfache Kurve darstellt mit ansteigendem und absteigendem Schenkel, während die chronische Infektion mit einer Wellenlinie vergleichbar ist, deren Gipfel und Täler sich nicht weit von der Null-Linie entfernt halten und sehr zahlreich sind, deren Anstiege und Abfälle nur flach verlaufen, und die schließlich sowohl auf dem Wellenberg wie im Wellental Plateaus aufweisen kann, die von sehr langer Dauer sein können. Dieser mit eingestreuten Plateaus reichlich versehenen seichten Wellenlinie entsprechend bewegen sich auch im allgemeinen die Leukozytenkurven. Nähern sie sich mehr dem Wellenberg, werden wir mehr Zeichen finden, die für Kampf sprechen, wie Kernverschiebung, niedrige Eosinophilie usw., daneben aber auch, da der Wellenberg ja nicht hoch ist, Zeichen der Abwehr, wie vermehrte Monozyten und Lymphozyten. Nähern sie sich mehr dem Wellental, werden die Zeichen der Abwehr überwiegen, bilden sie ein Plateau auf dem Wellenberg, so können Zeichen der lymphozytären Heilphase neben Kernverschiebung auftreten, und bilden sie schließlich ein Plateau im Wellental, so kann das Blutbild auch vollständig normal und als Einzelbild diagnostisch und prognostisch wertlos werden.

Für solche Fälle ist nun die Beobachtung der periodischen Spontanschwankungen von großem Nutzen und manchmal der einzige prognostische Behelf. Wir haben schon früher erwähnt, daß wir darunter Schwankungen in der Beteiligung der einzelnen Blutzellarten an der Blutzusammensetzung verstehen, die sich nach bestimmten Gesetzen zu bewegen scheinen, die wahrscheinlich mit Verbrauch, Abnützung und Neubildung, also mit Reparations- und Regenerationsvorgängen in den Blutbildungsstätten, zusammenhängen und vornehmlich unter physiologischen Bedingungen die Zusammensetzung des Blutes beeinflussen, von denen wir aber Bestimmtes und Näheres nicht aussagen können. Wir wissen noch, daß diese periodischen Spontanschwankungen unter gewissen noch näher zu beschreibenden Umständen nicht in Erscheinung treten, und zwar deshalb, weil sie entweder überdeckt werden, aber

latent weiter bestehen, oder weil der Reiz „zur spontanen Reparation"
unterschwellig wird oder nicht beantwortet werden kann, weil eine gewisse
Ermüdung eingetreten ist, oder weil sie schließlich infolge weitgehender
Erschöpfung und Insuffizienz der blutbildenden Organe dauernd verlorengehen. Umstände, die zu einer Überdeckung der periodischen
Spontanschwankungen führen können, haben wir bei der akuten Sepsis
kennengelernt. Sie finden ihre Erklärung in der übergroßen Inanspruchnahme der Blutbildungsstätten in den ersten Stadien der Infektion
und der damit verbundenen unausgesetzten ganz speziellen Einstellung
der Zelltätigkeit. Die periodischen Spontanschwankungen gehen nicht
verloren, sie bestehen latent weiter und können wieder beobachtet werden,
wenn die Infektion wenigstens annähernd abgewehrt ist und die Zellproduktion eine geordnetere, ruhigere wird. Wenn aber die Inanspruchnahme zu weit geht, oder wenn sie zwar weniger intensiv ist, aber dafür
zu lang dauert, dann kann natürlich Erschöpfung der Blutbildungsstätten
eintreten, die den dauernden Verlust der periodischen Spontanschwankungen mit sich bringt. Dann gibt es aber noch Umstände, die zwar auch
zu einem Verschwinden der periodischen Spontanschwankungen führen,
bei denen aber die Schädigung der blutbildenden Organe noch nicht so
weit vorgeschritten ist, daß das Verschwinden der periodischen Spontanschwankungen auf einen dauernden irreparablen Verlust zurückzuführen
wäre. Als Erklärung für diese Zustände kommen die weitgehenden
Schädigungen der Blutbildungsstätten in Betracht, die wir namentlich
bei chronischer Sepsis so häufig sehen und die zur Ermüdung und zu
einem refraktären Verhalten der Blutzellsysteme gegenüber den spontanen,
wahrscheinlich zentral regulierten, periodischen Reizen zur Reparation
und Regeneration führen.

Die Unterscheidung zwischen dauerndem Verlust infolge Erschöpfung
und refraktärem Verhalten infolge Ermüdung gelingt aus der bloßen
Beobachtung auch der Blutbilderreihe allein nicht. In dem einen wie
in dem andern Fall bleibt das Blutbild von Zahlenveränderungen, die
innerhalb der Fehlergrenze liegen, abgesehen, eintönig und reaktionslos.
Wenn man aber solchen Fällen Reizstoffe, wie Trypaflavin und Scharlachrot, parenteral einverleibt, so gelingt es in einem Teil dieser Fälle,
die periodischen Spontanschwankungen für eine kürzere oder längere
Zeit künstlich wieder zu erwecken, Wir hatten Gelegenheit, das in
vielen Fällen zu untersuchen, und haben uns davon überzeugt, daß jene
Fälle, in denen die Wiedererweckung der periodischen Spontanschwankungen durch parenteral einverleibte Reizstoffe gelang, als in ihrer
Abwehrlage günstiger zu bezeichnen waren, als jene Fälle, in denen eine
Wiedererweckung nicht gelang, oder die zwar unmittelbar auf die Reizinjektion einmalig reagierten, dann aber wieder in ihre frühere Monotonie
verfielen. Wir haben also in der Beobachtung der periodischen
Spontanschwankungen ein Mittel in der Hand, den Funk-
tionszustand der blutbildenden Organe zu erkennen. Dort,
wo sie zur Beobachtung gelangen können, werden wir noch keine wesentliche Schädigung der Zellsysteme durch den Infekt annehmen dürfen;

dagegen werden wir schon dort, wo die periodischen Spontanschwankungen erst künstlich hervorgerufen werden müssen, eine ernstere Störung erblicken und dort, wo sie trotz Reizinjektion nicht erscheinen, eine irreversible Schädigung der blutbildenden Organe bzw. derjenigen Zellsysteme, die die periodischen Spontanschwankungen nicht aufweisen, annehmen müssen. Wir haben schon an anderer Stelle erklärt, daß unsere Untersuchungen auf diesem Gebiet noch keineswegs als abgeschlossen zu betrachten sind, und daß wir vorläufig über die Einzelheiten der Periodizität, wie Länge der Periode, Abfall und Anstieg usw., nichts Näheres aussagen können.

Die neutrophilen Leukozyten. Wir haben schon früher erwähnt, daß die neutrophilen Leukozyten bei der chronischen Sepsis nicht jene prominente Rolle spielen, die sie bei der akuten innehaben. Dementsprechend finden wir sie auch nicht in dem Maße mehr in Anspruch genommen als die übrigen Zellarten. Sie sind meist vermehrt, aber nicht wesentlich, bei leichteren Formen nicht selten sogar vermindert. Als Gradmesser für die Schwere der Infektion ist aber auch hier wieder nicht so sehr ihre absolute Zahl als vielmehr der Grad der Linksverschiebung zu betrachten. In schweren Fällen kann diese nun sehr ausgesprochen sein, wenngleich eine Verschiebung bis zu den Myelozyten zu den Seltenheiten gehört; in leichteren Fällen kommt es bisweilen nur zu einer unwesentlichen Vermehrung der Stabkernigen, und es gibt schließlich auch Fälle, in denen die Kernverschiebung auch vollkommen fehlen kann. In den meisten Fällen finden wir aber Blutbilder mit deutlicher Linksverschiebung, die je nach dem Stadium der Infektion (Wellenberg oder Wellental) mehr oder weniger ausgesprochen sein wird. Die Übergänge vollziehen sich gewöhnlich ganz allmählich sowohl nach der linken wie nach der rechten Seite, doch kommen auch jähe Anstiege der Linksverschiebung zur Beobachtung, und zwar entweder wenn eine akute Exazerbation eintritt, oder wenn sich ein embolischer Herd entwickelt hat, wobei auch für den Grad der Linksverschiebung Art und Größe des Herdes von Einfluß sein können. Als Zeichen der Reizung des Knochenmarks sehen wir nicht selten myeloische Reizzellen, wie wir sie bei der akuten Sepsis beschrieben haben, als Zeichen der Schädigung toxisch geschädigte Zellen mit toxischer Granulation. Bei lang dauernden Erkrankungen treten die regenerativen Merkmale gegenüber den degenerativen immer mehr zurück, die Kernverschiebung nimmt allmählich ab, die myeloischen Reizzellen verschwinden aus dem Blut und die toxisch geschädigten, mitunter auch übersegmentierten Zellen vermehren sich. In diesem Stadium verschwinden auch die periodischen Spontanschwankungen, lassen sich aber manchmal noch durch Reizinjektionen wiedererwecken. Wenn sie nicht mehr wiedererweckt werden können, dann ist das Knochenmark erschöpft, zur Abwehr nicht mehr befähigt, und selbst ausgedehnte embolische Herde können weder Leukozytenvermehrung noch Kernverschiebung bewirken. Wir möchten in diesem Zusammenhang erwähnen, daß wir in den Stadien der schwersten Knochenmarksinsuffizienz außerordentlich selten Eiterungen gesehen haben, so daß wir an einen kausalen Zusammenhang zwischen Funktionstüchtigkeit des Knochenmarks und Eiterbildung denken mußten.

Zusammenfassend können wir also sagen, daß in den meisten Fällen chronisch septischer Erkrankungen die neutrophilen Leukozyten nur wenig vermehrt sind, und ihre Kernverschiebung keine hochgradige ist. Der Verlauf ist ein flach wellenförmiger, und dementsprechend finden wir abwechselnd Zustände stärkerer und Zustände schwächerer Reizung. Schwere Fälle verlaufen mit Neutrophilie und starker Linksverschiebung, die aber auch nur selten bis zu den Myelozyten reicht, leichte Fälle nähern sich in ihrem Blutbild der Norm. Die periodischen Spontanschwankungen sind der Ausdruck der Funktionstüchtigkeit, myeloische Reizzellen sprechen für starke Inanspruchnahme und toxisch geschädigte Zellen für Schädigung des Knochenmarks, zu der es auch bei weniger intensiver Inanspruchnahme durch die lange Dauer der chronischen Reizung kommen kann.

Die eosinophilen Leukozyten kommen bei der chronischen Sepsis viel häufiger und zahlreicher vor als bei der akuten. Wir kennen Fälle namentlich endokarditischer und rheumatischer Form, die mit ausgesprochener Eosinophilie einhergingen, ohne daß wir daraus weder auf die Schwere der Infektion noch auf die Abwehrlage des Organismus etwas schließen konnten. Von Bedeutung haben sich auch hier wieder nur ihre Vermehrung bzw. ihr Wiederauftreten oder ihre Verminderung bzw. ihr vollkommenes Verschwinden erwiesen, wobei Vermehrung bzw. Wiederauftreten Besserung, Verminderung bzw. Verschwinden Verschlechterung anzeigen. Periodische Spontanschwankungen konnten mit Sicherheit nicht verfolgt werden, hingegen haben **wir** oft bei lang dauernder Erkrankung als Zeichen der Schädigung toxisch **veränderte** Zellen gesehen mit spärlicher, schlecht färbbarer Granulation.

Die basophilen Leukozyten zeigen auch hier wieder ein ganz uncharakteristisches Verhalten. Vermehrt haben wir sie niemals gefunden, fehlend jedoch sehr häufig. Im Verlaufe der Erkrankung treten keinerlei Veränderungen an ihnen auf, weder was die Zahl noch was die Einzelzelle anbelangt, außer wenn Extreme nach der einen oder der anderen Seite hin das gesamte Knochenmark in Mitleidenschaft ziehen.

Die Lymphozyten zeigen bei den chronischen septischen Erkrankungen ein wechselndes Verhalten. Wenn wir die Wellenlinie wieder als Vergleich heranziehen, so finden wir die Lymphozyten je nach dem Stadium bald vermehrt, bald vermindert, immer oder nahezu immer entgegengesetzt zu den Neutrophilen, also vermehrt im Wellental und vermindert auf dem Wellenberg. Die Vermehrungen und Verminderungen im Verlaufe der Erkrankung beziehen sich auf Zahlenwerte, die für gewisse Formen der chronischen Sepsis als charakteristisch zu bezeichnen sind. Das heißt: Schwere Formen weisen immer je nach ihrem Grad eine mehr oder weniger ausgesprochene Lymphopenie auf, und die den einzelnen Stadien der Erkrankung entsprechenden Vermehrungen und Verminderungen sind nur relativ zu der durchgehenden Lymphopenie aufzufassen. Leichtere Formen zeigen wieder eher durchgehend Lymphozytose, und die Vermehrungen und Verminderungen, die im Verlaufe der Erkrankung den besseren und schlechteren Stadien entsprechen, sind wieder nur auf die Lymphozytose als Grundtypus zu beziehen. Außer dieser Auseinanderhaltung von schweren und leichten Formen, die bei allen Arten chronisch septischer Erkrankungen möglich ist, konnten wir keine Unterschiede im Verhalten der Lymphozyten finden, die für irgendeine besondere Form der chronischen Sepsis irgendwie charakteristisch wären. So finden wir weder bei den rheumatoiden noch bei den endokarditischen Formen immer Lymphozytose, wie das von mancher Seite behauptet wird, sondern bei schweren rheumatoiden und endokarditischen Formen Lymphopenie und bei leichteren Lymphozytose. Auch Hirschfeld meint mit Recht, daß die widersprechenden Angaben darauf zurückzuführen sein dürften, daß diese Krankheit ja sehr verschieden schwer verläuft, und außerdem in den Arbeiten gar keine Rücksicht auf den Einfluß der Behandlung auf das Blutbild genommen worden zu sein scheint.

Der Grad der Lymphozytose kann in leichteren Fällen ein sehr hoher sein und bei normaler Gesamtleukozytenzahl Werte bis 50% und darüber erreichen. Dabei treten jugendliche Zellen und lymphatische Reizformen auf, die aber bei weitem nicht so zahlreich sind, wie wir es bei dieser abundanten Lymphozytose erwarten würden. Die Fälle, die mit Lymphopenie einhergehen, zeigen in den Lymphozyten wieder die schon bei der akuten Sepsis beschriebenen Azurgranula als Zeichen der funktionellen Hemmung der Neubildung im lymphatischen Apparat. Lymphozytose und Lymphopenie sind aber nicht nur die Charakteristika der leichten und schweren Formen, sondern, wenn sie in ein und derselben Erkrankung vorkommen, prognostisch wichtige Zeichen. Wir werden eine allmähliche Zunahme der Lymphozytose ceteris paribus immer als prognostisch günstiges Zeichen auffassen, ebenso wie wir eine allmähliche Abnahme als ungünstig ansehen. Natürlich können wir auch bei der chronischen Sepsis die sogenannte lymphatische Reaktion antreffen, wenngleich viel weniger ausgesprochen als bei der akuten Sepsis, weil ja bei der chronischen Sepsis die Reizintensität im allgemeinen abgeschwächt ist, und die Reaktionen niemals so heftig ablaufen. Die lymphatische Reaktion macht sich dadurch bemerkbar, daß die Neutrophilen, sowohl was die Zahl als auch was die Kernverschiebung anlangt, ganz in den Hintergrund treten und die Reaktionen am lymphatischen Apparat das Blutbild beherrschen. Die hierher gehörigen Lymphozytosen unterscheiden sich von den früher besprochenen, die bei allen leichten Formen vorkommen, noch dadurch, daß bei ihnen reichlich jugendliche Zellen und Reizungsformen auftreten. Diese konstitutionell bzw. konditionell bedingte Abart verlangt natürlich andere Kriterien für ihre Beurteilung als die früher besprochenen. In diesen Fällen wird die Schwere der Affektion nach dem Grad der Reizung des lymphatischen Apparates und nach dem Grad der Beteiligung der übrigen Leukozytenarten, namentlich der Neutrophilen, zu beurteilen sein. Je mehr jugendliche Lymphozyten und Reizungsformen einerseits und je weniger

Neutrophile anderseits, desto schwerer die Affektion, und umgekehrt je weniger jugendliche Lymphozyten und Reizungsformen und je mehr Neutrophile, desto leichter die Affektion; bei beiden natürlich eine bestehende Lymphozytose vorausgesetzt.

Die Feststellung der Lymphozytenzahl allein, natürlich immer auch der absoluten, kann aber trotz Berücksichtigung aller bisher erwähnten Momente dann zu Fehlurteilen führen, wenn die Lymphozyten keine periodischen Spontanschwankungen aufweisen. Wir haben die periodischen Spontanschwankungen an den Lymphozyten bei der chronischen Sepsis nahezu konstant beobachten können, ausgenommen jene Fälle, bei denen die lange Dauer der Erkrankung zu einer schweren allgemeinen Kachexie führte, oder jene schweren Formen, bei denen die bestehende Lymphopenie nicht der Ausdruck der funktionellen Hemmung, sondern einer schweren, dauernden Schädigung des lymphatischen Apparates ist. Namentlich in Fällen letzterer Art ist damit die Prognosenstellung sehr erleichtert. Schließlich muß noch die Beeinflussung der Lymphozyten durch Medikamente erwähnt werden, wodurch Veränderungen auftreten, die ohne Berücksichtigung des ursächlichen Zusammenhangs leicht falsch gedeutet werden können (Donath und Perlstein).

Zusammenfassend läßt sich also sagen, daß, abgesehen von anders gearteten, konstitutionell bedingten Reaktionen und solchen Reaktionen, die Lebensweise, Ernährung, Alter usw. zur Vorbedingung haben, die Lymphozyten bei schweren Formen chronischer Sepsis vermindert, bei leichteren Formen vermehrt sind, daß im allgemeinen der Grad der Lymphopenie mit der Schwere und der Grad der Lymphozytose mit der Leichtigkeit der Affektion parallel geht, und daß in einem und demselben Fall Vermehrung der Lymphozyten Besserung und Verminderung der Lymphozyten Verschlechterung bedeutet. Als Ausdruck der Reizung des lymphatischen Apparates treten jugendliche Zellen und Reizformen auf, deren Zahl für die Beurteilung des Grades der Reizung bedeutungsvoll ist, als Ausdruck der Schädigung degenerative Stigmen, wie Azurgranula, besonders pyknotischer Kern usw. Die periodischen Spontanschwankungen lassen sich so lange beobachten, solange ein funktionstüchtiger, lymphatischer Apparat besteht.

Die Monozyten. Wir haben schon bei der Besprechung der akuten Sepsis auf die große Bedeutung des r. e. Systems im Abwehrkampf des Organismus gegen Infektionen hingewiesen, was übrigens auch in anderen Kapiteln hinlänglich erörtert wird. Hier interessiert uns nur, inwieweit Reaktionen, die sich am r. e. Apparat abspielen, im Blutbild kenntlich werden oder umgekehrt, inwieweit wir aus dem Blutbild auf Veränderungen im r. e. Apparat schließen dürfen. Untersuchungen der letzten Zeit haben nun die Abstammung der im Blute auffindbaren Monozyten vom Retikuloendothel wahrscheinlich gemacht, Aschoff und Kiyono gelang der Nachweis für einen Teil der Blutmonozyten, und die experimentellen Arbeiten von Niessen, Dieckmann, Simpson, Schittenhelm und Erhardt usw. führten zu dem Ergebnis, daß unter dem Einfluß zahlreicher kolloider Substanzen eine intensive zelluläre Reaktion vor sich geht, an der das r. e. System eine große Beteiligung hat. Als Folge davon treten mehr oder weniger massenhaft gespeicherte histiozytäre Elemente in das Blut über, die dann als gespeicherte Monozyten im peripheren Blut neben ungespeicherten Monozyten zu finden sind. Die ungespeicherten Monozyten zeigen genau den gleichen Charakter und die gleichen Eigenschaften wie die gespeicherten. Noch schöner und eindrucksvoller sind die Verhältnisse am sensibilisierten Organismus, wie sie von Domagk, Öller sowie Erhardt und Schittenhelm studiert wurden. Dabei kommt es zu einer gesteigerten Funktion des r. e. Apparates und zu einer massenhaften Ausschwemmung von Monozyten und Endothelzellen, welch letztere nach Domagk sogar die Möglichkeit besitzen sollen, Blutzellen zu bilden. Im übrigen weist auch F. Herzog auf die Rolle der Gefäßwandzellen bei der Bildung von Blutzellen hin. Was die Beziehungen der Endothelzellen zu den Monozyten bzw. zu dem r. e. Apparat anlangt, kann nichts Sicheres gesagt werden. Aschoff rechnet sie nicht zu dem r. e. System, wenngleich auch er ihre Speicherungsfähigkeit, allerdings nur bei besonders hochgetriebener Färbung, zugibt. Die Gleichartigkeit ihrer Funktion mit der der Retikuloendothelien geht aber einerseits aus den früher zitierten Versuchen am sensibilisierten Organismus hervor, dann, was ihre Blutbildungsmöglichkeit anlangt, aus den Arbeiten von Marchand, Herzog, Domagk usw., was ihre Bedeutung als phagozytierende Zellen im Abwehrkampf gegen Infektionen anlangt, aus den Arbeiten von Kuczynski, Domagk und schließlich namentlich von Öller hervor, der für das wichtigste Moment die Haftung der in der Blutbahn kreisenden Krankheitserreger in den Gefäßwandzellen bezeichnet. Die in vielen Beziehungen nachgewiesene gleichartige Funktion der Endothelien und der von Aschoff so benannten „eigentlichen Retikuloendothelien" scheint uns eine genetische Verwandtschaft zwischen diesen beiden Zellarten sehr wahrscheinlich zu machen und erlaubt uns nicht nur, wie es Aschoff tut, die Histiozyten und Splenozyten, sondern auch die Gefäßwandzellen zumindest zum „erweiterten r. e. System" zu rechnen und in ihnen eine Reserve zu erblicken, die bei großer Inanspruchnahme herangezogen wird. Damit stimmen auch unsere und andere klinische Beobachtungen überein.

Wir können also zusammenfassend sagen, daß die im Blute unter normalen und pathologischen Bedingungen sichtbaren Monozyten und Endothelien wahrscheinlich Abkömmlinge des engeren oder erweiterten r. e. Systems sind (Schilling, Schittenhelm, Wollenberg, Holler, Kohn usw.), daß sie bei Reizzuständen dieses Systems vermehrt und verändert im Blute auftreten, daß sich demnach Veränderungen, die an diesem System vor sich gehen, an den Monozyten oder Endothelien des strömenden Blutes kenntlich machen, und daß wir endlich aus dem verschiedenen Verhalten der Monozyten und Endothelien auf die verschiedenen Reaktionen am r. e. Apparat schließen dürfen.

Bei der chronischen Sepsis können wir nun entsprechend den verschiedenen Formen, unter denen sie auftritt, und entsprechend den schon mehrfach erwähnten Stadien im Verlaufe einer und derselben Form nicht von einer Einheitlichkeit im Verhalten der Monozyten sprechen. Für das Verhalten der Monozyten ist einzig und allein maßgebend die Beteiligung des r. e. Apparates an der Infektionsabwehr. Der Grad dieser Beteiligung hängt aber von verschiedenen Faktoren ab, von denen die konstitutionellen, wie Schittenhelm betont, viel zu wenig Berücksichtigung finden. Im allgemeinen kann man sagen, daß der Grad der Abwehr mit den zellulären Reaktionen parallel geht. Damit ist bewußt nichts über den Grad der Infektion bzw. Affektion ausgesagt, so daß wir aus dem Verhalten der Monozyten eigentlich nur über den Grad der Abwehr etwas sagen können. Wenn man z. B. in einem Fall eine Verminderung der Monozyten findet, so darf man daraus nicht auf eine schwächere Affektion schließen, sondern nur auf geringere Reaktionen am Retikuloendothel und ebenso aus einer Monozytose nur auf stärkere Reaktionen dortselbst, da ja z. B. geringe zelluläre Reaktionen ebensowohl vorkommen, wenn sie zur Beseitigung der eingedrungenen Bakterien und Toxine genügen, wie auch dann, wenn sie zwar ganz und gar nicht genügen, aber nicht gesteigert werden können, weil ihr Zellsystem entweder durch die Infektionserreger selbst oder durch schon früher bestandene Schädigungen insuffizient geworden ist. Solche Beobachtungen, bei denen die Schwere des klinischen Verlaufes durchaus im Gegensatz steht zu den pathologisch-anatomischen Veränderungen, werden vielfach gemacht (Schittenhelm), und können namentlich bei allen schweren Formen der chronischen Sepsis immer wieder angestellt werden.

Wenn wir wieder zwei mehr oder weniger charakteristische Formen auseinanderhalten wollen, so finden wir bei den schwereren stets eine Monopenie, die erst nachläßt, wenn eine Besserung des Zustandes eintritt. In diesem Fehlen ausgiebiger zellulärer Reaktionen sieht Öller mit Recht den Grund für den ungünstigen Verlauf. In den leichteren Fällen kommt es zu einer intensiven zellulären Reaktion mit allen ihren Vorteilen für die Abwehr (Schittenhelm) und dementsprechend zu einer starken Monozytose im Blutbild. Zwischen diesen beiden extremen Formen gibt es natürlich fließende Übergänge, die entsprechend zu beurteilen sind. Monopenie bei schweren Fällen und Monozytose bei leichten Fällen können alle Grade erreichen, wobei Zellen auftreten, die im normalen Blute nicht oder nur ganz selten zu finden sind. So findet man bei hochgradiger Monopenie vielfach Zellen, die sich durch einen besonders festgefügten Kern, auffallend helles Protoplasma und deutlichere Granulation (Monozytengranulation nach Nägeli) von den normalen Monozyten unterscheiden. Wir haben diese Zellen immer analog zu den übersegmentierten Neutrophilen als rechtsverschobene aufgefaßt. Bei hochgradiger Monozytose hingegen treten ausgesprochen junge Zellen auf, mit sehr viel feinerer Chromatinstruktur und Nukleolen und einem dünkleren Protoplasma, in dem die Granulation weniger gut darstellbar ist, manchmal sogar fehlt. In noch ausgesprocheneren Fällen treten dann auch Endothelzellen, nicht selten gespeicherte endotheloide Zellen und schließlich Stammzellen auf, wie wir sie nur bei forcierter Reizung im Experiment zu sehen gewohnt sind. Die einzelnen Stadien im Verlaufe einer und derselben Krankheitsform, wie Besserung und Verschlechterung, drücken sich in einer zum Grundtypus relativen Vermehrung und Verminderung der Monozyten aus.

Außer diesen bisher beschriebenen durchschnittlichen Verlaufstypen gibt es Krankheitsformen, denen eine gewisse Spezifität für das Retikuloendothel oder die Gefäßwandzellen zugesprochen wird. So liegt eine große Anzahl von Beobachtungen vor, die bei septischer Endokarditis über Auftreten von Endothelzellen und mehr oder weniger hochgradige Monozytose berichten. Schilling beschreibt solche Fälle von Endocarditis ulcerosa bei allgemeiner Sepsis, bei denen massenhaft atypische Monozyten auftraten und sich histologisch eine mächtige Proliferation des endotheloiden Gewebes nachweisen ließ. Seyderhelm publiziert einen Fall von Endocarditis ulcerosa mit bis 159000 Leukozyten und bis 12% großen Makrophagen bzw. endotheloiden Zellen und gibt der Vermutung Ausdruck, daß diese Zellen, da sie vorwiegend bei Endokarditis gefunden werden, möglicherweise durch Zellproliferation am Endokard entstanden sein können. Über ähnliche Fälle berichten dann noch Hess, Bittorf, Wodtke, Kaznelson usw. Auch wir haben bei schweren endokarditischen Formen Endothelien und endotheloide Zellen im Blut gefunden, doch müssen wir in Übereinstimmung mit Schittenhelm feststellen, daß es sich dabei keineswegs um einen regelmäßigen Befund handelt. Daß überdies Endothelien auch bei anderen schweren septischen Prozessen im Blute vorkommen können, haben wir schon früher erwähnt, so daß wir vorläufig keinen hinreichenden Grund sehen, eine spezifische Reaktion bei dieser Krankheit anzunehmen.

Wir haben schon früher darauf hingewiesen, daß dem konstitutionellen Faktor bei der Beurteilung mesenchymaler Vorgänge zu wenig Rechnung getragen wird. Wenn Huek von einer schlaffen und straffen Konstitution spricht, die auf einer schlafferen und strafferen Beschaffenheit des Mesenchyms beruht, so sind darunter Konstitutionstypen zu verstehen, die auf dieselben Reize verschieden reagieren. In diesem Sinne sprechen vielleicht die Reaktionsabarten am Retikuloendothel, wie sie von Reschad und Schilling, Fleischmann, Hirschfeld, Bingel, Ewald, Goldschmid und Isaac, Letterer als Systemerkrankungen bald des retikulären Anteils, bald des endothelialen Anteils, bald beider Anteile zusammen beschrieben wurden. Leider wissen wir heute noch viel zu wenig Sicheres über die mesenchymalen Konstitutionstypen, um aus ihnen für die Beurteilung mesenchymaler Reizerscheinungen im Blutbild praktischen Nutzen ziehen zu können. Wir müssen aber jedenfalls darauf bedacht sein und in Fällen, die von Haus aus eine monozytäre Einstellung aufweisen, diese bei der Beurteilung pathologischer Monozytenveränderungen mit berücksichtigen.

Bei der Beurteilung namentlich der extremen Grade von Monopenie und Monozytose, wie sie bei schweren Lähmungs- und Reizzuständen vorkommen, hat sich auch wieder die Beobachtung der periodischen

Spontanschwankungen bestens bewährt. Solange sie beobachtet werden konnten, durften wir mit einer Regenerations- bzw. Reparationsmöglichkeit rechnen; wenn sie erst nach Reizinjektionen auftraten, mußte die Hoffnung noch nicht aufgegeben werden; wenn sie aber auch dann nicht zur Beobachtung gelangen konnten, durfte der Zustand mit Recht als infaust angesehen werden, Das vollständige, auch durch Reizinjektionen nicht wieder zu erweckende Darniederliegen der periodischen Spontanschwankungen konnten wir aber nicht nur bei extremer Monopenie und Monozytose beobachten, sondern auch bei mittleren Monozytenzahlen, aus denen man gewiß nie auf eine so schwere Schädigung des r. e. Apparates geschlossen hätte, und zwar immer dann, wenn es durch eine langdauernde, wenn auch nicht sehr intensive Erkrankung zu einer schweren Ermüdung und Erschlaffung des Abwehrmechanismus gekommen ist. Schließlich darf nicht unerwähnt bleiben, daß eine Reihe von Medikamenten, die namentlich in jüngster Zeit bei der chronischen Sepsis verabreicht werden, einen beträchtlichen Einfluß auf die Blutzusammensetzung haben und bei der Beurteilung der Monozyten immer berücksichtigt werden müssen. Donath und Perlstein haben die Wirkung von Salvarsan, Trypaflavin und Scharlachrot daraufhin untersucht und stets eine mitunter beträchtliche Monozytenvermehrung gefunden.

Wir können also zusammenfassend sagen: Das Verhalten der Monozyten im strömenden Blut ist der Ausdruck für die Reaktionsvorgänge am engeren und weiteren Retikuloendothel. Schwere Formen der chronischen Sepsis verlaufen mit Monopenie, die mitunter sehr hochgradig sein kann und als Zeichen der funktionellen oder anatomischen Schädigung des Zellsystems überreife, alternde Zellen aufweisen kann. Leichtere Formen zeigen Monozytose, die auch wieder sehr hochgradig sein und als Zeichen besonderer Inanspruchnahme ihres Zellsystems monozytäre Reizformen (Übergangsformen, große Makrophagen, endotheloide Zellen, Endothelien usw.) aufweisen kann. Vermehrung der Monozyten bedeutet immer Steigerung der Abwehr im Retikuloendothel, Verminderung das Gegenteil. Diese allgemeinen Leitsätze gelten unabhängig von der vorwiegenden Lokalisation der Erkrankung. Spezifisch ausgelöste Reaktionen konnten vorläufig noch nicht mit Sicherheit festgestellt werden, hingegen gibt es eine große Reihe von Fällen, die die Möglichkeit einer konstitutionellen bzw. konditionell bedingten Abart des gewöhnlichen Reaktionsablaufes beweisen. Die Beobachtung der periodischen Spontanschwankungen kann auch hier wieder zur Prüfung der Regenerations- bzw. Reparationsfähigkeit des Zellsystems mit Vorteil verwendet werden. Bei der Beurteilung von pathologischen Veränderungen der Monozyten müssen alle jene Faktoren, die zu einer besonderen, abnormen Einstellung des Systems führen, und namentlich medikamentöse Einflüsse berücksichtigt werden.

Die verschiedenen Kombinationen aus den eben besprochenen Veränderungen der einzelnen Blutzellarten ergeben die Uneinheitlichkeit des Gesamtbildes bei den chronisch septischen Erkrankungen. Trotzdem lassen sich aber gewisse Hauptrichtlinien im Zusammenwirken der einzelnen Zellreaktionen erkennen, die eine Beurteilung der jeweiligen Abwehrlage des Organismus ermöglichen. Die Zustandsbilder chronischer Infektionen lassen sich nämlich bis zu einem gewissen Grad aus der von Schilling für den akuten Infekt gegebenen Dreiphaseneinteilung ableiten. Während beim akuten Infekt die einzelnen Phasen, neutrophile Kampfphase, monozytäre Abwehr- bzw. Überwindungsphase und lymphozytäre Heilphase nach kürzerem oder längerem Bestehen einander ablösen, werden die Zustände chronischer Infektion dadurch charakterisiert, daß die einzelnen Phasen in verschiedenen Kombinationen nebeneinander bestehen bleiben. Die Beurteilung hat dann einerseits die Art der Zusammensetzung aus den einzelnen Phasen, den Kombinationstypus, und anderseits den Grad der Beteiligung der einzelnen Phasen an dem Gesamtbild zu berücksichtigen. Darnach können folgende Typen von Blutbildern unterschieden werden: Neutrophilie mit hoher Kernverschiebung, Lymphopenie, Monopenie und fehlende oder wenig Eosinophile bedeutet schwere Infektion bei ungenügender Abwehr. Wenn statt der Monopenie eine Monozytose zu finden ist, dann besteht das Nebeneinander von neutrophiler Kampfphase und monozytärer Abwehrphase, was eine schwere Infektion, aber mit guter Abwehr darstellt. Tritt die Neutrophilie bzw. die Kernverschiebung immer mehr gegenüber der zunehmenden Lymphozytose und Monozytose in den Hintergrund, so entsteht allmählich das Nebeneinander von monozytärer Abwehrphase und lymphozytärer Heilphase, somit ein Zustand erfolgreicher Abwehr. Zu diesen typischen Grundformeln, die in ihrer Reinheit ja nur sehr selten angetroffen werden, tritt dann noch eine große Reihe von komplizierenden Einzelheiten hinzu, die sie häufig nur schwer erkennen lassen. So haben wir schon früher erwähnt, daß eine Anämie zum chronischen Bilde der Sepsis gehört, und zwar im allgemeinen eine um so höhergradige, je länger die Erkrankung dauert. Hand in Hand mit der zunehmenden Anämie geht dann auch gewöhnlich als Folge der durch die lange Dauer der Erkrankung zunehmenden Erschöpfung ein Nachlassen der Reaktionsintensität bei sämtlichen blutbildenden Systemen. Diese Erschöpfung drückt sich, abgesehen vom vollkommenen Verschwinden der periodischen Spontanschwankungen, in dem völligen Fehlen von Reizerscheinungen, wie Linksverschiebung oder auch nur Vermehrung der einzelnen Zellgattungen, aus. Man kann dann wirklich von einem vollkommen aplastischen Blutbild sprechen. Zwischen diesem Stadium und dem hyperregenerativen, das sich natürlich auch erschöpfen kann, das aber bei der chronischen Sepsis nur als Folge akuter Exazerbation zustande kommt, liegt eine unabsehbare Reihe von Möglichkeiten, die hier nur in den allergröbsten Umrissen und Grundzügen angedeutet werden können. Sie beruhen der Hauptsache nach auf dem verschiedenen Grad der Beteiligung der einzelnen Zellgattungen an der jeweiligen Phasenkombination. Wenn wir z. B. eine Kombination aus neutrophiler Kampf- und monozytärer Abwehrphase vor uns haben, so ist leicht einzusehen, daß sich das Bild wesentlich ändern kann durch eine verschiedene Beteiligung der Neutrophilen, durch verschiedengradige

Linksverschiebung, durch eine verschiedene Beteiligung der Monozyten und schließlich auch dadurch, daß Eosinophile verschwinden oder hinzutreten können. Dasselbe gilt natürlich auch für die anderen der früher angeführten Kombinationen.

Wir können also das bisher Gesagte dahin zusammenfassen, daß die früher angeführten Kombinationstypen das Blutbild der chronischen Sepsis in ihren Haupterscheinungsformen mehr oder weniger charakterisieren. Die große Variationsbreite der Blutbilder im Verlaufe einer und derselben Form ergibt sich aber aus der verschiedengradigen Beteiligung der einzelnen Blutzellarten an der jeweiligen Kombination und aus der bestehenden Anämie.

Diagnose

Für die Diagnose der chronischen Sepsis können aus dem Blutbild eine Reihe von Anhaltspunkten gewonnen werden, von denen zwar jeder für sich wertlos ist, die aber zusammengenommen einen bedeutsamen Beitrag liefern können. Da ist vor allem die Anämie zu nennen, die namentlich bei länger dauernden Erkrankungen unfehlbar zu finden ist und mitunter sehr hochgradig sein kann. Sie ist in den meisten Fällen hypochrom, nur in ganz seltenen dem Blutbild der Anaemia perniciosa sehr ähnlich. Neben der Anämie ist noch von besonderer Wichtigkeit die Linksverschiebung der Neutrophilen und überhaupt alle jene Zeichen, die für Reizzustände der blutbildenden Organe als Ausdruck für ihre Infektionsabwehr sprechen. Das gilt insbesondere auch für das Verhalten der Monozyten, wenn nämlich unter ihnen monozytäre Reizformen zu finden sind. Die Eosinophilen haben diagnostisch nur insoferne eine Bedeutung, als sie bei rheumatischen und endokarditischen Formen häufig vermehrt gefunden wurden. Da in der Literatur sehr oft vom Wert der großen Makrophagen und Endothelzellen für die Diagnose der Endocarditis lenta gesprochen wird, dürfen wir es hier nicht unerwähnt lassen. Im übrigen werden die Blutbilder dann für die Diagnose der chronischen Sepsis Bedeutung haben, wenn sie sich unschwer in eine der früher erwähnten Kombinationstypen einreihen lassen.

Prognose

Die Prognose bei der chronischen Sepsis ergibt sich aus der Erkennung des Reaktionszustandes bzw. der Reaktionsfähigkeit der blutbildenden Organe. Der Reaktionszustand gibt sich in der Art und in dem Grad der Zellproduktion, die Reaktionsfähigkeit in den periodischen Spontanschwankungen und in der medikamentösen Beeinflussung zu erkennen. Für einen guten Reaktionszustand spricht es immer, wenn die Zellproduktion eine rege ist; für einen schlechten, wenn die Produktion der Anforderung nicht nachkommen kann, und entweder unreife Zellen ausgesendet werden oder aber bei fortschreitender Inanspruchnahme die Zellproduktion allmählich eingestellt wird. Für eine gute Reaktionsfähigkeit der blutbildenden Organe sprechen der kontinuierliche Ablauf der periodischen Spontanschwankungen und eine deutlich sichtbare Reaktion auf bestimmt gerichtete Reizstoffe, wie Proteinkörper, Salvarsan, Trypaflavin, Scharlachrot usw.; für eine schlechte Reaktionsfähigkeit sprechen das Sistieren der periodischen Spontanschwankungen und unausgiebige Reaktionen auf Reizstoffe; für das Fehlen jeglicher Reaktionsfähigkeit spricht endlich der Umstand, daß die periodischen Spontanschwankungen auch durch Reizstoffinjektionen nicht mehr erweckt werden können, und daß überhaupt keinerlei Reaktion mehr auf Reizstoff hin auftritt. Für das Blutbild können die prognostisch wertvollen Zeichen folgendermaßen zusammengefaßt werden:

Günstig ist das Nachlassen der Linksverschiebung bei gleichbleibender oder nur allmählich abnehmender Zahl der Neutrophilen; die Vermehrung oder das Wiederauftreten der Eosinophilen; die Vermehrung der Lympho- und Monozyten ohne gleichzeitiges Auftreten oder Vermehrung von Reizzellen lymphatischen oder monozytären Ursprunges; kontinuierlicher Ablauf der periodischen Spontanschwankungen, das Zurückgehen der Anämie.

Ungünstig ist die Steigerung der Linksverschiebung namentlich bei Verringerung der Neutrophilen, Abnahme der Lymphozyten oder vermehrtes Auftreten von Reizformen, Abnahme der Monozyten oder vermehrtes Auftreten von Reizformen, Verminderung oder Verschwinden der Eosinophilen, Verschwinden der periodischen Spontanschwankungen, Zunahme der Anämie.

Die Differentialdiagnose

Die Differentialdiagnose bei der chronischen Sepsis erstreckt sich naturgemäß auf alle chronisch fiebernden Zustände, wie z. B. Tuberkulose, Lues, hyperthyreotische Zustände, Anaemia perniciosa, hämolytischer Ikterus, Leukämie, Lymphogranulom usw. Wir können hier aber nur die besprechen, für deren Ausschaltung differentielle Momente aus dem Blutbild gewonnen werden können. Die chronische Tuberkulose zeigt im ersten Stadium bei günstig verlaufenden Fällen eine Lymphozytose mit Neutropenie ohne Linksverschiebung, bei ungünstig verlaufenden Fällen Lymphopenie und geringe Neutrophilie mit auch nur geringer Linksverschiebung. Nur in ganz schweren Fällen kann die Linksverschiebung höhergradig sein. Die Monozyten sind normal oder nur ganz leicht übernormal. Gegenüber der chronischen Sepsis kommt also vor allem das Fehlen der Linksverschiebung bzw. ihr geringer Grad auch bei schwereren Fällen in Betracht, dann aber auch die normalen oder nur wenig vermehrten Monozyten. Die Lues hat eigentlich in keinem Stadium ein charakteristisches Blutbild. Wie bei allen chronischen Erkrankungen kommt es auch bei ihr zu einer Anämie, aber erst im Sekundärstadium (Hirschfeld). Die Zahl der Leukozyten ist ganz uncharakteristisch (Kyrle). Bei Lues II und latenter Lues kommt es zu einer Vermehrung der Monozyten (Jagić und Spengler) und einer

Verminderung der Lymphozyten. Gegenüber der chronischen Sepsis kommt also eventuell das Fehlen der Anämie, die Vermehrung der Monozyten und Verminderung der Lymphozyten in Betracht. Die Anaemia perniciosa (Biermer) unterscheidet sich, abgesehen vom roten Blutbild, das ja mitunter dem bei chronischer Sepsis oder Lues sehr ähnlich werden kann, durch eine ausgesprochene Leukopenie mit Neutropenie, Monopenie und Lymphozytose. Der hämolytische Ikterus weist Anämie auf, die aber meist hyperchromen Charakter hat. Das rote Blutbild charakterisiert sich durch die vorherrschende Mikrozytose, Resistenzverminderung und Polychromasie. Das weiße Blutbild weist Leukozytose mit beträchtlicher Neutrophilie und geringer Linksverschiebung, ausgesprochene Lymphopenie und mitunter beträchtliche Monozytose auf. Gegenüber der chronischen Sepsis kommt, abgesehen vom charakteristischen roten Blutbild, das Nebeneinander von Neutrophilie mit geringer Kernverschiebung und Lymphopenie in Betracht. Die chronischen Leukämien machen in den allermeisten Fällen die Differentialdiagnose gegenüber der chronischen Sepsis aus dem Blutbild nicht schwer. Wenn sie aleukämisch verlaufen, dann kann die Differentialdiagnose aus dem Blutbild mitunter unmöglich werden. Das Lymphogranulom zeigt meistens Hyperleukozytose mit regenerativer Neutrophilie, Lymphopenie und mitunter Eosinophilie. Gegenüber der chronischen Sepsis kann daher nur die eventuell bestehende Eosinophilie und die progressive Lymphopenie verwertet werden. Die hyperthyreotischen Zustände zeigen zwar auch mitunter eine hypochrome Anämie, doch läßt sich die Differentialdiagnose in den meisten Fällen aus dem weißen Blutbild stellen, das Leukopenie, Neutropenie, Lymphozytose und annähernd normale Monozytenwerte aufweist.

Wir können dieses Kapitel nicht abschließen, ohne nochmals nachdrücklich hervorzuheben, daß die Untersuchung des Blutbildes keinesfalls überschätzt werden darf. Es wäre verfehlt und würde unseren Intentionen widersprechen, wenn diese Darstellung den Glauben erweckte, Diagnose, Prognose oder Differentialdiagnose aus dem Blutbild allein stellen zu können. Nur im Rahmen sämtlicher klinischer Untersuchungsmethoden und in der Hand eines Klinikers wird die Untersuchung wertvolle Dienste leisten können.

Das Fieber bei septischen Infektionen

Es liegt uns ferne, im Rahmen dieser kurzen Darstellung ausführlich auf die theoretisch hochinteressanten Fragen des Wärmehaushaltes einzugehen. Wir beschränken uns auf eine kurze Wiedergabe dessen, was für das Verständnis klinischer Beobachtungen notwendig ist.

Der Wärmehaushalt wird bekanntlich durch Stoffwechselvorgänge betrieben, die sich in der Leber, der Muskulatur usw. abspielen und die der Wärmeproduktion dienen. Die Regulation des Wärmehaushaltes erfolgt auf chemischem Wege durch Anpassung der Produktion an die jeweiligen Bedürfnisse und durch die physikalische Regulation (Hautrötung und Blässe, Schweiße, Atmung, Muskelzittern usw.).

Dem fein abgestimmten Ineinandergreifen der Produktion und Regulation der Wärme ist eine zentrale Leitung im Gehirn übergeordnet: Bestimmte Zellgruppen im Tuber cinereum stellen das eigentliche Wärmezentrum dar. Fällt seine Funktion weg, so gibt es keine Regulation im Körper des Warmblüters; seine Temperatur wird nur mehr durch die Umgebung beeinflußt; der Warmblütler ist poikilotherm geworden. Außer diesem Hauptzentrum gibt es jedoch zahlreiche Stellen im Mittelhirn und auch höher oben, welche das Wärmezentrum und die periphere Wärmeproduktion und -regulation beeinflussen. „Dadurch ist, wie es auch nicht anders sein kann, die Wärmeabgabe in nächste Beziehung gesetzt zu der zerebralen Leitung der Gefäßfunktionen, der Schweißdrüsen, des Wasserwechsels, des Leberstoffwechsels (Kohlehydrat, Eiweiß), also der Vorgänge, auf deren Zusammenarbeiten die Wärmeregulation beruht" (Krehl, S. 7). Die Regelung der Eigentemperatur erfolgt jedoch durch das genannte Zentrum im Tuber cinereum.

Von den Zellen des Tuber cinereum gehen die wärmeregulatorischen Nervenfasern sympathischer und parasympathischer Natur in den Seitensträngen des Rückenmarks und in der zentralen Vagusbahn. Sie verlassen das Mark teils mit den spinalen Nerven, teils mit den Ursprungsnerven des sympathischen Grenzstranges und der Nervi splanchnici. So steht die Wärmeproduktion und -regulation streng unter nervösem Einfluß.

Hiezu kommt noch eine starke Beeinflussung durch innersekretorische Drüsen: Die Schilddrüse beeinflußt den Wärmewechsel. Hierfür sind die besten Belege klinische Beobachtungen. Wissen wir doch, daß Hyperthyreosen sehr häufig mit chronischen Temperatursteigerungen einhergehen, und daß im Gegensatz hiezu Myxödematöse häufig Untertemperaturen und geringe Neigung zu Fiebersteigerungen haben. Die Hypophyse ist gleichfalls von Einfluß, speziell der Vorder- und Mittellappen. Großen Anteil an den Vorgängen des Wärmehaushaltes nimmt die Nebenniere. Hier kommt sowohl das Adrenalin in Betracht als auch ganz besonders die Rindensubstanz. Nach operativer Entfernung der letzteren gehen Versuchstiere unter Temperatursturz rasch zugrunde. Auch bei der Addisonschen Krankheit beobachten wir häufig tiefe Temperaturen. Der Einfluß der Geschlechtsdrüsen, speziell der Ovarien, ist im Experiment nicht erwiesen; aber klinisch wissen wir, welchen Einfluß die Vorgänge des weiblichen Sexuallebens, speziell die Menstruationsphase, auf fieberhafte Vorgänge hat. Auch die Gravidität ist auf fieberhafte Vorgänge von Einfluß (Isenschmiedt)[1].

Fragen wir uns, in welcher Weise die zentripetale und die zentrifugale Regulation der Wärmeproduktion erfolgt, so müssen wir annehmen,

---

[1] E. Gold und H. Schnitzler nehmen eine Beeinflussung des Wärmehaushaltes durch die Milz an, mit Beobachtungen, die sie an einem Milzexstirpierten machen konnten.

daß letztere nur auf nervösem Wege erfolgt, allerdings unter starker Beeinflussung der Drüsen mit innerer Sekretion. Die zentripetale Regulation kann gleichfalls durch nervöse Einflüsse, speziell von der Haut aus oder von den Schleimhäuten (Magen) usw. erfolgen. Dann aber ist sie auch auf dem Blutwege möglich, denn intravenös einverleibte Substanzen können vom Blute her mehr minder rasch Fieber erzeugen.

Was ist nun das Fieber? Das Fieber geht mit einer erhöhten Wärmeproduktion und einer verminderten Wärmeabgabe einher. Aber das ist nicht das Wesentliche des Fiebers. Denn auch sonst finden wir eine Erhöhung der Wärmeproduktion z. B. bei der Muskelarbeit oder bei der spezifisch-dynamischen Wirkung verschiedener Nahrungsmittel oder eine verminderte Wärmeabgabe z. B. in der Kälte. Das Wesentliche ist, daß die Wärmebildung erhöht ist und daß die Wärmeabgabe diese Steigerung nicht bis zum Ausgleich mitmacht. Vorübergehend kann dies auch bei starker Muskelarbeit der Fall sein, und auch hier können wir erhöhte Temperaturen finden. Doch verschwinden diese bald nach Aussetzen der starken körperlichen Anstrengung.

Das Fieber ist also dadurch charakterisiert, daß die Beziehungen zwischen Wärmebildung und Wärmeabgabe gestört sind. Bei den verschiedenen Formen des Fiebers, in seinen verschiedenen Stadien und Stufen wird diese Störung eine ungleich große sein. Und sie ist es deswegen, weil der Angriffspunkt dieser Störung erstens in den Erfolgsorganen liegt, und die wärmebildenden Stoffwechselvorgänge unter dem Einfluß des Infektes gestört werden. Aber mehr als das und von größerer Bedeutung ist die Störung der zentralen Regulierung, die zunächst durch „pyretische" Substanzen hervorgerufen wird, dann aber auch unter der sensibilisierenden und desensibilisierenden Einwirkung der Infektion steht. Fast alle Autoren, die sich in letzter Zeit mit dem Wesen des Fiebers beschäftigt haben (Leschke, Krehl, Freund, Grafe), stellen die zentrale Störung ganz in den Mittelpunkt des Geschehens beim Fieber. Dabei ist zu betonen, daß die Regulation der Temperatur keineswegs aufgehoben ist: Die Temperatur wird festgehalten, Kältezufuhr mit Frösteln, Wärme mit Schwitzen beantwortet, wenn auch zugegeben werden muß, daß diese Regulation keine so vollkommene ist und häufig entweder in einer gegenüber der Norm unterschwelliger oder aber überschießender Weise geschieht, so zwar, daß diese Patienten gegenüber geringen Reizen mit starker Reaktion reagieren. Bekanntlich hat Liebermeister den Satz aufgestellt, daß die Temperaturregulierung im Fieber höher eingestellt ist. Dabei wird allgemein an eine krankhafte Erregung des Wärmezentrums im Fieber gedacht. Im Gegensatz hierzu nimmt H. Freund an, daß das Wärmezentrum einen dämpfenden Einfluß auf die Wärmebildung, auf die Wärmeabgabe usw. habe, ähnlich wie auch andere Stoffwechselzentren einen dämpfenden Einfluß auf den von ihnen regulierten Stoffwechsel ausüben. In diesem Sinne faßt der genannte Autor das Fieber als den Wegfall dieser dämpfenden Funktion des Wärmezentrums auf; sie bedingt die genannte höhere

Temperatureinstellung des Fiebers. Nicht unerwähnt dürfen wir lassen, daß H. H. Meyer und seine Mitarbeiter außer dem Wärmezentrum ein Kühlzentrum annehmen und daß die Temperaturschwankungen aus dem antagonistischen Spiel dieser beiden Zentren zu erklären wären.

Besteht nun eine zentrale Regulierung des Wärmehaushaltes, ohne welche unsere Stellung als Warmblüter unmöglich ist, nach deren Ausschaltung wir poikilotherm werden, so haben wir allen Grund anzunehmen, daß das Fieber, welches seinen Hauptausdruck in der gestörten Wärmeregulation hat, seinen wichtigsten Angriffspunkt im Zentrum hat. Das Fieber ist demnach eine vorwiegend zentrale Störung. Diese zentrale Störung erstreckt sich vor allem auf eine gestörte chemische Regulation der Wärme; die gesamte Wärmeproduktion ist erhöht und der Gesamtstoffwechsel gesteigert.

Das Fieber, soweit es vom Wärmezentrum allein abhängig ist, führt zu keiner qualitativen Veränderung im Stoffwechsel. Da wir es jedoch in der Klinik mit infektiösem Fieber zu tun haben, und da sich die Infektion auch auf die Erfolgsorgane des Stoffwechsels erstreckt, haben wir es auch mit qualitativen Stoffwechseländerungen zu tun. Diese hängen nicht nur von der Infektion, sondern auch von der unzureichenden und oft einseitigen Ernährung der Patienten ab. Diese muß zur Änderung im Stoffwechsel, z. B. zu gesteigertem Eiweißabbau, führen, da das Eiweiß bei dieser Ernährung auch als energetische Kraftquelle dient. Dieser gesteigerte Eiweißabbau kann, sofern er zur Bestreitung von Energien dient, durch Kohlehydrate und Fett gedeckt werden. Von besonderem Interesse ist es, daß der Eiweißabbau seinerseits eine nervös-zentrale Regulierung hat und durch Pyramidon herabgesetzt werden kann. Unabhängig davon gibt es aber auch Infekte, die mit starkem Eiweißzerfall einhergehen (Rekurrens, Fleckfieber, einzelne Typhusfälle). Von größter Bedeutung für das Zustandekommen des Fiebers dürften auch intermediäre Abbauprodukte des Eiweißes sein, wie sie bei der Anaphylaxie von Pick und Hashimoto in der Leber, bei der unspezifischen Reizkörpertherapie von Freund und Rupp nachgewiesen worden sind. Es ist ferner die Mischung der verschiedenen Eiweißkörper im Blute geändert und auch eine Verarmung an zirkulierendem Blutplasma ist gefunden worden (W. Berger und O. Galehr); das Lezithin-Cholesterin-Verhältnis im Blut, das Kalium-Kalzium-Verhältnis, das Kohlensäurebildungsvermögen, die Alkalireserve sind geändert; es treten nach Freund und Gottlieb durch gesteigerten Einstrom von Gewebswasser ins Blut Substanzen auf, welche gerade für die Einstellung des vegetativen Nervensystems von größter Bedeutung sind. Und ebenso sind die obenerwähnten intermediären Stoffwechselvorgänge für das vegetative Nervensystem und mit ihm für die Gefäßinnervation, für die Schweiße, also für die Wärmeabgabe von größter Bedeutung. Dazu kommt noch die rein infektiöse, sensibilisierende und desensibilisierende Wirkung auf das vegetative und zentrale Nervensystem. Und so entsteht durch ein Ineinandergreifen komplexer Vorgänge, denen ganz zu folgen wir bisher nicht imstande sind, der verschiedene Fiebertypus.

Der Fiebertypus wird nicht nur durch den klinischen Verlauf, auf den wir im folgenden zu sprechen kommen, charakterisiert, sondern auch durch den Schüttelfrost. Was ist nun der Schüttelfrost?

Der Schüttelfrost geht mit einem starken und raschen Temperaturanstieg einher. Der Frost ist eine Steigerung jenes Fröstelns, das auch sonst bei Temperaturanstiegen stattfindet, das Schütteln eine Steigerung des Muskelzitterns; die Blässe tritt stärker ein als sonst. Der Organismus macht also alle Anstrengungen, den Fieberanstieg zwar mit denselben Mitteln, aber viel vehementer und rascher durchzuführen als sonst. Warum das geschehen muß, wissen wir nicht. Wohl aber steht fest, daß bestimmte Infektionsformen zum Schüttelfrost führen (Pneumonie, Malaria, akute Sepsis), andere nicht, z. B. Typhus. Noch viel bedeutungsvoller ist es, daß die intravenöse Injektion verschiedener nichtbakterieller Substanzen zum Schüttelfrost führen kann: Kaseosan, Salvarsan, kolloidales Silber, auch physiologische NaCl-Lösung, ja sogar Antipyrin, während Kalziumsalze intravenös einverleibt, niemals Schüttelfrost machen, ja sogar in Kombination z. B. mit Salvarsan oft den Schüttelfrost verhindern.

Während man früher der Meinung war, daß der Schüttelfrost mit dem Einbruche von Bakterien ins Blut unmittelbar zusammenhängt, kann man heute höchstens von einem mittelbaren Zusammenhang und auch von diesem nicht immer sprechen. Wissen wir doch heute, wo so vieles intravenös injiziert wird, daß Schüttelfröste oft erst Stunden nach einer erfolgten intravenösen Injektion (z. B. beim Salvarsan, Kaseosan) auftreten, also zu einer Zeit, wo die injizierte Substanz, ganz abgesehen davon, daß es sich hier nicht um Bakterien handelt, längst aus dem Blute verschwunden ist. In seinem letzten Referat weisen Schottmüller und Bingold auch ausdrücklich darauf hin, daß die Bakterien stundenlang vor Ausbruch des Schüttelfrostes im Blute kreisen; auf der Höhe des Schüttelfrostes sind sie in der Regel schon weniger und am Ende desselben überhaupt nicht mehr nachzuweisen. Der Schüttelfrost wird daher auf keinen Fall durch das Einbrechen der Bakterien in die Blutbahn, auch nicht durch das Kreisen derselben in der Blutbahn, sondern durch das Zerstörtwerden der abgefangenen Bakterien hervorgerufen. Hier sehen wir auch die Parallelität zu dem durch Salvarsan hervorgerufenen Schüttelfrost. Die Schädigung der Depotstellen ist es, welche den Schüttelfrost verursacht. Hängt der Schüttelfrost demnach höchstens indirekt mit dem Bakterieneinbruch in die Blutbahn zusammen, so wäre es ja schon im Hinblick auf den Vergleich mit dem Salvarsan und Kaseosan denkbar, daß der Übertritt bzw. der Einbruch von gelösten Produkten, also Toxinen u. dgl., von Haus aus genügt, den makrophagen Apparat derart zu schädigen, daß ein Schüttelfrost eintritt. Auf die Schädigung des makrophagen Apparates kommt es an; sie ist es, welche den Schüttelfrost bedingt. Aber für alle Fälle gilt es, daß es nicht ein Schüttelfrost sein muß, sondern auch ein gewöhnlicher Fieberanstieg sein kann.

Es sollen nun hier die Fieberursachen besprochen werden. Als solche kommen zunächst lokal im Wärmezentrum angreifende Schädlichkeiten in Betracht: Krankhafte Prozesse anatomischer Art, die sich im Wärmezentrum selbst und in seiner Umgebung bzw. in jenen anderen Stellen des Gehirns oder verlängerten Marks abspielen, die mit der Wärmeregulierung zu tun haben. In diese Gruppe gehört auch der Wärmestich, das Einblasen von Luft in das Gehirn, die Ventrikel- und Lumbalpunktion; ferner zentralangreifende Stoffe, die auch den Stoffwechsel anregen: Tetrahydronaphtylamin, Nikotin, Morphium, Kokain, Koffein, Theobromin usw. Als weitere Fieberursachen kommen endogen im Körper entstehende Substanzen in Betracht. Das aseptische Resorptionsfieber bei Operationen oder bei Zertrümmerung ausgedehnter Gewebspartien ist ein Beispiel dafür, daß aseptisch entstandene Zellzerfallsprodukte zu Fieber führen können. Es kann ferner jegliche Anämie zu Fieber führen. Sehen wir das bei der perniziösen Anämie, bei welcher nach Besserung der Anämie das Fieber verschwindet, so sehen wir dies noch deutlicher bei Anämien, wo wir bestimmt wissen, daß sie nichts mit Infektionen zu tun haben. So sieht man bei der durch Benzol bedingten Anämie (in Gummifabriken) häufig sehr hohes Fieber auftreten, das bei starker Anämie bis zu 40° führen kann. Hieraus und auch aus Experimenten wissen wir, daß sowohl die zerfallenden roten Blutkörperchen als auch die Thrombozyten pyrogene Substanzen liefern. Das defibrinierte Blut enthält gleichfalls fiebererregende Substanzen.

Von den körperfremden, also exogenen Substanzen kommen zunächst jene in Betracht, welche direkt in die Blutbahn eindringen oder eingebracht werden: Echte oder kolloidale Lösungen von Metallsalzen, klare und trübe Lösungen von Eiweißkörpern, lebende und tote Bakterien, Toxine, welche allerdings in Form der echten Toxine, des Cholera-, Diphtherie- und Tetanustoxins nur wenig Fieber machen, ferner auch destilliertes Wasser und Kochsalzlösung. Alle diese Substanzen machen Fiebersteigerung und gelegentlich auch Schüttelfrost. Niemals machen Kalziumsalze Fieber oder gar Schüttelfrost. Alle diese Substanzen dürften ihre pyrogene Wirkung auf dem Umwege der Zellzerstörung ausüben, da das Fieber bzw. der Schüttelfrost wohl gelegentlich sofort, häufig aber erst einige Stunden nach der Injektion auftritt. Wir müssen daher annehmen, daß diese Substanzen zunächst von den Depotorganen, dem Retikuloendothel abgefangen werden, daß es dort zur Zellzerstörung kommt und daß erst diese Zellzerfallsprodukte zu Fieber führen. In gewissem Sinne handelt es sich daher auch hier ganz oder teilweise um ein endogen bedingtes Fieber. Wir sind also von jener vor nicht allzu langer Zeit ausgesprochenen Meinung, daß das Fieber durch eine einheitliche, von außen eingeführte Substanz, die Friedberger in dem Anaphylatoxin, Centanni in den Pyrotoxinen suchte, weit abgekommen. Außerhalb der Blutbahn, also sozusagen subkutan oder intramuskulär, wirken gleichfalls viele Substanzen hyperpyretisch: Bakterien, Toxine,

Eiweiß (Milchinjektion), kolloidale Metalle. Die beiden letztgenannten verursachen fast niemals Schüttelfrost, wir dürfen annehmen, daß auch sie auf dem Blutwege wirken, indem diese Substanzen mehr minder langsam in das Blut eindringen.

Diese Substanzen wirken demnach zumindest teilweise gleichfalls auf dem Wege der Zellschädigung, also wie die direkt in die Blutbahn eingeführten Substanzen: Auf dem Blutwege schädigen die pyrogenen Zellzerfallsprodukte im Verein mit diesen exogenen Substanzen das Wärmezentrum, und so entsteht das Fieber. Wir fassen nur diese mit Schädigung des Wärmezentrums einhergehenden Hyperthermien als Fieber auf. In der Klinik jedoch bezeichnen wir jede von der Norm abweichende Temperatursteigerung als Fieber. Wir sollten aber richtiger in gewissen Fällen bloß von Hyperthermien sprechen und sie im Gegensatz zu jener bestimmten Form von Hyperthermie stellen, die wir als Fieber bezeichnen. So wissen wir, wie bereits oben erwähnt wurde, daß bei angestrengter Muskelarbeit eine Überhitzung des Organismus durch gesteigerte Wärmebildung und Wärmestauung vorkommen kann, die allerdings nicht von langer Dauer ist und nach kurzer Ruhe verschwindet. Das Fehlen der Wärmeabgabe infolge von Schweißdrüsenmangel (Sklerodermie) kann gleichfalls zu Temperaturerhöhungen führen. Freund bezeichnet diese Formen als peripheres Fieber, weil Vorgänge in der Peripherie, nicht aber die zentrale Regulation, zunächst der Sitz des Fiebers sind. Zur Frage des psychogenen Fiebers ist es schwer, Stellung zu nehmen. Durch rektale Messungen wird man in der Regel die mehr minder bewußte Vortäuschung höherer Temperaturen nachweisen können.

Wir sind hiermit bis zu dem Fiebertypus vorgedrungen. Zunächst müssen wir jedoch in unserer kurzen Darstellung das Augenmerk nicht nur der steigenden Temperatur und der bleibenden Temperaturerhöhung zuwenden, sondern auch der sinkenden und abnorm tief eingestellten Temperatur.

Relativ am leichtesten verständlich ist das jähe Abstürzen der Kollapstemperatur; denn nichts schädigt die wärmeregulatorische Funktion des Zentrums wie die Wärmeproduktion und Regulation der Peripherie mehr als das Versagen des peripheren Gefäßtonus, die Verlangsamung des Blutstromes in der Peripherie, die ungenügende Sauerstoffversorgung der Gewebe, das Versagen der physikalischen Regulation der Gefäße, die schwere Störung der Wärmeproduktion durch den in den Stoffwechselorganen gestörten Kreislauf und durch den Ausfall der den Stoffwechsel regulierenden Funktion des Zentrums, durch die Herzschädigung usw.

Aber wesentlich schwieriger zu verstehen ist der periodische Temperaturabstieg, den wir in der Fieberkurve z. B. in Form der morgendlichen Inter- oder Remission sehen, wie sie uns so viele Septischkranke Tag für Tag zeigen. Auch jene Remission des Fiebers, wie sie im Gefolge des Schüttelfrostes oder auch mit fehlender Periodizität ohne solchen auftritt, ist sehr schwer zu verstehen. Hier fehlt das

„Kollapsmoment", die Patienten fühlen sich wohl. Sie haben Appetit, erquickender Schlaf stellt sich ein, der Kreislauf ist nicht nur nicht schlechter — im Gegensatz zum Kollaps —, sondern wesentlich besser als im Fieber. Nach einer diesen Fragen gewidmeten Studie von Saxl sind derartige Fieberremissionen als Ermüdungs- und Erholungsmoment des Wärmezentrums aufzufassen. Auch Isenschmiedt anerkennt ähnliche Momente. Dabei müssen wir weiters annehmen, daß Schädlichkeiten wegfallen, die auf das Wärmezentrum wirken; speziell jene Schädlichkeiten haben wir hier im Sinne, die, durch die Infektion bedingt, auf das Wärmezentrum einwirken. Der fiebererweckenden Sensibilisierung folgt eine Desensibilisierung. Diese Vorgänge der Desensibilisierung spielen sich vielleicht nur zum Teil im Wärmezentrum ab, zum anderen Teil im r. e. System, dessen starkes Regenerationsvermögen hier gleichfalls eine Rolle spielen dürfte.

Dauernde Untertemperaturen kommen nach beendeter Infektion vor und gehen dann mit Wohlbefinden einher. Sie gehen später in normale Temperaturen über. Anderseits können **Untertemperaturen bei schwer verlaufender Sepsis** der Ausdruck dessen sein, daß die schwere Erkrankung zu einer Erschöpfung der Erfolgsorgane geführt hat und daß diese die Wärmeproduktion nicht mehr aufzubringen imstande sind. Das Ende steht bevor.

Wenden wir uns nun der **Klinik des septischen Fiebers** zu: Jedem Arzt ist der **septische Fiebertypus** geläufig, und es ist nicht zu leugnen, daß es einen für viele septische Erkrankungen charakteristischen Typus gibt. Aber es gibt sehr viele Fälle von Sepsis, die mit fehlenden Schüttelfrösten einhergehen — ja bei den chronischen Formen gehört er zu den Seltenheiten —, und ferner auch viele Fälle, in denen tiefe Remissionen, die dem septischen Typus eigen sind, wenig ausgeprägt erscheinen, so daß das für die septische Fieberkurve charakteristische starke Auf- und Absteigen des Fiebers wenig deutlich wird, ja völlig fehlen kann. Daß der Fieberanstieg unter Frösteln, der Abstieg unter oft sehr starkem, vom Patienten als lästig empfundenem Schwitzen erfolgt, ist allbekannt. Schweiße auf der Höhe des Fiebers, also ohne Erniedrigung desselben, kommen auch vor. Sie sind als Zeichen mangelhafter physikalischer Reaktion aufzufassen.

Wenn wir uns die Frage vorlegen, welchen Formen der Sepsis der septische Fiebertypus eigen ist, kommen wir zu dem Ergebnis, daß im allgemeinen akute Formen den eigentlich septischen Typus haben, stark remittierendes Fieber mit oft zahlreichen Schüttelfrösten, daß hingegen subakute und chronische Sepsisformen einen ausgeprägten septischen Typus häufig vermissen lassen. Die Frage, ob wir prognostisch aus dem Fiebertypus irgendwelche Schlüsse ziehen können, müssen wir verneinen. Man sieht glücklicherweise und nicht gar selten viele Sepsisfälle, die mit Schüttelfrösten einhergehen, sogar zahlreiche Schüttelfröste an einem Tage haben, und die dennoch ausheilen. Im Gegensatz hierzu muß an das geringe Fieber bei der Endocarditis lenta erinnert werden, wo sich häufig das Fieber zwischen 37,5 und 38,5° bewegt, und wo das letale Ende doch fast stets die Regel ist. Es wurde auch die Frage aufgeworfen, ob der septische Fiebertypus irgend etwas mit dem Erreger zu tun habe, insofern als der Typus bei bestimmten Formen ein besonders ausgeprägter wäre. Nach unseren Erfahrungen ist dies nicht der Fall. Leschke äußert sich folgendermaßen: „Bei Streptokokkensepsis findet sich vorwiegend entweder ein Fieberverlauf mit kontinuierlichem oder ziemlich regelmäßig intermittierendem Temperatursteigen, bei der Staphylo- und Pneumokokkensepsis ein unregelmäßiger, zu Remissionen neigender Fiebertypus, bei der Koli- und Gonokokkensepsis besonders starke Intermission. Aber von einer Regel kann man bei keiner dieser Formen sprechen. Nicht einmal für die metastatische und nichtmetastatische Sepsis besteht ein durchgängig charakteristischer Unterschied." Es wäre schließlich noch zu erwähnen, daß auch nichtseptische Erkrankungen, sondern lokalisierte Prozesse, wie Abszesse und Phlegmonen, den gleichen Fiebertypus mit Intermissionen und Schüttelfrösten machen können wie eine wirkliche Sepsis.

Daß Neueinbrüche von Bakterien in die Blutbahn zu Fieberanstiegen, eventuell Schüttelfrost führen, ist allbekannt. Erwähnt wurde, daß nicht das Eindringen in die Blutbahn, sondern der Zerfall der Bakterien und die Schädigung des makrophagen Apparates die Ursache des Schüttelfrostes sind.

Auch die embolischen Prozesse bei der Endocarditis lenta gehen mit Fiebersteigerung einher, die in ihrer Intensität oft wechseln. Ebenso ist die Dauer dieses Fiebers verschieden. Kurz dauerndes Fieber und Temperatursteigerung für einige Tage kommt hier vor.

Von besonderem Interesse sind gewisse mehr minder periodische Schwankungen, die wir bei septischen Erkrankungen sehen, speziell bei der Endocarditis lenta. Es zeigen sich für ein paar Tage oder ein bis zwei Wochen niedrigere Temperaturen, die mit Perioden höherer Temperaturen wechseln. Gelegentlich sieht man hier sogar eine regelmäßige Periodizität. Diese Fieberschwankungen hängen wohl mit immunisatorischen Vorgängen zusammen, wie sie Adolf Hecht auch bei vielen anderen fieberhaften Infektionskrankheiten beobachtet und beschrieben hat. Auch R. Leidler hat bei otogener Sepsis ähnliche periodische Schwankungen gesehen.

Auch fieberfreie Perioden sehen wir speziell im Verlauf chronischer Sepsis. Gelegentlich besteht in diesen Zeiten Wohlbefinden, und wir haben es mit einer Remission des Prozesses zu tun. Solche Remissionen können bei chronischer Sepsis wochen- und monatelang bei vollkommenem oder relativem Wohlbefinden bestehen. Häufig aber handelt es sich um die äußerste Erschöpfung, die wir oben geschildert haben. Der Organismus bringt das Fieber nicht mehr auf.

Zum Schlusse dieses Kapitels haben wir uns noch mit einer sehr wichtigen Frage zu befassen, die auch Krehl behandelt hat, mit der Frage, ob das Fieber ein für den Ablauf des infektiösen Prozesses wie der Krankheit vorteilhafter Vorgang ist oder nicht, anders gesprochen, ob es günstig ist, das Fieber zu bekämpfen oder nicht; ja es kommt auch speziell mit Rücksicht auf die unspezifische Therapie die Frage in Betracht, ob eine auf diesem Wege erzeugte Hyperthermie für den Ablauf der (Infektions-)Krankheit günstig ist. Krehl hebt besonders die auch von anderer Seite gemachte Beobachtung hervor, daß die mit Fiebermitteln, z. B. Pyramidon, erfolgreich antypyretisch behandelten fieberhaften Erkrankungen ebenso leicht und günstig, ja eventuell leichter und günstiger verlaufen als die nicht mit antypyretischen Mitteln behandelten Krankheitsfälle. Er kommt daher zu dem Schluß, daß dem Fieber kein günstiger Einfluß auf die Krankheit zukommt, wobei er allerdings gewisse Fälle, wie z. B. chronischen Gelenksrheumatismus, ausschließt.

Daß dem Fieber eine heilende Wirkung auf gewisse Krankheiten zukommt, ist gewiß nicht zu leugnen. Es sei hier nur auf die viele Jahre zurückgehenden, immer nach anderen Fiebermitteln suchenden und endlich mit der Malariatherapie endenden Versuche Wagner-Jaureggs erinnert, deren gemeinsames Prinzip doch zweifellos die Fiebererregung ist, mit der er so erfolgreich die progressive Paralyse bekämpft. Ob es sich hier um ein Heilfieber im Sinne Biers handelt, mag dahingestellt bleiben. Aber das Fieber ist der „treibende" therapeutische Faktor.

Nun handelt es sich zweifellos bei den akuten Infektionskrankheiten um andere Erkrankungen und um ein anderes Verhältnis des Fiebers zur Erkrankung, und es ist keineswegs leicht, die Bedeutung des Fiebers teleologisch zu erfassen, sie als einen zweckmäßigen Vorgang anzuerkennen oder abzulehnen, um in praxi im letzten Fall das Fieber zu bekämpfen, im ersten diese Bekämpfung zu unterlassen, ja unter Umständen das Fieber zu fördern.

Daß bei gewissen Erkrankungen eine Hyperpyrese von Vorteil sein kann (Paltauf), haben wir an der schockartigen Entfieberung gesehen, die Typhuskranke gelegentlich nach dem durch intravenöse Typhusvakzineinjektion herbeigeführten Fieberanstieg zeigten; auch nach der Hyperpyrese von Milchinjektionen, die Saxl in die Therapie eingeführt hat, sieht man gelegentlich ein mehr minder starkes Sinken der Fieberkurve. Und wenn Libman darauf hinweist, daß jegliche intravenöse Injektion bei Sepsis zur zeitweiligen Fiebersenkung führt, so lehrt uns die Erfahrung, daß eine selbst mit Schüttelfrost einhergehende Hyperpyrese, welche wir z. B. durch Elektrokollargol, Trypaflavin herbeiführen, besonders geeignet ist, für ein oder mehrere Tage normale Temperaturen herzustellen. Die Kranken fühlen sich in dieser Zeit ebensowohl, als wenn die Temperatur z. B. durch hydriatische Prozeduren oder durch Pyramidon herabgesetzt wird, von seltenen Ausnahmsfällen abgesehen, welche auch z. B. die Pyramidonentfieberung nicht angenehm empfinden.

Es ist auch Krehl entgegenzuhalten, daß das subjektive und auch das objektive Wohlbefinden der Patienten bei Antipyrese nicht nur durch die Beseitigung des Fiebers bedingt sein muß. Denn das Fieber ist in der Regel nur gesenkt oder mehr minder zeitweise gedrückt. Und auch hier kann der Organismus aus seinem „Rest von Fieber" noch

Vorteil ziehen, wobei zugegeben werden muß, daß ein geringeres Quantum von Fieber häufig ausreichen mag. Anderseits dürfte im Falle der Hyperpyrese ein heftigeres, aber zeitlich gedrängteres Fieber gleichfalls von Vorteil sein.

So kann man sich dem Eindruck nicht verschließen, daß das Fieber zum Teil wenigstens ein zweckmäßiger Vorgang ist. Daß wir es in vielen Fällen mit Vorteil für den Kranken herunterdrücken, spricht nicht gegen diese Anschauung. In anderen können wir es in oben angeführtem Sinne mit einer hyperpyretischen Therapie versuchen. Solange wir nicht wissen, was das Fieber im Rahmen der Infektion bedeutet, können wir die Frage über die Zweck- oder Unzweckmäßigkeit des Fiebers nicht entscheiden. Kurz erwähnt sei hier nur noch, daß bei der hyperpyretischen Therapie gelegentlich eine Vermehrung der Antikörper im Blute gefunden wurde, z. B. ein Ansteigen des Agglutinationstitres beim Typhus abdominalis nach Milchinjektionen (Fleckseder).

VII. Allgemeine Therapie der Sepsis

Da die Sepsis letzten Endes eine Krankheit infektiöser Ätiologie ist, richteten sich mannigfaltige Bestrebungen dahin, kausale Therapie in ätiologischer Hinsicht zu treiben; diese Therapie sieht ihr Ziel in der Vernichtung der eindringenden bzw. eingedrungenen Bakterien und ihrer Gifte. Allerhand Wege sind hier eingeschlagen worden, auf die wir im folgenden zu sprechen kommen.

Der Antipode der kausalen ist die rein symptomatische Therapie. Ihre Aufgabe ist es, einzelne Symptome der Sepsis, wie Abmagerung, Anämie, Fieber, Herz- und Kreislaufschwäche usw., mit rein symptomatischen Mitteln zu bekämpfen. Kein Arzt kann diese Art von Therapie geringschätzen; man wird ihr stets das größte Augenmerk zuwenden.

Außer dieser symptomatischen Therapie, die wir vielleicht als symptomatische Therapie „schlechthin" bezeichnen wollen, betreiben wir heute eine Behandlung der septischen Erkrankungen, die ein Mittelding zwischen symptomatischer und kausaler Therapie bildet. Diese Therapie stellt, wenn wir uns zunächst ganz allgemein ausdrücken wollen, den Versuch dar, die Abwehrkräfte des Organismus gegen den septischen Infekt zu steigern. Man kann sie nicht als rein symptomatisch bezeichnen, da ja das Wesen septischer Infektion, wie aus den früheren Kapiteln hervorgeht, an das Funktionieren bzw. an das Versagen dieser Abwehrkräfte gebunden ist. Nach der von uns gegebenen Auffassung der Sepsis gehört das Eingreifen dieser Abwehrkräfte bzw. ihr Ausfall zum Wesen der septischen Infektion, und daher treffen wir mit dieser Therapie, wenn auch nicht die Erreger, so doch Vorgänge, die unmittelbar zum Wesen der Krankheit gehören. Man wird es daher begreiflich finden, daß wir diese Therapie nicht als rein symptomatisch auffassen. Es ist nicht leicht, aus der Behandlung anderer Krankheiten hier ein Analogon zu finden. Auch die Insulintherapie des Diabetes, die Schilddrüsentherapie des Myxödems ist weder eine ätiologische, noch eine symptomatische Therapie: Wir sprechen hier von einer Substitutionstherapie. Wir können nun im Falle der Sepsis die geschädigten oder verlorenen Abwehrkräfte bisher wenigstens nicht völlig oder auch nur teilweise in wahrem Sinne des Wortes substituieren. Aber wir sind imstande, durch die sogenannte unspezifische Therapie Reize auszuüben, durch welche noch verfügbare Abwehrkräfte, die in der Reserve vorhanden sind, mobilisiert werden können. Damit haben wir schon den Namen jener Therapie angeführt, von der wir hier sprechen wollen. Die unspezifische Therapie ist in gewissem Sinne auch eine ätiologische Therapie, aber sie ist es nur indirekt. Denn der Organismus arbeitet, wie wir in früheren Kapiteln auseinandergesetzt haben, mit spezifisch und unspezifischen Vorgängen gegen die Infektion. Sie sind, wie wir gehört haben, untrennbar miteinander verbunden, wie z. B. Phagozytose usw. Und gewiß leiden diese unspezifischen Vorgänge unter dem spezifischen Angriff und mit ihm leiden auch die spezifischen Abwehrkräfte. Unsere Therapie kann die unspezifischen Vorgänge steigern und so auch zur Steigerung der spezifischen beitragen. Die unspezifische Therapie ist demnach keine rein symptomatische Therapie, weil ihr therapeutischer Effekt tatsächlich dort angreift, wo die Wurzel des Leidens sitzt; sie ist aber auch keine rein kausale Therapie, weil sie sich nur indirekt gegen die Ätiologie der Sepsis richtet. Wir gehen nun zur Besprechung der einzelnen Therapieformen über.

1. Kausale Therapie

Operative Behandlung. Mannigfaltige Wege scheinen hier zur Verfügung zu stehen. Als zuerst zu besprechender Weg kommt die mechanische Entfernung der Krankheitskeime in Betracht. Die Entfernung der Einbruchspforte im Sinne Schottmüllers ist es, um die es sich hier handelt (nicht die Entfernung der Eintrittspforte). Daß die operative Entfernung des „primären Sepsisherdes" häufig Heilung herbeiführt, braucht wohl nicht weiter ausgeführt zu werden. Die schönsten Erfolge sind bei der otogenen Sepsis zu erzielen, bei der ein großer Teil der Fälle durch Öffnung und Entfernung des primären Sepsisherdes zur Heilung kommt. Hier schwindet durch operative Maßnahmen die Thrombophlebitis oder Lymphangitis dieses primären Sepsisherdes; sie heilt aus und damit kann die septische Allgemeininfektion schwinden. Daß es auch in anderen Fällen chronischer Sepsis, bei Phlegmonen, bei Appendizitis oder Cholezystitis durch Entfernung dieser primären Sepsisherde, gelegentlich auch bei Puerperalsepsis durch Ausräumung des weiblichen Genitales, gelingen kann, die Einbruchspforte zu entfernen, ist allgemein bekannt. Auf die Entfernung eitriger Tonsillen kommen wir weiter unten zu sprechen. Ausdrücklich möchten wir betonen, daß wir wissen, daß ein primärer Sepsisherd ausheilen kann und doch die Sepsis weiter fortbesteht, woraus wir schließen müssen, daß, selbst wenn es gelingt, den primären Sepsisherd operativ zu entfernen, die Sepsis durchaus nicht bestimmt auf diese Weise geheilt werden kann. Aber auch für die

Fälle geheilter Sepsis — nämlich durch die genannten Operationen geheilter Sepsis — sind zwei Momente besonders zu berücksichtigen: Erstens daß es sich in vielen Fällen dieser Gruppe nicht um eine wirkliche Sepsis handelt, sondern um einen Eiterherd mit Begleitbakteriämie und Begleittoxinämie, und zweitens daß der Operation auch ein unspezifischer Einfluß zukommt und daß die Operation an sich eine Art unspezifischer Therapie darstellt. Mit der Operation sind ja eine Reihe von in den Organismus tief eingreifenden Prozessen verbunden: Die Narkose, die Schockwirkung, der Eiweißzerfall und andere Stoffwechselvorgänge. Es kann daher keinem Zweifel unterliegen, daß hier eine Art unspezifischer Reiztherapie ausgeübt wird. So sah man, um einige wenige einschlägige Beispiele zu erwähnen, nach Tonsillektomie Ulcera ventriculi heilen, ein Vorgang, den Müller-Deham im Sinne der Auswirkung der unspezifischen Operationsfolgen gedeutet hat; ferner ist Volhard geneigt, in gewissen Fällen den günstigen Erfolg der Nierendekapsulation gleichfalls im Sinne der unspezifischen Operationswirkung aufzufassen.

Einen wichtigen operativen Eingriff bei den septischen Prozessen stellt die Tonsillektomie dar. Von vornherein müssen wir hier jene therapeutischen Erfolge der Mandelausschälung ausscheiden, die sich auf Fälle bezieht, wo eine mehr minder chronische Tonsillitis ohne Sepsis vorliegt. Dauernde Fieberzustände können beseitigt werden, die von einer derartigen Tonsillitis ausgehen. Es kann sich auch hier um Begleittoxinämie oder auch Begleitbakteriämie handeln. Im Falle der echten postanginösen Sepsis müssen wir den Standpunkt Schottmüllers anerkennen, daß wir mit den Tonsillen den primären Herd nicht entfernen können, der im oben angeführten Sinn als Thrombophlebitis oder Lymphangitis zwar in der Nachbarschaft der Tonsillen, aber wesentlich tiefer als diese sitzt. Dafür sprechen auch die unbefriedigenden Erfahrungen der Tonsillektomie im Verlauf der Endokarditis, sei es nun der akuten oder chronischen, der von den Tonsillen ausgehenden Allgemeinsepsis usw. Einzelne Erfolge, die gelegentlich gesehen werden, sind auf eventuell unspezifische Effekte zurückzuführen. Aber die Überzahl der Sepsisfälle bleibt im akuten Stadium durch die Tonsillektomie unbeeinflußt. Ganz besonders ungünstig für den Kranken wie für die Behandlung liegen die Verhältnisse, wenn es zu der besonders bösartigen Form der postanginösen Septikämie kommt (Fraenkel). Zu diesem Krankheitsbild gehört Thrombophlebitis der äußeren Jugularvene. Ihre Unterbindung wurde oft, doch äußerst selten mit Erfolg, im Sinne der Sepsisheilung ausgeführt.

Hingegen werden die Rezidiven von septischen Erkrankungen, die durch Tonsillitiden bedingt werden, in recht befriedigender Weise durch die Tonsillektomie verhindert. In Betracht kommen hier die durch Anginen ausgelösten rezidivierenden Fälle von Endokarditis, Nephritis und die durch Anginen bedingten Gelenksrheumatismen. Die Erfolge stellen sich hier wohl in der Mehrzahl der Fälle ein, immerhin werden doch auch ziemlich viele Ausnahmen gesehen. So sahen wir im Einzelfalle bei rezidivierendem Gelenksrheumatismus trotz Tonsillektomie Rezidiven auftreten, ebenso bei rekurrierender Endocarditis rheumatica oder septica. Allen Klinikern sind solche Fälle bekannt.

Eine weitere Frage ist: Welche Beschaffenheit, welche pathologische Veränderung in den Mandeln bietet die Indikation zu ihrer Entfernung? Gelegentlich sahen wir chronische oder auch mehr akute Veränderungen an den Mandeln, häufig aber auch gar keine und auch nach Entfernung der Mandeln konnte an ihnen nichts Abnormes gefunden werden. Ein Fehlen objektiven Befundes an den Mandeln ist daher kein Grund diese nicht zu entfernen. Hingegen liefert die Anamnese, falls sie besagt, daß eine Angina einem Gelenksrheumatismus, einer Endokarditis oder einer Nephritis vorausgegangen ist, die sichere Indikation zu ihrer Entfernung.

Seitdem die Lehre von der Oralsepsis aufgestellt wurde, wird der Mundbehandlung und speziell auch der operativen Entfernung der Wurzelspitzengranulome große Aufmerksamkeit zugewendet. Daß eine schwere Stomatitis, eine schwere Mundbodenentzündung die Quelle einer Sepsis sein kann und dann zum Gegenstand einer konservativen oder chirurgischen Mundbehandlung wird, kann nicht angezweifelt werden. Schwieriger ist es, worauf in einem früheren Kapitel hingewiesen wurde, die Bedeutung der Granulome an den Zahnwurzelspitzen für die Genese der Sepsis zu beurteilen. Fraglich auch, ob es sich in jenen Fällen, wo sie durch Beherbergung des Streptococcus viridans für das Zustandekommen der Sepsis verantwortlich gemacht werden könnten, nicht bloß um eine Eintrittspforte und nicht um eine Einbruchspforte handelt. Speziell in Fällen chronischer Sepsis sahen wir keinen Erfolg von dem Versuch der operativen Entfernung der genannten Zahnwurzelspitzengranulome. Bei der großen Häufigkeit dieser Granulome, bei ihrem multiplen Vorkommen in einem Gebiß, ist es aber auch schwierig, eine Indikation für die Entfernung dieses oder jenes Granuloms zu stellen. Bei der chronischen Sepsis, das möchten wir nochmals betonen, haben wir keinen Erfolg von einer auch radikal durchgeführten Granulomentfernung gesehen.

Damit hätten wir das Wichtigste über die operative Entfernungsmöglichkeit der Einbruchspforte bzw. der Eintrittspforte besprochen. Nochmals muß betont werden, daß die chirurgische Entfernung der Einbruchspforte, auch wenn sie möglich ist und wenn sie gelingt, keineswegs immer Hilfe gegen die Sepsis, die einmal ausgebrochen ist, bringen muß. Nochmals sei darauf verwiesen, daß die primäre und darum in der Regel allein zugängliche Eintrittspforte ausheilen und vollkommen verschwinden kann, und daß dennoch die Sepsis fortbesteht. Daher ist es auch selbstverständlich, daß die operative Entfernung der primären Einbruchspforte nicht Hilfe bringen muß.

Bakterizide und antitoxische Therapie. Sind die Bakterien einmal eingedrungen und haben sie eine Sepsis hervorgerufen, so könnte eine Abtötung der Bakterien innerhalb des kranken Organismus gewiß Heilung bringen. Besitzt doch schon der normale Organismus ein starkes bakterizides Vermögen. Vom Blute ist das seit langem bekannt, und die Bakterizidie des Blutserums ist oft und gründlich studiert worden; sie wurde nur zum Teil auf eine Einwirkung des Serums, zum Teil jedoch auf die Wirkung zerfallender Leukozyten zurückgeführt. Schottmüller war es, der nachgewiesen hat, daß dem Vollblut, zumindest einer Reihe von Bakterien gegenüber, ein stärker bakterizides Vermögen zukommt als dem Serum; auch die Gewebe dürften, ein Umstand der schon oben erwähnt wurde, stark bakterizide Eigenschaften enthalten, wie dies Saxl und Donath für normale Organe in vitro, Singer und Adler für die im Körper befindlichen Organe von Immuntieren gezeigt haben (vgl. S. 28). Auch scheint es, daß zumindest bei schwerer Sepsis die bakteriziden Fähigkeiten des Organismus gelitten haben. Nichts wäre daher näherliegend, als die bakteriziden Funktionen des Organismus durch Einverleibung bakterizider Sera zu stützen oder den eventuellen Ausfall an bakteriziden Fähigkeiten durch Desinficientia zu ersetzen.

Bakterizide Sera erwiesen sich jedoch bei der Sepsis sowie bei anderen Infektionskrankheiten unwirksam. Daher kommen wir sofort auf die chemischen Desinficientia zu sprechen.

Seit Koch, Behring und Ehrlich sind zahlreiche Versuche gemacht worden, septische Infektionskrankheiten durch sogenannte antiseptische Desinficientia zu beeinflussen, obwohl gerade die genannten Meister unseres Faches die Möglichkeit einer inneren Desinfektion auf diesem Wege abgelehnt hatten. Kolloidales Silber, Sublimat, Karbolsäure, dann Farbstoffe, wie das Trypaflavin und das jüngst in Amerika empfohlene Gentianaviolett, Rivanol, ferner Verbindungen von Farbstoffen mit Metallen, wie das von Müller und Edelmann empfohlene Argochrom, ferner das Argoflavin und endlich das gleichfalls in Amerika vielfach verwendete Merkurochrom kommen hier in Betracht. Alle diese Substanzen wurden zunächst als antiseptisch wirkende in die Therapie der Sepsis eingeführt, wenn auch darunter einzelne Autoren nicht die antiseptische Wirkung dieser Substanzen, sondern eine Resistenzerhöhung des erkrankten Organismus nach Einverleibung dieser Pharmaka als Grundlage ihrer therapeutischen Wirksamkeit angenommen haben (Stephan, Bechhold, Siegmund, Rolly, Singer und Adler und andere). Pregl hat von vornherein die Wirksamkeit seiner Jodlösung auf die Resistenzerhöhung des Organismus gegen die Infektion bezogen. In der Tat kann von einer derartigen inneren Sterilisierung durch chemische Therapie keine Rede sein. Zahlreiche klinische Erfahrungen zeigten, daß die Bakterien in peritonealen Exsudaten usw. durch intravenös einverleibte Antiseptika nicht abgetötet werden, ja nicht einmal im kreisenden Blute ließ sich trotz Anwesenheit des einverleibten Antiseptikums ein rascheres Verschwinden der Keime nachweisen, als dieses sonst stattfindet (Saxl und Donath.) Wir schlossen uns daher der Meinung von Siegmund, Stephan und Pregl an, daß die Wirkung dieser Substanzen auf einer Steigerung des Abwehrvermögens der Gewebe beruht, wie wir dies zunächst ganz allgemein bezeichnen wollen. Einen wichtigen Beweis für dieses gesteigerte Abwehrvermögen der

Gewebe durch Einverleibung der hier in Rede stehenden Substanzen erbrachten wir durch den Nachweis der prophylaktischen Wirkung der genannten Stoffe: Wir konnten (gemeinschaftlich mit Kelen) Kaninchen durch Vorbehandlung mit Trypaflavin und Argochrom gegen eine nachfolgende Infektion mit Staphylokokken oder Bacterium coli schützen. Es lag hier eine ähnliche unspezifische Schutzwirkung vor, wie sie R. Pfeiffer und Isaeff bei Meerschweinchen durch Normalseruminjektion gegen Cholerainfektion ausgeübt haben. Reiter konnte durch Vorbehandlung mit Pneumokokken eine allerdings nur kurz dauernde depressorische Immunität erzielen. Bechhold konnte mit kolloidalem Silber, ferner mit einer Reihe anderer kolloidaler Substanzen, so mit dem Schutzkolloid des kolloidalen Silbers, dem Kaseosan, Heil- und Schutzwirkung bei Mäusen gegen Paratyphus erzielen; andere Kolloide, speziell auch Eiweißkörper, hatten hingegen schwächere Wirkung; erwähnenswert sind allerdings auch die negativen Befunde von Kolle und Schloßberger, die durch Normalserum bei Meerschweinchen keine Schutzwirkung gegen Diphtherie erzielen konnten. Sehr bemerkenswert sind die Befunde von Gustav Hofer, der durch intraperitoneale und subkutane Injektion von Malachitgrün Meerschweinchen gegen Sepsis schützen konnte. Vielleicht gehören auch die Versuche Walbums hieher, der Mäuse durch Metallsalzinjektionen gegen Paratyphusinfektionen schützen konnte. Endlich hat Teilhaber gleichfalls eine schützende Wirkung von Argochrominjektionen, die er gleichzeitig mit Novoproteininjektionen bei Kaninchen machte, gegen eine nachfolgende Staphylokokkeninfektion beobachtet.

Wir haben hier etwas weiter ausgegriffen, um neuerdings zu zeigen, daß die chemische Therapie keine ätiologisch eingestellte rein desinfizierende Therapie ist; sie ist nur eine Form der unspezifischen Therapie, auf die wir später in dem betreffenden Abschnitt zurückkommen werden. In ähnlichem Sinne haben sich Adolf Feldt und Alix Schott für die Rolle des Retikuloendothels beim chemotherapeutischen Heilungsvorgang ausgesprochen und die überragende Bedeutung des r. e. Systems beim Zustandekommen der Heilwirkung des Salvarsans, des Chinins usw. anerkannt. Ähnlich auch in diesem ausführlichen Referate Schloßberger. Klaus, W. Jungeblut vermutet, daß die in vitro inaktive Form chemotherapeutisch wirksamer Substanzen durch das r. e. System im Körper in die aktive Form übergeführt wird.

Es gibt demnach keine direkt wirkende bakterizide Therapie, sei es nun in Form bakterizid wirkender Sera oder chemischer Desinficientia, die sich gegen die Sepsis richten würde.

Noch müssen wir in diesem Zusammenhang auf die Frage eingehen, ob es gelingt, durch Vakzinierung bei der Sepsis die bakteriziden oder antitoxischen Eigenschaften zu erhöhen. Zunächst möchten wir eine rein praktische Bemerkung machen: Die Vakzinierung bei der Sepsis, sei es nun mit auto- oder polyvalenter Vakzine, wird heute vielfach mit Recht als spezifisches Vorgehen abgelehnt, da eine weitere Okulation mit Bakterien bei der Sepsis wohl überflüssig erscheint. Dann aber sind in letzter Zeit vielfach Stimmen laut geworden (Finkelstein und andere), und wir möchten uns dieser Anschauung anschließen, daß die Vakzinetherapie überhaupt keine spezifische Therapie ist, auch wenn sie aus artgleichen Bakterien, ja selbst aus Autovakzinen hergestellt ist. Die Vakzinierung ist eine unspezifische Maßnahme, und wir wollen sie im Zusammenhang mit den anderen therapeutischen Eingriffen dieser Gruppe besprechen.

Antitoxische Sera. Erscheint demnach eine ausgiebige therapeutische Beeinflussung der Bakterizidie weder auf spezifischem, noch, wie wir dies hier vorwegnehmend feststellen wollen, auf unspezifischem Wege innerhalb des sepsiskranken Organismus möglich zu sein, so sind jene Versuche zu erwähnen, die mit antitoxischen Seris durchgeführt wurden. Nach sonstigen Erfahrungen bei Infektionskrankheiten scheint ja die Wahrscheinlichkeit, durch antitoxische Sera therapeutisch zu helfen, viel größer zu sein als die, durch bakterizide Sera einen Effekt zu erzielen. Jedoch muß von vorneherein festgestellt werden, daß, wie oben erwähnt wurde, die nähere Natur jener Toxine, um die es sich bei der Sepsis im allgemeinen handelt, speziell der Strepto- und Staphylokokken, unbekannt ist. Den früheren Mißerfolgen von anderer Seite wurden nun neuerdings von Warnekros und seinen Mitarbeitern an einem größeren Material, von Herrmann und Heidler an einem kleinerem Material, Erfolge mit Streptokokkenserum bei Sepsis mitgeteilt. Wir selbst haben jedoch keine sicheren Erfolge von der Serumbehandlung gesehen. Auch Rekonvaleszentenserum von Frauen, welche an Puerperalsepsis gelitten haben, wurden gegen Sepsis verwendet.

Eine Reihe von Autoren empfehlen, menschliches Serum zu verwenden, das von gesunden Personen stammt, die mit der Vakzine des jeweiligen Sepsiserregers vorbehandelt worden waren. Da wir die Vakzinebehandlung in oben angeführtem Sinne und in diesem Falle auch nur als unspezifische Behandlung ansehen können, handelt es sich hier nicht um eine antitoxische Wirkung im strengen Sinne (Wiethe, Schönbauer).

All diese Formen der Serumeinverleibung haben unspezifische Nebeneffekte, die gleichfalls in Betracht kommen.

2. Symptomatische Therapie

Diese soll hier nicht ausführlich wiedergegeben werden, da sie Allgemeingut der Ärzte ist. Nur auf einige Fragen soll hier eingegangen werden.

Die Ernährung soll den Kräfteverfall möglichst hintanhalten. Bei der bestehenden Inappetenz ist dies oft eine schwierige Aufgabe für die Patienten wie für den Arzt. Gegen die Appetitlosigkeit helfen die Stomachika in den seltensten Fällen. Die Darreichung von Alkohol in großen Mengen ist in der Behandlung der Sepsis sehr beliebt. Ein Allheilmittel oder auch nur ein Heilmittel von häufiger Wirkung ist sie gewiß nicht. Aber in manchen Fällen scheint sie doch von Wichtigkeit zu sein. Jungmann beschrieb kürzlich einen Fall von Heilung einer chronischen Sepsis durch Lebertherapie. Wir sahen bei Verfütterung von Leber in einzelnen Fällen leichterer Sepsis mit schwerer Anämie da und dort eine Besserung der Anämie und des Kräftezustandes. Bei schwerer chronischer Endokarditis haben wir keine Einwirkung gesehen.

Der Behandlung des Herzens und des Kreislaufes wenden wir unser größtes Augenmerk zu. Die toxische Tachykardie bei der Sepsis und der Endokarditis ist durch Digitalis nicht zu beeinflussen. Bei der Sepsis hilft die Digitalis nur beim versagenden Herzen. In mehr chronischen Fällen kann die Tachykardie gelegentlich durch Physostigmin beseitigt werden. Bei Kreislaufschwäche versuchen wir Strychnin, Pituitrin, Adrenalin, Ephedrin usw.

Unterdrückung des Fiebers mit kühlen Packungen wird wohltuend empfunden und ist bei stärkeren Temperaturen stets angezeigt; auch von der antifebrilen Wirkung des Pyramidons sahen wir in der Regel Gutes; häufig wird es wegen der lästigen Schweiße schlechter vertragen als Chinin. Den Eindruck einer Schädigung durch Antipyrese haben wir nie gehabt.

Gegen die Anämie werden außer Arsen und der oben erwähnten Leber gelegentlich Bluttransfusionen gemacht, die speziell bei Thrombopenie strenge indiziert und in der Regel von gutem Erfolg begleitet sind (Jagić). Eine direkte Einwirkung der Bluttransfusion auf die Sepsis glauben wir nicht annehmen zu können.

3. Unspezifische Therapie

Oben wurde angeführt, daß die unspezifische Therapie nur im gewissen Sinn eine symptomatische Therapie ist, in anderer Hinsicht kommt ihr jedoch die Bedeutung einer kausalen Therapie zu; insofern nämlich, als sie in Funktionen des Körpers eingreift, deren Störung zum Wesen der septischen Erkrankungen gehört.

Die unspezifische Therapie — wie wir sie heute beurteilen — wird auch als Reiztherapie bezeichnet. Dieser Ausdruck trifft nicht das Wesentliche, ganz abgesehen davon, daß vieles gereizt, anderes gelähmt wird, z. B. die Magensaftproduktion, die Nierentätigkeit, der Blutdruck usw. Besser wäre es, von einer Schädigungstherapie zu sprechen: Denn bei jedem „unspezifischen Reiz" setzen wir eine gewisse Schädlichkeit voraus. Allein wir wissen, daß speziell die Lage der Infektionskrankheiten sich unter solchen Schädlichkeiten günstig gestalten kann. Der infektionskranke Organismus kann aus den Abwehrvorgängen profitieren, die durch eine derartig therapeutisch gesetzte Schädlichkeit hervorgerufen werden.

Wollen wir demnach über das Wesen der unspezifischen Therapie sprechen, soweit uns etwas darüber bekannt ist, so müßten wir eigentlich auf das ganze Problem der unspezifischen Therapie zu sprechen kommen: auf die Frage der unspezifischen Reize sowie der unspezifischen Abwehrvorgänge. Hierüber wurde in dem IV. Kapitel viel gesprochen, und es sei daher nur kurz darauf verwiesen. Hier wollen wir ausschließlich auf Momente zu sprechen kommen, die für die Therapie von Bedeutung sind.

Eine der wichtigsten Tatsachen, die als Grundlage für die Wirksamkeit der unspezifischen Therapie bei Infektionskrankheiten gelten kann, scheint in der Beobachtung gelegen zu sein, daß eine Infektionskrankheit durch eine zweite dazutretende geheilt werden kann. So wurde beobachtet, daß ein Typhus durch eine hinzukommende Malaria oder Meningitis geheilt werden kann. Daß die Lues und ihre Nachkrankheiten durch Malaria geheilt werden könne, ist bekanntlich einer der bedeutendsten therapeutischen Fortschritte der Medizin, welcher sich an den Namen Wagner-Jauregg knüpft. Das Asthma bronchiale, welches zwar keine Infektionskrankheit sensu strictiori ist, aber doch heute sehr häufig als allergische Erkrankung aufgefaßt wird, kann durch eine fieberhafte Krankheit geheilt werden. Hier sehen wir demnach deutlich, wie eine so bedeutende Schädlichkeit — das Hinzutreten einer zweiten Infektionskrankheit zur ersten — heilend wirken kann. Diese Beobachtung wird dadurch nicht gestört, daß unter Umständen das Gegenteil eintritt und ein zweiter Infekt, welcher zu dem ersten hinzutritt, diesen auch verschlechtern kann: Diphtherie und Scharlach.

So erkennen wir, daß ein eigenartiges Zusammenspiel von krankmachenden und abwehrenden Kräften in der einen Gruppe von Erkrankungen zur Heilung führt; in der anderen Gruppe handelt es sich um ein Widerspiel, das die Immunitätslage verschlechtert. Unter die gleichen Beobachtungen unspezifischer Abwehrvorgänge möchten wir auch die folgenden rechnen, die wir des öftern gemacht haben: Kranke mit septischer Allgemeininfektion neigen häufig wenig dazu, eine andere Infektion zu bekommen. Wir beobachteten Sepsiskranke durch Monate, ohne daß sie sich von ihrer Umgebung mit Grippe, Bronchitis usw. infizierten; speziell zu Grippezeiten ist uns das aufgefallen. Diese Beobachtung möchten wir natürlich als eine nur ganz vorläufige mitteilen und zu ihrer Nachprüfung auffordern.

In diesem Zusammenhang sei auch nochmals auf die unspezifische Wirkung des Operationsvorganges hingewiesen: Von der Narkose abgesehen, sind es hier Vorgänge im Organismus selbst, die unter Umständen heilend auf ein Leiden einwirken. Ähnliches gilt von der Lichttherapie, speziell auch von der Röntgentherapie, sofern diese als unspezifische Therapie in Betracht kommt, wie das z. B. beim Asthma bronchiale der Fall ist. Auch hier sind es nur Vorgänge im Körper selbst, die unspezifisch heilend einwirken können. Um hier einige Beispiele anzuführen: Mancher der allerdings seltenen Erfolge einer Tonsillektomie, Appendektomie, Cholezystektomie bei septischen Allgemeininfektionen ist als ein im angeführten Sinne unspezifischer therapeutischer Vorgang aufzufassen; ebenso die Lichttherapie der Exsudate seröser Häute, wobei es bekanntlich gleichgültig ist, welcher Körperteil bestrahlt wird. Das gleiche gilt von der Röntgentherapie des Asthma bronchiale usw.

Hiermit sind wir eigentlich schon in das Problem der unspezifischen Therapie vorgedrungen, und es ist von vornherein klar, daß es zunächst nicht so sehr darauf ankommt, welchen Faktor der unspezifischen Therapie wir verwenden, ob es z. B. Bestrahlung, operatives Vorgehen, etwa im Sinne der Bierschen Kauterisation, oder aber die Einverleibung von Medikamenten ist. Gewiß sind hier Unterschiede in der Reaktion, die der Organismus gegen alle diese Eingriffe aufbringt: Aber der Weg, die Richtung, in welcher sich diese Therapie auswirkt, ist prinzipiell der gleiche, und wir haben uns zu fragen, was diese Eingriffe unspezifischer Natur im Organismus hervorrufen.

Manche sprechen von einem unspezifischen Reiz; wir sprachen im allgemeinen von „Schädlichkeit". In welchem Sinn wirkt sich nun diese Schädlichkeit aus? Es muß von vornherein gesagt werden, daß diese Reize und Schädlichkeiten verschieden stark oder schwach sein können, daß sie nicht bei allen Formen der Therapie nachweisbar sind, daß sie gewiß auch nicht bei Gesunden und Kranken und auch hier wieder bei verschiedenen Krankheiten nicht völlig gleich sind. Man denke nur an die pyrogenetische Wirkung der Milchinjektion, die Saxl bei verschiedenen Fieberkranken, R. Schmid bei anderen Krankheiten sehr wechselnd fanden. Wenn wir das ganze Gebiet überblicken, so lassen sich doch eine Reihe von prinzipiellen Einwirkungen feststellen, die bei den verschiedenen Formen der spezifischen Therapie zwar nicht immer vorkommen, aber doch mit solcher Häufigkeit, daß wir sie als zum Wesen derselben gehörig auffassen dürfen.

Allerdings ist es unmöglich, im Rahmen dieser kurzen Besprechung auch nur einigermaßen eingehend auf die zahlreichen Beobachtungen über unspezifische Therapie zurückzukommen, welche in der Literatur der letzten Jahre niedergelegt wurden, und wir müssen uns mit einer kurzen Aufzählung begnügen. Im allgemeinen hat diese Therapie weder zu einem Organ noch zu einer Krankheitsursache eine ausschließlich spezifische Beziehung; daher der zutreffende Name: unspezifische Therapie. Sie greift verschiedentlich in den Geweben und Säften an. Mit Siegmund möchten wir annehmen, daß die Einwirkung auf das r. e. System, das ja vielfach im Körper verbreitet ist, als einer der wichtigsten Angriffspunkte gelten darf. Mattausch spricht im gleichen Sinne von einer Mesenchymtherapie. Siegmund fand nach Einverleibung von Kaseosan, Farbstoffen, kolloidalen Metallen usw. eine Vermehrung und Anschwellung der r. e. Zellen. Wir selbst haben uns gleichfalls von dieser Einwirkung auf das Retikuloendothel überzeugen können. Wir sehen z. B. nach Trypaflavininjektionen eine starke Anschwellung und Vermehrung der Kupfferschen Sternzellen. Wenn diese Einwirkung auf das r. e. System auch in den Vordergrund zu stellen ist, so soll natürlich nicht geleugnet werden, daß auch andere Zellen und wohl erst indirekt über diese die Säfte des Körpers beeinflußt werden. In diesem Sinne spricht Weichhardt bekanntlich von Protoplasmaaktivierung und Leistungssteigerung, wobei er an omnizelluläre Protoplasmaaktivierung denkt. Starkenstein spricht von omnizellulärer

Therapie, v. Groer sieht den Angriffspunkt der Therapie in den Organen im Gegensatz zur humoralen Therapie und spricht von ergotroper Wirkung. Zimmer schuf den Namen der Schwellenreiztherapie, da sie auf Erhöhung des Schwellenreizes für Resistenz und Reagierfähigkeit beruht. Es kann jedoch nicht verschwiegen werden, daß einzelne Autoren nicht nur die zelluläre Beeinflussung in den Vordergrund, sondern letztere neben die humorale stellen, wie H. H. Meyer und Luithlen, welche das Hauptgewicht ganz allgemein in eine Veränderung der Kolloide verlegen und von einer Kolloidtherapie sprechen.

Die Einwirkung auf die Zellen im allgemeinen, auf die des r. e. Systems im besonderen, möchten wir mit vielen Autoren als eine der wichtigsten Faktoren der unspezifischen Therapie bezeichnen. Haben wir doch auch oben davon gesprochen, daß es dieser Therapie eigentümlich ist, daß sie an keinem bestimmten Organ angreift. Wie aber steht es nun mit der „Herdreaktion"? Die Herdreaktion ist natürlich nur beim Kranken möglich; wir begegnen ihr bei tuberkulösen Herden in der Lunge, im Darm, bei Gelenkserkrankungen aller Art; aber auch um Hautaffektionen herum, speziell um Furunkel, wurden Herdreaktionen gesehen, desgleichen bei gonorrhoischer Epidydimitis, ferner bei Gelenksaffektionen aller Art, bei welchen durch Injektionen, aber auch durch Bäder Herdreaktionen hervorgerufen werden können. Die Herdreaktion kann entweder alleiniger Ausdruck dafür sein, daß die im Krankheitsherd (Gelenke, Geschwüre usw.) sensibilisierten Zellen auf den unspezifischen Eingriff stärker reagieren, oder aber diese Reaktion wird noch unterstützt durch die Allgemeinreaktion. Im ersten Fall dürfen wir wohl heute mit Recht annehmen, daß die im Entzündungsherd befindlichen Zellen auf alle möglichen Reize stärker reagieren, im zweiten Fall, daß zelluläre Gebilde und solche humoraler Art, welche außerhalb des Entzündungsherdes ihren Ursprung haben können, z. B. Knochenmark, Milz, Leber usw., in den Herd gelangt sein können. Jedenfalls spricht die Herdreaktion zunächst nicht gegen die Auffassung von der in erster Linie zellulären Einwirkung der unspezifischen Therapie. Sie spricht aber auch nicht gegen die Allgemeineinwirkung auf Zellen, gegen das Fehlen einer bestimmten Organeinwirkung und gegen das Unspezifische dieser Therapie.

Wie drückt sich die Allgemeinreaktion der unspezifischen Therapie am Kranken aus? Es ist dies in verschiedener Weise der Fall; es kann Fieber, eventuell auch Schüttelfrost auftreten. Schon oben wurde angeführt, daß diese Reaktion von der jeweiligen Fieberlage abhängt. Blutveränderungen physikalischer, chemischer und endlich morphologischer Natur können gleichfalls der Ausdruck der unspezifischen Allgemeinreaktion sein; diese Erscheinungen lassen sich beim Kranken von der gleichzeitigen Beeinflussung durch eine Herdreaktion nicht immer trennen. Da sie jedoch auch beim gesunden Menschen oder Tier auftreten, müssen wir sie als Allgemeinreaktion gelten lassen. Als solche Reaktion wurden beobachtet: morphologische Blutverschiebungen im Sinne auftretender Monozytose (R. Schmidt), ferner Linksverschiebung des Blutbildes (Latzel), vermehrte Senkungsgeschwindigkeit, gesteigerte Blutgerinnung (van den Velden, Frisch und Starlinger), Verschiebungen im Eiweißbild (Berger und Dörr), Auftreten von Zellabbauprodukten im Blut (Freund und Gottlieb), Auftreten von Aminosäuren im Blut (I. Donath und Heilig) usw. Außerdem sind hier noch einzureihen Antikörperbildung und Freimachung von Antikörpern, ebenso Bildung und Auftreten von Fermenten, Beeinflussung des vegetativen und zentralen Nervensystems, Gefäßwirkungen, Beeinflussungen des Wärmehaushaltes und des Stoffwechsels, speziell des Eiweißabbaues in der Leber, Drüsentätigkeit usw.

Wir haben hier nur einen ganz kurzen Überblick über die Erscheinungen gegeben, welche bei der unspezifischen Therapie beobachtet wurden. Die hier angeführten Erscheinungen und Beobachtungen sind zum Teil geeignet, die theoretische Basis für die Wirkung der unspezifischen Therapie bei den Infektionskrankheiten, speziell bei der Sepsis, abzugeben. In der Einwirkung dieser Substanzen auf die Zellen der Gewebe, der Gefäße, den Nervus sympathicus sehen wir eine Einwirkung, die im gewissen Sinne gleichzustellen ist der Wirkung des septischen Infektes und ihr parallel läuft. Während aber bei einem Infekt noch die offenbar intensivere unspezifische und auch die spezifische Wirkung des septischen Infektes dazukommt und durch diese die Abwehrkräfte nicht nur angeregt, sondern auch gelähmt werden, scheint durch die unspezifische Therapie eine derartige Lähmung zumindest nicht in diesem Ausmaße stattzufinden. Hingegen kommt es zu einer Steigerung der Abwehrkräfte, die zunächst der Hauptsache nach unspezifisch ist und es wohl bleibt, aber doch, wenn auch nur zum geringen Teil, wie jeder unspezifische Vorgang bei Fortdauer des Infektes in einen spezifischen übergehen kann (Näheres S. 29).

Wir kommen nun zur Anwendung der unspezifischen Therapie bei der Sepsis. Über die theoretische Begründung dieser Therapie haben wir im vorstehenden einiges erwähnt. Zu ergänzen sind diese kurzen Darstellungen dadurch, daß es wiederholt verschiedenen Autoren gelang, Tiere durch Vorbehandlung mit den Pharmazis dieser Gruppe vor einer allerdings künstlichen Infektion zu schützen: So gelang es Pfeiffer und Isaeff, Tiere durch Vorbehandlung mit Normalserum gegen Cholerainfektion zu schützen. Bechhold und unsere eigenen Versuche, Gemeinsam mit Kelen (6) die hierher gehören, haben wir auf S. 119 erwähnt. Auch therapeutische Erfolge am erkrankten Tier wurden zunächst im Experiment beobachtet. Aus Versuchen von Neufeld und Schiemann bei Mäusen und Meerschweinchen geht eindeutig hervor, daß eine frühzeitige Behandlung der septischen Allgemeinerkrankung bei Pneumo-, Strepto- und Staphylokokkeninfektionen mit Argochrom- und Trypaflavininjektionen von Erfolg sein kann. Die Behandlung setzte fünf Minuten bis vier Stunden nach der Infektion ein. Bemerkenswert und über die Bedeutung eines Tierexperimentes hinausgehend, sind die Mitteilungen von Michalka, der bei Pferden, die während der aktiven Immunisierung gegen Milzbrand durch Überdosierung erkrankten, durch subkutane und intravenöse Injektionen von Argochrom Entfieberung und Heilung herbeiführen konnte. Man kann daher nicht bestreiten, daß die theoretische Grundlage für die Berechtigung, die unspezifische Therapie bei Sepsis zu verwenden, gegeben ist. Wie steht es nun mit den klinischen Erfahrungen?

Zunächst: Welche unspezifisch wirkenden Substanzen und Prozeduren sollen wir verwenden? Wir wollen uns hier recht kurz fassen. Von Eiweißpräparaten sahen wir keinen Erfolg, eher einen Schaden insofern, als das Eiweiß von den Septischkranken schlecht vertragen wird. Wir finden uns hier in Übereinstimmung mit Matthes. Auch Vakzinen aller Art halten wir für keine erfolgreiche Therapie. Die Eigenblutinjektionen, die sich bei lokalen Hautaffektionen usw. bewährt haben, haben keinen Einfluß auf den septischen Prozeß. Transfusionen von Blut sind gleichfalls ohne nennenswerte Wirkung, müssen jedoch in dem Falle als indiziert bezeichnet werden, wo eine Thrombopenie oder hochgradige Anämie vorliegt. Transfusionen mit vakziniertem Blut wurden da und dort empfohlen. Größere Nachprüfungen liegen nicht vor. Die oben erwähnten Operationen, die Tonsillektomie, Appendektomie, Cholezystektomie, ferner Zahnextraktionen werden natürlich nur bei Erkrankungen der betreffenden Organe durchgeführt; eine Indikation zur Durchführung einer „unspezifisch wirkenden Operation" kann man noch nicht gelten lassen. In diese Gruppe gehört aber wohl die neuerdings von Bier [1]) empfohlene Kauterisation des Unterhautzellgewebes. Die Röntgen- und sonstige Lichtbehandlung der Sepsis kann gleichfalls nicht als erfolgreich bezeichnet werden. Selbst leichtere Fälle von akuter oder chronischer Sepsis reagieren auf natürliches Sonnenlicht, das kürzer oder länger auf sie einwirkt, in ungünstiger Weise mit stärkerer und oft nachhaltiger Fieberbewegung. Das gleiche gilt von warmen Bädern.

Auch die jodhaltigen kolloidalen Substanzen, das Yatren und Mirion, sind unwirksam. Bier hat in letzter Zeit die intravenöse Injektion verwendet, die selbst in den von ihm vorgeschriebenen homöopathischen Dosen Schüttelfröste hervorruft.

Am häufigsten werden in der Therapie der Sepsis die sogenannten Antiseptika verwendet, das kolloidale Silber, Kollargol, Elektrokollargol, Trypaflavin, Argochrom, Argoflavin, Merkurochrom, Pregl-Lösung usw. Wenn nun diese Mittel die am meisten in Betracht kommenden sind, welches sollen wir wählen? Das ist schwer zu sagen. Jede der hier erwähnten Substanzen hat Vor- und Nachteile: Das Elektrokollargol macht leicht Schüttelfröste, die jedoch auch bei den andern Metallpräparaten dieser Gruppe nicht selten sind. Die metallischen Präparate

---

[1]) **Friedberger** und F. **Hoder** fanden im Tierexperiment bei septischer Infektion keine Einwirkung der Kauterisation auf den Verlauf des Infektes. — In dem jüngsten Bericht aus der **Bierschen** Klinik über das von dort aus empfohlene, hier in Rede stehende Verfahren werden die Heilerfolge bei bestehender Endocarditis lenta als recht unbefriedigend mitgeteilt. Bei fehlender Endokarditis werden befriedigende Erfolge beobachtet.

machen auch leicht Venenthrombosen. Das Trypaflavin hingegen führt bei halbwegs stärkerer Dosierung zu Übligkeiten und Magenbeschwerden. Manche Autoren neigen dazu, einzelnen injizierten Substanzen eine besondere, sozusagen spezielle Wirkung bei der Sepsis zuzuschreiben: So treten manche Autoren besonders für die Introcidininjektion bei Sepsis ein, der Otologe Fleischmann für Trypaflavin, dem er nachrühmt, in den Liquor überzugehen. Wiederholte Injektionen sind oft notwendig, zeitweilig sogar sehr viele große Serien, daß wir auf diese Weise einen dauernden Reiz auf die Abwehrorgane ausüben. Alle die genannten Injektionen üben auch eine Schutzwirkung gegen eine ausbrechende Sepsis aus und sind bei Phlegmonen, Abszessen usw. angezeigt.

Eine Verbesserung der intravenösen Therapie glaubten wir in folgender Anordnung zu sehen, die wir als Blockierungstherapie bezeichnet haben. Wir konnten, wie oben erwähnt wurde, zeigen, daß verschiedene Injektionen, die zehn Minuten vorher einer intravenösen Injektion vorausgeschickt wurden, durch akute Blockierung der Abwehrorgane eine längere Verweildauer der nachfolgenden injizierten Substanzen im Blute erzeugen können. Für praktische Zwecke hat sich hier speziell Pituitrin (wir verwendeten 1 cm³ Pituisan Sanabo oder Pituglandol) bewährt, das zehn Minuten vor der intravenösen Injektion subkutan appliziert wurde. Gehen wir so vor, daß wir zuerst die Pituisaninjektion machen und später ein Antiseptikum, z. B. Argochrom oder Trypaflavin, injizieren, so konnten wir ursprünglich feststellen, daß die Bakterizidie des Blutes eine höhere ist. Anfänglich nahmen wir an, daß diese höhere Bakterizidie des Blutes durch ein länger kreisendes Antiseptikum im Blut bedingt wird; dieses findet auch statt, wie wir nachweisen konnten, ist jedoch kaum ein Hauptgrund für eine gesteigerte Antisepsis; es handelt sich, wie wir oben ausgeführt haben, überhaupt nicht um eine desinfizierende Wirkung des Antiseptikums, sondern um eine verstärkte Anregung der bakteriziden Kräfte, eventuell um die oben erwähnte Ausschwemmung von Immunkörpern. Wir haben heute die Vorstellung, daß die blockierende Injektion (das Pituitrin) ein länger kreisendes Antiseptikum in der Blutbahn bedingt. Hierdurch wird das sogenannte Antiseptikum von den Hauptabfangorganen, der Leber und Milz, abgedrängt und zum Teil von anderen r. e. Zellen abgefangen. Auf diese Weise wird die reizende Wirkung des Antiseptikums sozusagen einer vergrößerten zellulären Oberfläche zugeführt.

Einer besonderen Form der unspezifischen Therapie, des Terpentinabszesses, müssen wir hier noch gedenken. Nach vorangegangenen französischen Angaben haben Jacob und Wendt in Deutschland diese Therapie bei Sepsis empfohlen. Auch wir hatten Gutes von ihr gesehen: Subkutan wurden 2 bis 3 cm³ Terpentin (in den Oberschenkel) injiziert. Es kommt zur Abszeßbildung und zur Leukozytose mit starker Linksverschiebung, in deren Gefolge nicht selten eine Besserung der Sepsis eintritt. Endlich müssen wir auch der schon oben erwähnten diätetischen Lebertherapie gedenken. Jungmann hat hier über einen Erfolg bei ulzeröser Endokarditis berichtet und ihn auf Einwirkung der verfütterten

Leber auf das r. e. System zurückgeführt. Gelegentlich sahen wir auch einen günstigen Einfluß der Lebertherapie auf das Fieber, auf den Appetit und auf die Anämie bei leichteren Formen der Endokarditis. Die Darreichung geschieht in üblicher Weise in Form von 300 g magerer Leber; schwer erkrankte Endokarditiker können jedoch die Leber in der Regel nicht essen und müssen Präparate, wie Hepatopson, Procythol usw., nehmen.

Die klinischen Erfahrungen, die mit diesen Mitteln bei Sepsis erzielt wurden, sind nicht einheitlich. Neben absoluter Ablehnung finden sich Anhänger dieser Therapie. Große Statistiken liegen nicht vor; mit kleineren ist bei der geringen Vergleichsmöglichkeit der einzelnen Sepsisfälle untereinander nicht viel zu beginnen. Wir möchten vielleicht unsere Erfahrungen auf dem Gebiete der Sepsiskranken auch hier wieder so formmulieren, wie dies der eine von uns (5) getan hat (S. 34): „Bei ganz akut und foudroyant verlaufender Sepsis kann kaum eine Einwirkung auf den septischen Prozeß ausgeübt werden. Das gleiche gilt von der Endocarditis lenta mit ihrer äußerst ungünstigen Prognose. Dort aber, wo die Sepsis einen wenn auch chronischen so doch benignen Verlauf nimmt, oder aber bei rezidivierender verruköser, gelegentlich auch bei ulzeröser Endokarditis sind wir in der Lage, bei einzelnen Fällen dauernd oder vorübergehend durch Argochrom, durch Trypaflavin usw. das Fieber in einwandfreier Weise herabzusetzen, in wenigen Fällen auch zu entfiebern. Die Zahl dieser Fälle ist keineswegs groß. Dennoch haben wir an ihnen, wie wir glauben, in eindeutiger Weise gesehen, daß eine Beeinflussung des septischen Prozesses durch Antiseptika vorliegt. Demnach sprechen die Tierversuche in eindeutiger Weise und, wie wir meinen, im gleichen Sinne auch die Erfahrungen in der Klinik, wie wir oben erwähnt haben, auch in der Tierklinik für die Wirksamkeit der chemischen Therapie bei Sepsis, wenn wir dies auch in der menschlichen Therapie nur vereinzelt nachweisen können.“

Diese Erfahrungen ergeben auch die Indikationsstellung. Kontraindiziert ist die intravenöse Behandlung bei Emboliegefahr, ferner die Verwendung stark reizender Substanzen bei den Blutbefunden, die an sich schon eine starke Reizung im Knochenmark zeigen; endlich müssen allzu starke Herdreaktionen vermieden werden.

VIII. Die Verlaufsformen der Sepsis

Die septischen Zustände in der inneren Klinik können in folgende Gruppen eingereiht werden:

1. Die akuten Formen der Sepsis: Sepsis acuta und acutissima.

2. Die chronischen Formen der Sepsis: Sepsis chronica, lenta und lentissima.

3. Die septischen Rheumatismen.

4. Die endokarditischen Erkrankungen.

5. Die Agranulozytose.

6. Die akuten Leukämien.

Aus unseren bisherigen Darstellungen geht hervor, daß die Sepsisfälle, denen wir in der internen Klinik begegnen — und von denen der Chirurgen dürfen wir wohl dasselbe behaupten —, als Krankheitsform letzten Endes einheitlicher Natur sind, und wir müssen Schottmüller und Bingold beipflichten, die in ihrem letzten Referat vor einer Verwässerung des Begriffes Sepsis warnen. Es gibt keine septische Angina, keine septische Appendizitis oder Otitis, es gibt nur eine „Sepsis", demnach eine Allgemeininfektion, die von bestimmten Eintrittspforten bekannter oder unbekannter Natur ihren Ausgang nimmt, bei der jedoch die allgemeine Infektion und nicht der lokale Herd das definitive Krankheitsbild formt.

Wenn wir nun, wie dies soeben im vorstehenden geschah, eine Reihe von „septischen Zuständen" angeführt haben, so lassen wir damit den einheitlichen Sepsisbegriff keineswegs fallen; es handelt sich bei den angeführten Zuständen nicht um eine Einteilung in bestimmte Sepsisformen; eine solche Unterteilung ist nach dem heutigen Stand unseres Wissens nicht möglich; in den bisherigen Darstellungen wurden vielfach derartige Einteilungen der septischen Erkrankungen nach der Ätiologie (Staphylokokken-, Streptokokkensepsis usw.) oder nach der Eintrittspforte (puerperale Sepsis, otogene Sepsis usw.) getroffen. Doch ist das im allgemeinen nur eine Einteilung nach äußeren Gesichtspunkten. Die oben angeführte Aufzählung gibt nur eine Reihe von Verlaufsarten der Sepsis wieder, die ein wenn auch unselbständiges klinisches Krankheitsbild darstellt. In diesem Sinne wollen wir die verschiedenen klinischen Erscheinungsformen der Sepsis, die voneinander nicht streng zu trennen sind und vielfach ineinander übergehen und die vielleicht nur dadurch charakterisiert sind, daß ein oder das andere septische Symptom oder die Verlaufsart besonders ausgeprägt ist, getrennt besprechen. Um Wiederholungen zu vermeiden, geben wir eine eingehendere klinische Schilderung der septischen Erkrankung nur in dem Abschnitt: Die endokarditischen Erkrankungen.

1. Die akuten Formen der Sepsis
Sepsis acuta und acutissima

Die akute Sepsis ist ein rasch sich entwickelndes, äußerst gefährliches Krankheitsbild, das in perakuten Fällen in zwei bis drei Tagen zum Tode führt. Ihren Ausgangspunkt nimmt sie sehr häufig von einer Angina tonsillaris oder von einem Tonsillarabszeß. Wohl können auch andere Eintrittspforten einen stürmischen Verlauf der Sepsis bedingen, doch muß das immerhin als seltener bezeichnet werden. Wir brauchen hier wohl nur auf die gefürchteten Furunkel der Lippen hinzuweisen, doch können auch von andern Furunkeln sehr stürmische septische Infektionen ausgelöst werden. Besonders betont muß werden, daß man gelegentlich mangelhafte Eiterbildung an den genannten und anderen Eintrittsstellen der septischen Infektion feststellen kann und so dem Infekt von Haus aus ansieht, daß er zur Quelle einer allgemeinen Sepsis werden könne.

In sehr vielen Fällen sieht der Eiter dieser Eintrittspforten jedoch ganz normal aus und nichts deutet auf das furchtbare Geschick hin, das den Patienten bedroht. Stets müssen wir uns bei derlei Infekten vor Augen halten, daß es sich auch um einen lokalen Eiterprozeß (Abszeß, Phlegmone) handeln kann, von dem aus es zu einer bloßen Begleitbakteriämie gekommen ist. Neben dem klinischen Bild, dem eventuellen Fehlen von Schüttelfrösten und von Gelenksschmerzen, ferner dem eventuellen Fehlen eines schweren Krankheitsbildes kann hier der morphologische Blutbefund entscheiden. Das Fehlen einer stärkeren Linksverschiebung bei Anwesenheit eines lokalen Eiterungsprozesses spricht gegen die septische Allgemeininfektion. Doch kommen bei lokalen Eiterungsprozessen auch schwere septische Blutbilder vor.

Besonderes Interesse verdient es, daß ein lokaler Eiterherd sehr rasch nach seinem Auftreten ein schweres septisches Blutbild machen kann. So beobachteten wir einen Fall einer akut aufgetretenen Lymphangoitis bei einem Panaritium, das zwei, drei Tage bestanden hatte, wo neben Fehlen der eosinophilen Zellen 14% stabkernige Leukozyten festgestellt wurden.

In nicht seltenen Fällen kommt es zur sogenannten postanginösen Pyämie, die speziell von Fränkel bearbeitet wurde: Es kommt durch eine eitrige Tonsillitis oder durch einen Tonsillarabszeß zu einer Phlebitis der Vena jugularis externa. Die Thrombophlebitis kann einen ausgedehnten Bereich der Vena jugularis befallen und reicht oft bis gegen die Vena cava zu. Von dieser Thrombophlebitis aus erfolgt der Eintritt der Bakterien ins Blut. Es treten Schüttelfröste auf, es kommt zu einem sehr schlechten Blutbild, es folgen Lungenabszesse, Empyeme der Pleura und des Perikards, hämorrhagische Diathesen, akute toxische Exantheme, eventuell auch akute Nephritis. Zur Endokarditis kommt es in diesen stürmisch verlaufenden Fällen selten.

Als Erreger sind Strepto- oder Staphylokokken in der Regel im Blut nachweisbar; in nicht wenigen Fällen entsteht d a s B i l d d e r a k u t e n L e u k ä m i e o d e r a b e r d e r A g r a n u l o z y t o s e, a u f d a s wir im folgenden zu sprechen kommen.

Ein seltenes Ereignis ist es, daß es nicht zur Phlebitis und Thrombose der Halsvenen, sondern zu einer Halsphlegmone kommt, die nun auf dem Lymphwege oder entlang der Blutbahn oder als Zellgewebsphlegmone in foudroyanter Weise gegen das Mediastinum, vorschreitet und daß sich nun eine Mediastinitis mit Pleuritis und Perikarditis usw. bildet. Im letzten Fall handelt es sich demnach häufig um eine absteigende Phlegmone.

Die postanginöse Septikämie ist in letzter Zeit vielfach Gegenstand therapeutischer Erörterungen gewesen. Es wurde der Vorschlag gemacht, die thrombophlebitisch erkrankte Vena jugularis zu unterbinden und eventuell zu exzidieren. Es gelang jedoch nur in einer ganz geringen Anzahl von Fällen, die Patienten am Leben zu erhalten, die weitaus meiste Zahl der operierten Patienten ist der postanginösen Pyämie erlegen.

Außer dieser einen Form perakuter Sepsis gibt es noch zahlreiche Formen akuter Sepsis, zum Teil sehr stürmisch, zum Teil weniger heftig verlaufend, von allen möglichen Eintrittspforten ausgehend und durch die verschiedensten Erreger bedingt, mit und ohne nachweisbare Bakteriämie, häufig mit Schüttelfrösten einhergehend, die doch manchmal auch fehlen, mit Gelenksschmerzen, serösen oder eitrigen Gelenksergüssen, ferner mit Pleuritis, Endokarditis, Nephritis, Meningitis, mit Haut- und anderen Metastasen einhergehend; oder aber es lassen sich gar keine Lokalisationen nachweisen, und nur der gelegentlich positive Befund einer Bakteriämie, die Milzschwellung und das septische Krankheitsbild kennzeichnen den in diesen Fällen besonders schweren Verlauf. Die Prognose aller dieser Zustände muß als äußerst ernst bezeichnet werden, wenn auch nicht als so ernst wie die der oben angeführten perakuten Form. Ist es doch allgemein bekannt, daß ein nicht unbeträchtlicher Teil dieser Fälle zur spontanen Heilung kommt. Was die Therapie dieser Fälle anlangt, haben wir in dem Kapitel über allgemeine Therapie ausgeführt, daß wir bei den stürmisch verlaufenden akuten Formen über sicher wirkende therapeutische Maßnahmen nicht verfügen.

2. Die chronischen Formen der Sepsis
(Sepsis chronica, lenta und lentissima)

Neben den akuten Formen der Sepsis mit ihrem stürmischen Einsetzen und foudroyanten Verlauf kennen wir weniger stürmisch verlaufende, subakute und chronische Formen, die mehrere Wochen, Monate und selbst viele Jahre dauern können. Es handelt sich um Sepsisfälle, welche, durch die mannigfaltigsten Erreger bedingt, mit Lokalisation in den verschiedensten Organen einhergehen oder auch nur als Allgemeininfekt verlaufen. Gemeinsam ist diesen chronischen Sepsisbildern der oft schleppende Verlauf; ist keine Endokarditis vorhanden, so besteht häufig ein symptomarmes septisches Bild; der bakteriologische Blutbefund ist oft negativ; der morphologische Blutbefund ist gleichfalls dem häufig schleppenden Verlauf der Sepsis entsprechend nicht immer positiv; nur sehr wiederholte Blutuntersuchungen zeigen an einzelnen Tagen ein septisches Blutbild, während zu anderen Zeiten höchstens die Feststellung einer Lymphozytose als Zeichen einer in dem betreffenden Zeitpunkt wenigstens relativ günstigen Abwehr festgestellt werden kann. Wir glauben in der Überschrift dieses Kapitels eine mögliche Einteilung jener chronischen Sepsisformen gegeben zu haben, denen wir in der Praxis begegnen, und wollen dieser Einteilung folgen. Wir scheiden zwischen Sepsis chronica, lenta und lentissima.

a) **Sepsis chronica.** Es handelt sich um chronische Sepsisformen, die aus einer akuten hervorgehen. Sie stellen die direkte Fortsetzung der akuten Sepsis dar, und die Erscheinungen derselben können mit schwankender Intensität oder auch mit Remissionen Wochen, Monate und Jahre dauern. Löwenhardt, der sich speziell mit den chronischen Formen der Sepsis beschäftigt hat, bezeichnet diese und die ihnen nahestehenden Formen der „Lentasepsis" als Chronioseptikämie. Dieser Name scheint uns jedoch nicht glücklich gewählt zu sein, da die Septik-

ämie, also die Bakteriämie, wie Löwenhardt selbst sagt, keineswegs
ein konstantes Symptom ist. Auch er hat sie in sehr vielen Fällen vermißt.
Das Wichtigste ist der chronische Verlauf nach akutem Beginn. Wir
dürfen diese Form der Sepsis als sekundär chronisch bezeichnen, so wie
wir im Falle des akuten Gelenksrheumatismus von sekundär chronischem
Rheumatismus sprechen und diese Form von der primär chronischen
abgrenzen. Daß der chronische Verlauf dieser Sepsisform auch lange
Intermissionen zeigen kann, wie z. B. bei der rekurrierenden Endokarditis,
ist eine Tatsache, in der wir mit Löwenhardt völlig übereinstimmen.
Diese Remissionen können vollständig sein und dann viele Monate und
Jahre dauern, oder aber es handelt sich nur um Intermissionen. Die
chronische Sepsis kann von einem gleichbleibenden Sepsisherd gespeist
werden, z. B. von einer Cholezystitis, einer chronischen Tonsillitis,
Oestomyelitis usw., oder aber die Sepsisherde können wechseln und durch
neue Metastasen ersetzt werden. Wir haben eine Reihe solcher chronischer Fälle beobachtet, die mit und ohne Bakteriämie einhergingen
und gelegentlich auch zur Ausheilung kamen.

Fall 1. Frl. L. D., 32 Jahre alt. Patientin hat früher schon oft Anginen
gehabt, die mit Schüttelfrost einhergingen; seit 1911 fiebert Patientin unaus-
gesetzt bis heute, also 17 Jahre lang. 1911 Tonsillarabszeß; akute Appendizitis; nachher Appendektomie. 1912 Entfernung der Gallenblase nach chole-
zystitischen Attacken. 1914 Tonsillarabszeß und Tonsillektomie. Streptokokken im Abszeß. Bakteriologische Blutbefunde stets negativ. 1915 und
1916 Kieferhöhleneiterung. 1917 und 1918 ausgedehnte Phlegmone am
Oberschenkel (hämolytische Streptokokken). 1919 wiederholte und lang-
andauernde konfluierende Lungen- und Rippenfellentzündung. 1920 Peri-
tonealmetastasen. 1921 Erythema multiforme. 1924 abermals Peritoneal-
metastasen, die operativ entfernt wurden. 1924 bis 1928 ständige Temperaturen von 37 bis 38,5° ohne lokalisierte Eiterungen. Zeitweise Gelenksschmerzen bei hochgradiger Anämie. Labilität des Herzens und der Gefäße.

Fall 2. Fr. M. F., 40 Jahre alt. Fieber seit 1927 (zwei Jahre). Vorher
bestanden geringe rheumatische Beschwerden. Oktober 1927 Cholezystitis.
Daran anschließend eine rechtsseitige Pneumonie. Dezember 1927 wurde
Bacterium coli im Blut nachgewiesen. Januar 1927 bestand Pyelitis. Später
wiederholte Attacken von Cholezystitis, die seit einem Jahr verschwunden
sind. Jedoch dauern Temperaturen von 37 bis 37,5°, Gelenksschmerzen
ohne lokalen Befund an. Im Blute stets Mono-Lymphozytose.

Fall 3. A. P., 37 Jahre alt. Im Anschluß an eine Geburt trat eine puerperale Sepsis auf, die März, April 1927 bestand. Patientin wurde anscheinend
gesund entlassen. Im Herbst neuerdings septische Erkrankung mit Schüttelfrösten, die 14 Tage bestand. Zeichen von Herzinsuffizienz traten auf: Starke
Tachykardie, Dilatation des Herzens, Leberschwellung. Die Autopsie
ergab eine frisch isolierte ulzerös-verruköse Endokarditis an der Arteria
pulmonalis. Im Blute stets starke Linksverschiebung. Auf den Herzklappen
hämolytische Streptokokken.

b) Sepsis lenta. Neben diesen chronischen Formen, die wir als Fortsetzung einer akuten Sepsis auffassen, gibt es Sepsisformen, die wir von
allem Anfange an als Lentatypus bezeichnen müssen. Ihr Beginn ist
in der Regel ein chronischer, und wir können diese Form der Sepsis mit

dem primär-chronischen Gelenksrheumatismus in gewisser Hinsicht in Parallele setzen. Diese Form der chronischen Sepsis kann mit und ohne Endokarditis einhergehen und wird im ersten Falle als Endocarditis lenta bezeichnet; wie es bei Endocarditis lenta typisch ist, daß es sich um einen einschleichenden Beginn in der Regel mit kryptogenetischer Eintrittspforte handelt, so finden wir auch bei der Sepsis lenta ohne Endokarditis einen einschleichenden Anfang der septischen Erkrankung. Löwenhardt, der diese Form von der Chronioseptikämie nicht trennt und die Endocarditis lenta gleichfalls hierher rechnet, beschreibt einen solchen Fall. Er bezeichnet ihn als Anaemia lenta. Auch wir kennen solche Fälle von häufig subakutem oder chronischem Verlauf und einschleichendem Beginn. In der Anamnese der Endocarditis-lenta-Kranken findet sich häufig akuter Gelenksrheumatismus mit Endocarditis rheumatica und ein ihr folgender Herzklappenfehler; doch kann diese anamnestische Erkrankung auch fehlen und die Erkrankung kann, wenigstens anscheinend, primär-chronisch einsetzen. Die verschiedenen Bakterien, relativ häufig Streptococcus viridans, können diese Sepsisformen bedingen, ohne daß es zur Endokarditis kommen muß, allein sehr häufig dazu kommt. Der bakteriologische Blutbefund ist jedoch auch in vielen Fällen negativ. Der eintönige, oft auf viele Monate sich erstreckende Verlauf kann speziell im Falle der Endocarditis lenta durch embolische Prozesse sich stürmischer gestalten. Der Verlauf des Leidens führt unter zunehmender Anämie und unter den bekannten Erscheinungen mit und ohne Endokarditis verlaufender Sepsis fast stets zum Tode.

c) **Sepsis lentissima.** Als dritten Typus chronischer Sepsis, den wir mit dem Namen Sepsis lentissima bezeichnen möchten, sind viele Fälle zu erwähnen, denen wir mehr minder ausgeprägt recht häufig in der Praxis begegnen, die aber in der Regel nicht als Sepsis gewertet werden. Solche Krankheitszustände können jahrelang dauern. Im Anschluß an eine Angina oder einen sonst als Eintrittspforte zu nennenden eitrigen Prozeß kommt es zu einem langdauernden, oft niedrigen Fieber. Es kann jedoch ein solches Fieber auch auftreten, ohne daß eine Eintrittspforte nachweisbar ist. Das Fieber bewegt sich zwischen 37 und 38° und kann gelegentlich auch höher sein oder durch Perioden höheren Fiebers, auch durch fieberfreie Zeiten unterbrochen werden. Außer dem Fieber bestehen zeitweilig oder dauernd Gelenksschmerzen, gelegentlich mit leichten Gelenksschwellungen, in der Regel ohne solche. Die Diagnose des infektiösen Rheumatismus wird hier gestellt, obwohl vom Rheumatismus nichts Objektives zu sehen ist. Zur Lokalisation der Sepsis, zur Metastasenbildung kommt es nicht. Die Patienten haben im Blut, entsprechend dem leichten Verlauf der Sepsis, nur zeitweise eine schwache Linksverschiebung, bei deutlicher Monolymphozytose. Dieser Blutbefund läßt sich oft nur bei wiederholter Blutuntersuchung erheben. Eine stärkere Anämie fehlt, und dieser Umstand trennt diesen Typus, den wir als Sepsis lentissima bezeichnen, von jenem oben erwähnten der Sepsis lenta. Der Verlauf ist häufig ein gutartiger, und das septische Zustandsbild kann auch nach jahrelangem Bestehen schwinden. Bei einer Reihe von Fällen, die wir seit Jahren in unserer Beobachtung haben, konnten wir jedoch ein Schwinden des Fiebers nicht beobachten.

Fall 4. Frau E. J., 38 Jahre alt. Seit drei Jahren besteht Fieber 37° bis 37,5° mit Gelenksschmerzen ohne nachweisliche Veränderungen an den Gelenken. Nach dem ersten Krankheitsjahr trat eine schwere Tonsillitis lacunaris auf, welche zur Tonsillektomie führte, die aber ohne Einfluß auf das Fieber blieb. Tuberkulinreaktionen stets negativ. Sonstiger somatischer Befund negativ. Kein Milztumor. Im Blute nur zeitweise Mono-Lymphozytose bei geringer Anämie.

Die Differentialdiagnose hat gerade bei dieser letztgenannten Form der Sepsis sehr sorgfältige Arbeit zu leisten. Wir müssen chronische Infektionen mit Tuberkulose, Syphilis, Malaria usw. ausschließen. Ferner sind alle lokalisierten Prozesse ohne septisches Allgemeinbild, wie Pyelitis, Genitalaffektionen, Osteomyelitis, Cholezystitis, Appendizitis, auszuschließen. Sehr wichtig ist es auch, Lymphogranulomatose auszuschließen. Ferner hat Edelmann in letzter Zeit ein Krankheitsbild beschrieben, das mit hypochromer Anämie, mit leichten Fiebersteigerungen, mit einem positiven Befund von Protozoen, die er als Einschlüsse in den roten Blutkörperchen fand, einhergeht. — Endlich muß betont werden, daß wir in einzelnen Fällen, offenbar unter Einwirkung des langdauernden Fiebers, nach jahrelangem Bestehen des septischen Zustandes Hylusdrüsentuberkulose oder andere tuberkulöse Affektionen auftreten gesehen haben. Man darf sich hier nicht in der ursprünglichen Annahme beirren lassen, daß es sich hier um eine Allgemeinsepsis handelt. Die Sepsis hat hier ältere tuberkulöse Herde mobilisiert, so etwa wie die unspezifische Therapie bei disponierten Individuen tuberkulöse Herde mobilisieren kann. Sehr wichtig ist auch die Differentialdiagnose dieser Erkrankung gegenüber Basedow, der ja auch mit langandauernden und wenig hohen Fieberzuständen einhergehen kann. Hier entscheidet der Grundumsatz.

Therapeutisch können wir durch die sogenannte antiseptische Therapie, in dem Sinne, wie wir dies in dem therapeutischen Kapitel ausgeführt haben, manches leisten. Es gelingt allerdings häufig erst durch eine große Zahl von Injektionen von Trypaflavin, Argochrom, Elektrokollargol, den Fieberzustand herabzusetzen und die septische Allgemeininfektion zu bessern.

3. Die septischen Rheumatismen

Die Gruppe der septischen Gelenksaffektionen müssen wir von dem sogenannten akuten Gelenksrheumatismus scheiden. Unter akutem Gelenksrheumatismus ist uns ein Krankheitsbild geläufig, das bekanntlich meistens nach Angina auftritt und mit entzündlichen Gelenksschwellungen, eventuell Endokarditis, Nephritis, Pleuritis einhergeht. Die arthritischen Exsudate sind serös und steril, die endokarditischen Auflagerungen nach unseren bisherigen bakteriologischen Untersuchungsmethoden gleichfalls steril. Der Erreger des akuten Gelenksrheumatismus ist unbekannt. Im Blute wurden gelegentlich Streptokokken gefunden. Libman erwähnt, daß dies in 8% der Fälle von akuten Gelenksrheumen der Fall ist; während jedoch bei septischen Affektionen das Serum der Kranken eine Komplementablenkung gegenüber den gefundenen Streptokokken ergibt, ist das beim akuten Gelenksrheumatismus nicht der Fall, so daß es sich wahrscheinlich um eine sekundäre Invasion von Streptokokken handeln dürfte. Gustav Singer trat mit dem mikroskopischen Nachweis von Streptokokken in verschiedenen Organen der Gelenksrheumatismen wiederholt energisch für die Streptokokkenätiologie ein. Zwei ungarische Autoren, Surányi und Forró, haben jüngst angegeben, daß sie mit der Methode des Bakteriennachweises von Freund und Berger in 70% der Fälle Streptokokken im Blute nachgewiesen haben. Auch wir haben die gleiche Methode bei vielen Fällen von akutem und chronischem Gelenksrheumatismus verwendet, konnten jedoch nur in einzelnen Fällen Streptokokken im Blute nachweisen. Wir müssen uns daher der Meinung jener Autoren anschließen, die auch Heger vertritt, daß der Erreger des akuten Gelenksrheumatismus bisher unbekannt ist. Das morphologische Blutbild beim akuten Gelenksrheumatismus zeigt in der Regel Leukozytose mit wenig ausgeprägter oder fehlender Linksverschiebung bei Anwesenheit von eosinophilen Zellen. Demnach fassen wir den akuten Gelenksrheumatismus als einen Symptomenkomplex auf, charakterisiert durch eine meist im Beginn vorkommende Angina, ferner durch Gelenksschwellungen, bei denen die kleinen und kleinsten Gelenke häufig in erster Reihe beteiligt sind, mit verruköser Endokarditis, ohne Erregernachweis und dem genannten Blutbild. Als ein nicht zu unterschätzendes differentialdiagnostisches Mittel wird auch der häufig durchschlagende Erfolg einer Salizyltherapie erwähnt.

Die septischen Gelenksaffektionen bieten ein buntes Bild. Neben den septischen Allgemeinsymptomen, wie Fieber, Mattigkeitsgefühl, Anämie, Appetitlosigkeit, Abmagerung, stehen Gelenksaffektionen im Vordergrund der Erscheinung. Diese Gelenksaffektionen können dreierlei Art sein. Erstens kann es sich um Gelenksschmerzen ohne nachweisliche Schwellungen handeln, zweitens können Gelenksaffektionen mit serösen, nicht eitrigen Ergüssen einhergehen, in denen Bakterien nicht nachzuweisen sind, und endlich können drittens eitrige Gelenksaffektionen vorliegen, bei denen der Eiter steril sein kann, oder aber Staphylo-, Strepto- oder Gonokokken sind in ihm nachweisbar. Die kleinen Gelenke sind speziell bei den eitrigen Affektionen weniger befallen als die großen. Außer den Gelenksaffektionen besteht ein Milztumor. Der bakteriologische Blutbefund ist speziell bei der ersten und zweiten Gruppe in der Regel negativ, in der dritten Gruppe häufig positiv. Das Blutbild ist in der Regel ein septisches. Die septischen Gelenksaffektionen zeigen entweder gar keine oder doch nur eine geringe Reaktion auf Salizyltherapie. Die oben erwähnten Gelenksaffektionen können als septische Symptome ganz im Vordergrunde stehen, was speziell bei den mehr chronisch verlaufenden Fällen der Gruppe 1 und 2 der Fall ist, oder andere septische Symptome, speziell Endokarditis, begleiten die septischen Gelenksaffektionen. In der Regel handelt es sich dann, wie wir im folgenden Kapitel hören werden, um eine Endocarditis ulcerosa, gelegentlich jedoch um eine verrucosa. In manchen, allerdings nicht sehr häufigen Fällen gelingt es festzustellen, ob intra vitam eine ulzeröse oder verruköse Endokarditis vorliegt. Diese Feststellung ist sehr wichtig, weil die Differentialdiagnose zwischen rheumatischer und septischer Polyarthritis häufig nicht leicht ist. Die Feststellung einer ulzerösen Endokarditis schließt jedoch einen akuten Gelenksrheumatismus aus. Läßt sich daher bei einem Fall von Endokarditis eine Klappensegelzerreißung nachweisen, wie dies uns jüngst bei einem in diese Gruppe gehörigen Fall gelang, so können wir eine akute Endokarditis, die von einer Polyarthritis begleitet ist, unbedingt als ulzerös ansprechen und rheumatischen Gelenksrheumatismus ausschließen.

Die Differentialdiagnose der septischen Gelenksrheumatismen ist, wie eben erwähnt wurde, häufig nicht leicht. Wir müssen nicht nur die oft schwierige Abgrenzung gegen den akuten Gelenksrheumatismus treffen. Vielmehr sind wir häufig auch gezwungen, mit Rücksicht auf den chronischen Verlauf vieler septischer Gelenksaffektionen, diese gegen die chronischen Formen des Gelenksrheumatismus, speziell den primär chronischen Gelenksrheumatismus, abzugrenzen. Es gelten hier als differentialdiagnostische Momente die Lokalisation der Gelenke, das Blutbild, die Salizyltherapie in dem Sinne, wie wir dies oben ausgeführt haben.

Die Prognose der Gelenksaffektion deckt sich mit der Prognose septischer Leiden.

Die Therapie besteht in der Entfernung von Eintrittspforten, wie der Tonsillen oder Zahngranulome. Doch ist es fraglich, ob in den meisten Fällen die septische Erkrankung nicht so weit vorgeschritten ist, daß wir mit dieser Behandlung zu spät kommen. Die antiseptische Therapie leistet in manchen Fällen Gutes. Die unspezifische Therapie in Form von Milchinjektionen usw. hat hier in der Regel wesentlich weniger Erfolg aufzuweisen als beim akuten Gelenksrheumatismus. Alle Formen der physikalischen Therapie, wie Bäder, Licht, Wärme, Radiumbehandlung usw., sind hier in der Regel ohne Erfolg. Streng ablehnen müssen wir Massagebehandlung.

4. Die endokarditischen Erkrankungen

Wir möchten an der Spitze dieses Abschnittes nochmals betonen, daß die verschiedenen Formen bakterieller Endokarderkrankungen keineswegs eine geschlossene Gruppe selbständiger Krankheiten sind, daß sie vielmehr nur ein Symptom, oder vielmehr einen Symptomenkomplex im Rahmen der septischen Erkrankungen darstellen, in deren Mittelpunkt die Endokarditis steht; sie ist das führende Symptom zahlreicher Sepsisfälle und verdankt diese prominente Stellung nicht nur dem deletären Sitz im Zentrum des Kreislaufapparates, sondern auch der Eigenart des Ablaufes vieler dieser Erkrankungen.

Vielfach wird die akute Endokarditis von der Endocarditis chronica oder lenta (Schottmüller) oder subacuta (Libman) geschieden. Bei der akuten Endokarditis werden die rheumatische oder richtig „die Endokarditis bei Polyarthritis rheumatica" — denn wir kennen keine rheumatische Endokarditis ohne Gelenksrheumatismus — von der „septischen" Form unterschieden. Diese Trennung wird allgemein anerkannt, wenn sie auch, wie wir sehen werden, nicht immer leicht durchzuführen ist. Auch müssen wir bei den septischen Formen zwischen den rein akuten und den rezidivierenden akuten Endokarditiden unterscheiden. Diese akut rezividierenden Formen bezeichnen wir — trotz langer Dauer — nicht mit vollem Recht als Endocarditis chronica; ebenso jene chronischen Veränderungen am Endokard, die auf der Basis einer akuten Endokarditis zu chronischen Klappenveränderungen (Vitien) oder zu chronischen Wandveränderungen geführt haben. Als Endocarditis chronica oder lenta bezeichnen wir bekanntlich die schleichend beginnende und schleichend verlaufende, fast stets zum Tode führende Form subakuter (chronischer) Endokarditis. Schottmüller ist der Ansicht, daß es sich um ein ätiologisch (Bacillus viridans) und klinisch einheitliches Krankheitsbild handelt. Sowohl die klinische (Reye, Leschke, Münzer, Jungmann) als die bakteriologische Einheit (Libman und andere) der Endocarditis lenta sind jedoch angegriffen worden. Libman bezeichnet alle nicht akut verlaufenden Endokarditiden, zu denen er auch die Endocarditis lenta rechnet, als subakute Endokarditis. Auf diese Fragen werden wir am Schlusse dieses Kapitels zu sprechen kommen und wenden uns nun der klinischen Darstellung zu.

Mit einigen wenigen Worten müssen wir zunächst das anatomische Bild der akuten Endokarditis uns ins Gedächtnis rufen: Wenn wir von luetischen und atheromatösen Erkrankungen der Klappen absehen, die keine eigentliche Endokarditis sind, so haben wir zunächst zwei anatomische Formen der Endokarditis zu unterscheiden: Die thromboverruköse und die ulzeröse Form. Die erstere wird, wenn sie vorhanden ist, meist durch den akuten Gelenksrheumatismus hervorgerufen, und umgekehrt führt der Gelenksrheumatismus, falls er eine Endokarditis bedingt, stets zur verrukösen Form. Doch können anderseits auch septische Grundkrankheiten zur verrukösen Endokarditis führen. Und endlich finden sich verhältnismäßig häufig Mischungen von beiden Prozessen; wir sprechen dann von ulzerösverrukösen Formen; dabei können die Wärzchen und Ulzerationen zu gleicher Zeit entstehen, oder aber auf eine alte und oft lange bestehende Endokarditis pflanzt sich ein ulzeröser Prozeß auf, ein Vorgang, wie wir ihn nicht selten bei der subakuten Form der Endokarditis, auch lenta genannt, finden. In solchen Fällen verdankt die verruköse Endokarditis in der Regel einem in der Anamnese vorkommenden Gelenksrheumatismus ihren Ursprung, auf die sich die spätere Endocarditis lenta aufpflanzt. Zu betonen ist ferner, daß es auch eine Wandendokarditis, ferner eine Endokarditis der Sehnenfäden gibt, bei welcher die Klappen mitbeteiligt sind, in seltenen Fällen auch frei bleiben können. Nicht ganz aufgeklärt ist die kachektische

Endokarditis, wie sie bei der Autopsie von Krebskranken, Schrumpfnieren usw. gefunden wird. Man denkt vielfach an Mischinfektionen,
welche diese Endokarditis bedingen. Auch der Herzmuskel ist an der
Endokarditis beteiligt. Anatomisch findet sich eine oft weitgehende
Degeneration des Herzmuskels, bedingt durch das septische Grundleiden.
Beim akuten Gelenksrheumatismus finden wir im Myokard, auch unter
dem Endokard oder im Perikard die sogenannten Aschoffschen Knötchen, perivaskuläre Anhäufungen größerer Zellen, rosettenförmig angeordnet. Wir wollten hier nur einige anatomische Veränderungen am
Herzen selbst schildern; daß sich in den andern Organen septische Veränderungen finden können, ist selbstverständlich.

Auch die bakteriellen Erreger wollen wir hier nur ganz kurz erwähnen. Der Erreger des akuten Gelenksrheumatismus ist unbekannt,
bei der akuten septischen Endokarditis finden wir als häufigste Erreger:
hämolytische Streptokokken, Staphylokokken, Pneumokokken, Meningo-
kokken, Gonokokken usw. Die subakute septische Endokarditis wird
meist durch anhämolytische Streptokokken (Streptococcus viridans)
hervorgerufen. In nicht allzu wenigen Fällen sind jedoch Influenza- und
andere Bazillen als Erreger nachgewiesen worden.

Wir kommen nun auf einige bedeutsame Momente aus der Klinik
der Endokarditis zu sprechen: Zunächst über die rheumatische Endokarditis. Die endokarditischen Erscheinungen beim Gelenksrheumatismus
sind allgemein bekannt. So einfach häufig die klinische Diagnose des
akuten Gelenksrheumatismus ist, so schwierig ist — worauf wir schon
oben verwiesen haben — in manchen Fällen die Abgrenzung gegen den
infektiösen Rheumatismus, speziell jenen, der unter dem Bilde der
Sepsis einhergeht: Stärkere Schwellung der Gelenke, das Befallensein
der kleinen Gelenke, ferner der Nachweis steriler Exsudate spricht im
allgemeinen für den akuten Gelenksrheumatismus; doch kommen sterile
Exsudate auch beim septischen Rheumatoid vor. Eine wichtige Regel
ist, daß beim akuten Gelenksrheumatismus entweder die erste Attacke
zur Endokarditis führt, oder auch die folgenden tun es nicht. Zur Erklärung dieser Regel wurden in letzter Zeit auch konstitutionelle Momente
herangezogen.

Die endokarditischen Erscheinungen beim akuten Gelenksrheumatismus sind allgemein bekannt: Der Puls kann frequent und weich werden,
öfters ist jedoch am Puls gar nichts zu bemerken. In der Herzgegend
besteht leichtes Oppressionsgefühl, oder es treten Schmerzen auf. Oft
spüren die Patienten gar nichts am Herzen. Es treten Geräusche am
Herzen auf, die von Tag zu Tag wechseln, und speziell der Wechsel dieser
Geräusche spricht für die endokarditische Natur. Die Differenzierung
gegen Fieber- und andere akzidentelle Geräusche hat schon die besten
Untersucher in Verlegenheit gebracht, wobei zu bemerken ist, daß auch
präsystolische und diastolische Geräusche akzidenteller Natur sein können.
Die Herzkonfiguration ändert sich langsam und nimmt in der Regel
erst innerhalb einiger Wochen die des Vitiums an. Fieber, Harnbefund,
ein eventueller akuter Milztumor bilden nichts Charakteristisches. Der

bakteriologische Blutbefund ist stets negativ, doch wird, wie oben erwähnt wurde, von Libman angegeben, daß in 8% der Fälle anhämolytische Streptokokken „as a secondary invasion" gefunden werden; wobei diese Fälle im Gegensatz zu echter Streptokokkensepsis keine Komplementablenkung gegen Streptokokken geben. Auf die Befunde von Surányi und Forró, die in 78% der Fälle Streptokokken fanden, haben wir gleichfalls oben hingewiesen.

Im Blutbilde finden sich bei akutem Gelenksrheumatismus und bei der durch ihn bedingten Endokarditis in der Regel eine mäßige Leukozytose ohne nennenswerte Linksverschiebung, ohne Verminderung, zeitweilig sogar mit Vermehrung der eosinophilen Zellen. Gerade dieses letzterwähnte Moment scheint uns differentialdiagnostisch wichtig gegenüber septischer Endokarditis, wo die Eosinophilen häufig fehlen. Embolien bakterieller Natur fehlen, Herdnephritis kommt nicht vor, gelegentlich eine akute echte Nephritis. Der Milztumor ist häufig nicht deutlich; sehr bemerkenswert ist das Versagen der Salizyltherapie bei rheumatischer Endokarditis im Gegensatz zu den Gelenksaffektionen des akuten Gelenksrheumatismus. Eher hilft die sogenannte antiseptische Therapie, wie wir sie im Kapitel „Allgemeine Therapie" beschrieben haben. Die Ausheilung der Endocarditis rheumatica in ein Vitium ist bekannt. Ob die Endokarditis ohne Hinterlassung eines Vitiums ausheilen kann, ist nicht ganz sicher. Es mag jedoch plausibel erscheinen, daß die Klappenendokarditis so gering sein kann, daß es zu keinem ausgebildeten Vitium kommt. Es ist gewissermaßen eine Frage der quantitativen Ausdehnung der akuten Klappenerkrankung, ob ein Vitium entsteht. In diesem Sinne finden wir auch relativ häufig bei der Autopsie mehr oder minder leichte Verdickungen der Klappen und Sehnenfäden, ohne daß ein Vitium bestanden hat. Bemerkenswert ist die Seltenheit der E. im höheren Alter.

So häufig die akute Endokarditis beim Gelenksrheumatismus ist, so geläufig uns das klinische Bild derselben ist, so mangelhaft sind wir über die Genese und das Wesen der Endokarditis unterrichtet, weil wir über die des Gelenksrheumatismus selbst nichts wissen.

Bei jenen Formen der Endokarditis, die als septisch bezeichnet werden, haben wir zwei klinische Formen zu unterscheiden, die akute Form der Endokarditis und die subakute, auch chronische oder Endocarditis lenta genannt. Um welche der beiden Formen der Endokarditis es sich handeln mag, durch welche Art der Erreger die Endokarditis ausgelöst worden sein mag — immer ist die akute Endokarditis und die subakute Endokarditis der Ausdruck eines septischen Prozesses.

Fragen wir uns nun, welche septischen Symptome wir an Endokarditiskranken nachweisen können, so finden wir als eines der regelmäßigen Symptome ein septisches weißes Blutbild. Bei einmaliger Blutuntersuchung kann es da und dort wenig ausgeprägt sein, bei wiederholter Untersuchung wird man es nicht vermissen. Bei der akuten Form finden wir häufig eine mehr oder minder ausgesprochene Leukozytose, bei der chronischen fehlt sie. Dann eine Linksverschiebung: Es treten unreife Formen auf. Vermehrung der stabkernigen Elemente. Es treten Jugendformen, Promyelozyten, Myelozyten, in schweren Fällen auch Myeloblasten auf. Je vehementer der septische Angriff ist, desto deutlicher diese Linksverschiebung. Die Eosinophilen fehlen in den schweren Stadien. Bei guter Abwehr finden wir eine Mono-Lymphozytose. Mit den Monozyten können gespeicherte Zellen, Endothelzellen aus den Kapillargebieten im Blute erscheinen, welche Bakterien, Erythrozytenschollen und ähnliches phagozytiert haben (Näheres vgl. Kapitel V). Jeglicher septischer Infekt ist schon nach kurzer Dauer von Anämie begleitet, die in der Regel hypochrom ist, ganz selten auch eine hyperchrome Anämie sein kann; dieser Anämie entsprechend, sehen die Patienten blaß aus.

Nach dem Blutbilde ist das Fieber das nächstcharakteristische Symptom der septischen Infektion.

Es zeigt sich in klassischer Weise das allgemein bekannte Bild des septischen Fiebertypus mit vereinzelten oder gehäuften Schüttelfrösten. Doch wie häufig finden wir gänzlich abweichende Fieberkurven! Hohes Fieber finden wir mehr bei der akuten Endokarditis, die chronischen Fälle haben häufig nur wenig Fieber, das über etwa 38,5° nicht hinausgeht. Auch bei den chronischen Formen zeigen sich häufig nicht gleichmäßige Temperaturen, sondern durch längere oder kürzere Perioden besteht höheres Fieber, das mit niederem wechselt. Nicht selten besteht eine scheinbare Regelmäßigkeit in diesen Remissionen. Schüttelfröste sind bei der akuten Form häufig, bei der chronischen treten sie oft nur sporadisch auf oder fehlen vollständig. Schweiße mit und ohne heruntergehende Temperaturen sind sehr häufig. Bei der chronischen Form der Endokarditis kann oft längere Zeit eine fieberfreie Periode bestehen. Diese kann eine Remission bedeuten, welche eventuell in ein fieberfreies Stadium überführt, oder aber diese fieberfreie Periode ist der Ausdruck dessen, daß der Kranke nicht mehr die Kraft aufbringt zu fiebern. Der Tod steht vor der Türe.

Der akute Milztumor ist bei der Nekropsie wohl stets auffindbar, in vivo zeitweilig nur als perkutorisch feststellbarer, palpatorische Größe nicht erreichender Tumor nachweisbar. Bei häufigen Infarzierungen durch Embolie erreicht er stattliche Größe; gelegentlich finden wir auch ohne Infarzierung mächtige Splenomegalie.

Im Harn finden wir sehr häufig das Urobilin vermehrt als Zeichen der septischen Allgemeininfektion. Ein hoher Urobilingehalt ist stets ein Zeichen schwerer Infektion, jedoch gilt nicht das Umgekehrte, daß spärlicher Urobilingehalt das Zeichen einer leichten Infektion wäre. Haben wir doch oben diesen spärlichen Urobilingehalt mit Adler als Ausdruck der Areaktivität des Organismus bezeichnet. Nicht selten besteht eine beträchtliche Polyurie mit einem relativ hochgestellten Urin (Libman). Eine Herdnephritis kann bestehen, muß aber nicht bestehen. Von der echten akuten Nephritis, die die Sepsis oft begleitet, unterscheidet sie sich durch den nicht erhöhten Blutdruck. Am häufigsten

finden wir die embolische Herdnephritis bei der Endocarditis lenta.
Eine echte akute Nephritis kann auch auftreten.

Von weiteren septischen Allgemeinerscheinungen interessieren uns
speziell jene, die seit langer Zeit als klassische Indizien bei der Sepsis
gelten: Die Appetenz ist in der Regel äußerst gering, es besteht Trockenheit im Munde neben Geschmacksparästhesien und Durstgefühl. Schon
oben sprachen wir von dem Zustand der Zunge des Septischkranken.
Daß eine trockene, borkige, belegte Zunge ein prognostisch schlechtes
Zeichen ist, ist jedem Arzt bekannt. Daß die Prognose bei schlechter
Zunge sehr ungünstig ist, steht fest, daß aber auch trotz schöner Zunge
sehr viel Patienten an subakuter Sepsis zugrunde gehen, muß nochmals
scharf betont werden, da viele Ärzte sich allzusehr auf dieses relativ
günstige Symptom der „schönen Zunge" verlassen.

Nun zu dem Kreislaufsystem: Wir müssen hier zwischen den
septischen Allgemeinsymptomen und den rein endokarditischen Symptomen unterscheiden. Die ersten sind: Ein schlaffes Gefäßsystem und
ein schlechter Gefäßtonus, ein toxisch beschleunigter, mangelhaft gefüllter Puls, vielleicht auch infolge von Myokarditis (doch ist der Puls
der Sepsis auch bei Endokarditis gelegentlich sehr ruhig und voll; auch
hierin ist kein unbedingt günstiges Prognostikum zu sehen). Herzschwäche toxisch-kachektischer Art, speziell als Ausdruck der toxischen
Einwirkung auf das Myokard, tritt auf. Ödeme können zum Teil durch
Herzschwäche, zum Teil toxisch oder anämisch bedingt auftreten. Die
rein endokarditischen Symptome sind Geräusche, die zumeist wechselnd
auftreten. Über ihre schwierige Differentialdiagnose wurde schon oben
gesprochen, desgleichen darüber, daß die Konfiguration des Herzens
erst langsam sich ändert und als Ausdruck des Vitiums erscheint. Auffällig ist, wie langsam und wie spät erst ein Schwächerwerden des Pulses,
ein Größerwerden der Leber oder das Auftreten von Ödemen beobachtet wird.

Und nun noch zu einem sehr wichtigen, aber auch nicht immer
faßbaren Symptom der Sepsis, zur Bakteriämie. Natürlich müssen
wir eine echte septische Bakteriämie vor uns haben und nicht eine bloße
Begleitbakteriämie (vgl. S. 42). Wir müssen letztere scharf von jener
echten septikämischen Bakteriämie unterscheiden, welche der Ausdruck
der versagenden Abwehrfunktion der Gewebe ist. Schottmüller
ist der Ansicht, daß die Bakteriämie vom Sepsisherde gespeist wird;
bevor die Endokarditis auftritt, besorgt diese Speisung mit Bakterien
der primäre Sepsisherd, z. B. eine Thrombophlebitis; bei bestehender
Endokarditis wird diese nun zum Sepsisherd, und die Auflagerungen auf
dem Endokard lassen die Bakterien ins Blut übertreten. Es ist jedoch
zu bedenken, daß auch andere Gewebe eines Endokarditiskranken,
wie die Milz, die Leber usw., Bakterien gespeichert halten, so daß sie
von hier aus auch ins Blut übertreten könnten.

Es ist jedoch nicht nur die nachgewiesene Bakteriämie von großer
Bedeutung, wobei auch die Zahl der Bakterien im Blute eine gewisse
Rolle spielt, auch die Frage der Bakterienfreiheit des Blutes in

Fällen von sicher akuter Sepsis und Endokarditis hat für uns größtes
Interesse. Diese Bakterienfreiheit kann eine scheinbare sein, insofern
als sie durch die Mängel unserer Technik bedingt ist. Sie kann aber
auch anderseits insofern bedeutsam sein, als es sich um ein bakterienfreies Stadium des Blutes handelt. Und nicht nur des Blutes. Bei der
Autopsie findet sich in solchen Fällen, auf die wir hier besonders hinweisen möchten, nicht nur das Blut, sondern auch die Milz, die Niere,
das Endokard bakterienfrei. Es handelt sich in diesen Fällen um ein
bakterienfreies Stadium, das dem früher infektiösen folgte und in welchem
die Patienten auch noch zugrunde gehen können, oder aber es tritt
Genesung ein.

Haben wir im voranstehenden die allgemeinen Züge der bakteriell
bedingten Endokarditis wiedergegeben, so wollen wir hier noch kurz
die beiden Formen der septischen Herzklappenentzündungen gegeneinander abzugrenzen versuchen. Die akute Form verläuft gelegentlich
sehr rasch und sehr bösartig; sie kann jedoch in anderen Fällen, die weniger
stürmisch verlaufen, ausheilen. Meist handelt es sich um eine bekannte
Eintrittspforte (Angina, Furunkolose, Otitis usw.); es besteht ein voll
entwickeltes septisches Bild. Das Blutbild zeigt alle Zeichen über-
stürzter Regeneration der Leukozyten bis zur akuten Leukämie. Sehr
rasch entsteht die Anämie. Petechiale Blutungen treten auf, mit und
ohne Thrombopenie. Es bestehen Gelenksschmerzen oder auch Gelenksschwellungen. Bakteriämie, pyämische Metastasierungen sind nicht
selten. Speziell treten neben der Endokarditis Perikarditis, Pleuritis
purulenta und Pneumonie auf.

Die rekurrierende Endokarditis ist eine Form der akuten Endokarditis, die in Nachschüben auftritt, oder aber einen mehr chronischen
Verlauf nimmt. Libman rechnet sie zu der subakuten Form.

Die subakute Form, auch Endocarditis lenta genannt,
verläuft oft recht langsam und bildet ein interessantes und viel disku-
tiertes Krankheitsbild. Der Erreger ist in der weitaus überwiegenden
Zahl der Fälle ein anhämolytischer Streptokokkus (Streptococcus viridans), doch sind auch andere Erreger gefunden worden, so Influenzabazillen, Pneumokokken, hämolytische Streptokokken usw. Wir
wollen hier das typische Krankheitsbild schildern: In der Anamnese
kommt häufig ein 10 bis 20 Jahre zurückliegender Gelenksrheumatismus
vor, in der Regel auch ein durch diesen bedingtes Vitium. Dieses Moment
spricht im Sinne der Dietrichschen Auffassung (vgl. unten), daß eine
bestimmte Immunitätslage die Basis für die hinzukommende Endocarditis lenta abgibt. Der oft nur anamnestisch zu erhebende eigentliche
Beginn der Endocarditis lenta ist gleichfalls sehr charakteristisch. Es
setzt eine fieberhafte Erkrankung ein, die zunächst für Influenza, Grippe,
eine übersehene Angina oder eine Affektion unbekannter Natur gehalten
wird. Das Fieber und gelegentliche Schüttelfröste sind vorerst die
einzigen Symptome, die anderen Erscheinungen, welche die Diagnose
einer Endocarditis lenta erhärten könnten, fehlen oder sind nur zufällig
vorhanden. Sicher ist, daß wir in sehr vielen Fällen nicht wissen, woher

die Bakterien eingewandert sind. In einzelnen Fällen kommt eine Angina tonsillaris als Eintrittspforte in Betracht, in anderen Fällen ist eine Angina so flüchtiger Natur vorhanden, daß sie als Eintrittspforte mehr supponiert als sichergestellt werden kann. Unzweifelhaft kommen auch andere Eintrittspforten in Betracht. Viel Aufmerksamkeit wird den übrigen Organen der Mundhöhle und des Nasenrachenraumes geschenkt, die zweifellos durch bakteriell bedingte Erkrankungen den Eintritt von Bakterien ermöglichen. Auch Zahnwurzelerkrankungen bzw. die den Bacillus viridans enthaltenden Granulome werden als Eintrittspforte für die Sepsiserreger genannt. Die Herzbeschwerden bei Endocarditis lenta sind häufig sehr geringe, sowohl im Anfang als auch späterhin, gehen aber gelegentlich auch ohne nachweisbares Vitium der Endokarditis voraus. Möglicherweise ist es eine ältere oder frische Wandendokarditis, die sich hier geltend macht. Das Auftreten von einem toxisch beschleunigten weichen Puls, eventuell Milztumor, Gelenksschmerzen ohne Schwellungen lenken häufig die Aufmerksamkeit auf eine Endokarditis. Die Diagnose wird nur durch einen eventuellen positiven bakteriologischen Blutbefund, durch eine morphologische Blutuntersuchung, durch Feststellung einer Anämie, einer Linksverschiebung und gelegentlich von Endothelzellen im Blute erhärtet. Bei dem ausgebildeten Krankheitsbild der Endocarditis lenta findet sich häufig ein nicht allzu hohes Fieber, das Temperaturen von $38,5^0$ nicht übersteigt. Nicht selten sieht man periodische Schwankungen, indem das Fieber eine Reihe von Tagen niedriger bleibt, dann wieder für einige Tage höher geht. Schüttelfröste treten in der Regel nur vereinzelt auf. Das Heruntergehen der Temperatur ist von starken Schweißausbrüchen begleitet. Ante mortem kann es zu starken Temperaturschwankungen kommen, die oft lange anhalten. Der Puls ist häufig toxisch beschleunigt, weich, leicht unterdrückbar oder auch ohne Besonderheit. Arrhythmia perpetua findet sich fast niemals im Gefolge der Endocarditis lenta, und es scheint auch, daß Patienten, welche von Haus aus eine Arrhythmia perpetua haben, selten Endocarditis lenta bekommen. Die Patienten haben eine charakteristische Gesichtsfarbe, die Libman als „café au lait" bezeichnet hat. Wir finden ferner nicht selten Petechien in der Haut oder an den Konjunktiven als Ausdruck kleiner Embolien. Die Gelenke sind schmerzhaft, ohne einen objektiven Befund zu zeigen. Es besteht häufig eine Spontanschmerzhaftigkeit im Kreuzbein und eine Klopfempfindlichkeit im Brustbein. Die Milz ist vergrößert, am Herzen finden wir wechselnde Geräusche. Über kurz oder lang lassen sie sich lokalisieren. Es treten in den meisten Fällen Aorteninsuffizienzgeräusche auf, seltener Mitralfehlergeräusche, häufig sind beide kombiniert. Im Sinne auftretender Vitien ändert sich oft und recht langsam die Herzkonfiguration. Es besteht eine große Neigung zu Embolien, die in der Regel nicht vereitern. Diese Embolien treten am häufigsten in der Milz, in der Leber, im Gehirn, in der Lunge und in der Haut und speziell in den Konjunktiven auf. Auch mykotische Aneurysmen scheinen nicht selten zu sein. Sehr häufig, aber nicht immer, nachweisbar ist eine embolische Herdnephritis, die auch in akute Nephritis übergehen kann. Im weiteren Verlaufe der Endokarditis stellen sich Trommelschlegelfinger ein. Osler hat schmerzhafte Knötchen an der Haut der Finger beschrieben. Der Verlauf der Endocarditis lenta erstreckt sich auf wenige oder auf viele Monate; im allgemeinen tritt durch zerebrale Embolien, durch Intoxikationserscheinungen, durch Herzschwäche oder Kachexie der Tod ein. Dabei sind die Bakterien entweder bis zum Schlusse im Blut nachweisbar, oder Fieber und Bakterien verschwinden, wie dies oben geschildert wurde, und dennoch erfolgt der Tod. Eine kleine Minderzahl der Fälle kommt jedoch zur Ausheilung, die Patienten werden bakterienfrei und entfiebert.

Wir haben hier eine kurze Übersicht über die klinischen Bilder der Endokarditis und über ihren Verlauf gegeben. In der Klinik selbst liegen die Verhältnisse jedoch viel komplizierter. Wohl können wir die typischen Fälle erkennen und in eine der genannten Gruppen einreihen. Eine große Zahl von Endokarditisfällen, die uns in der Praxis vorkommen, lassen sich jedoch selbst bei genauer Beobachtung keiner der genannten Gruppen mit Sicherheit einreihen. Insbesondere müssen wir neben dem anscheinend so typischen Bilde der Endocarditis lenta jene vielen Fälle von mehr oder minder chronisch verlaufender Endokarditis mit und ohne bakteriologischen Blutbefund erwähnen, die nur in dem einen oder anderen Symptom an die Lenta erinnern, sonst aber in vieler Hinsicht abweichen. Auch finden wir relativ häufig bei Sektionen von an Herzklappenfehlern Verstorbenen neben ganz alter Endokarditis frische Auflagerungen als Zeichen einer Rezidive. Wir müssen daher neben der akuten und neben der subakuten (primär chronischen) Form die rezidivierenden akuten Endokarditiden stellen. Aber namentlich die letzteren sind in ihren vielfach atypischen Formen kaum zu gruppieren und gegen die chronische oft nicht abzugrenzen.

Die Differentialdiagnose der Endokarditiden ist auch insofern schwierig, als wir oft bei einem bestehenden Herzklappenfehler nur schwer sagen können, ob wirklich eine frische Endokarditis vorliegt. Der Herzbefund in solchen Fällen sagt hierüber häufig nichts aus. Eine bestehende Tachykardie muß als vielseitiges Symptom gelten. Das Fieber kann von einer Stauungsbronchitis oder einer bestehenden Tuberkulose herrühren. Der Blutbefund kann hier, wenn er ein ausgesprochen septisches Bild zeigt, entscheiden. Die bakteriologischen Blutbefunde sind in diesen wie in anderen Fällen meistens negativ. Ein Blutbefund mit vorwiegender Lymphozytose ohne Monozytose und ohne Linksverschiebung spricht für Tuberkulose. Allerdings haben wir bei Miliartuberkulose auch ein septisches Blutbild. Anderseits muß erwähnt werden, daß septische Prozesse mit Herzdilatation einhergehen können, ohne daß eine Endokarditis vorliegt; es handelt sich hier um toxisch bedingte Myokarditis. Endlich ist die Differentialdiagnose Basedow oder Endokarditis oft nicht leicht zu stellen. Wir finden eine Tachykardie, Fieberbewegungen, Herzvergrößerung in beiden Fällen. Hier entscheidet die Grundumsatzbestimmung und der morphologische Blutbefund. Auf die Schwierigkeiten der Diagnose der zugrunde liegenden Gelenkserkrankungen, namentlich in der Richtung, ob eine Polyarthritis rheumatica oder eine septische Gelenkserkrankung vorliegt, wurde schon oben hingewiesen. Umgekehrt können wir aus der Art, wie die Endokarditis verläuft, Rückschlüsse für die Diagnose des Gelenksrheumatismus ziehen. Haben wir z. B. durch den Herzbefund Anhaltspunkte, eine schwere Klappendestruktion anzunehmen, so werden wir eine rheumatische verruköse Endokarditis ablehnen und eine septische Endokarditis annehmen, die natürlich mit septischem Gelenksrheumatoid einhergeht.

Von größerer klinischer Wichtigkeit ist auch die Beziehung der Lues, speziell der Mesaortitis zur Endocarditis lenta. Diese Kombination scheint im ganzen relativ selten zu sein. Wir sahen unter unserem großen Material nur einen Fall, der nicht obduziert wurde, da er außerhalb des Spitales starb. Auch Libman (zitiert nach Löwenhardt: Zeitschr. f. klin. Med., 97. Bd., S. 228. 1923) hält die Kombination von Lues und Endocarditis lenta für selten. Löwenhardt führt aus seinem großen Material auch nur zwei Fälle von Mesaortitis mit Endocarditis lenta an, von denen jedoch der eine Fall keine sichere Endocarditis lenta ist.

Eine ganz erhebliche Schwierigkeit in der Differentialdiagnose wie in der Abgrenzung der Endokarditis überhaupt, liegt in der Möglichkeit, daß eine bestehende und nachgewiesene Bakteriämie (auch eine Viridans-Bakteriämie) erstens der Ausdruck einer Begleitbakteriämie sein kann, wie das Glor beschrieben hat, zweitens daß eine Viridans-Sepsis ohne Endokarditis vorliegen kann, endlich daß eine Viridans-Bakteriämie auch bei a k u t e r Endokarditis bestehen kann, wie Löwenhardt in einem Fall beschreibt und wie auch andere Autoren sowie wir selbst es gesehen haben.

Was die Prognose der Endocarditis subacuta anlangt, müssen wir uns in Hinsicht auf die Schwierigkeit einer exakten Diagnose vorsichtig äußern. Es kann nach den Erfahrungen aller Autoren kein Zweifel sein, daß die Prognose der chronischen Endokarditis vom Lenta-Typus eine äußerst ernste ist, und in den weitaus meisten Fällen der Tod das Ende ist. Die Krankheit kann 2 bis 18 Monate dauern, und vorübergehende Remissionen erwecken, leider oft trügerische Hoffnungen, die sich nicht erfüllen. Äußerst wenige Fälle von Endocarditis lenta kommen zur Heilung. Libman erwähnt 5%. Bogendorfer sah fünf Fälle heilen. Auch andere Autoren berichten über den einen oder den anderen geheilten Fall. Wir möchten hier jedoch mit Rücksicht auf die nicht vollkommene Sicherheit der Diagnose keine weiteren Zahlen wiedergeben und uns mit dem Hinweis auf die äußerst ungünstige Prognose der Endokarditis vom Lenta-Typus begnügen. Liegt eine chronisch rezidivierende Endokarditis vor, dann ist die Prognose wesentlich günstiger. Gibt es doch oft zahlreiche Fälle, die auch nach häufigen Attacken von akuten Rezidiven in einen Herzfehler ausheilen können. Allerdings sind neue Rezidiven immer zu befürchten und führen in zahlreichen Fällen das Ende herbei.

Bezüglich der Therapie verweisen wir auf das, was wir im Kapitel VII über Chemotherapie, über unspezifische Therapie, über Tonsillektomie und über Behandlung der Oralsepsis gesagt haben.

Am Ende dieser Abschnitte wollen wir nun die Frage aufwerfen: Welche Vorstellungen haben wir uns von dem Wesen der Endokarditis zu machen? Wie haben wir sie in den septischen Symptomenkomplex einzureihen? Schottmüller faßt die Entstehung der Endokarditis rein mechanisch auf. Die Ursache der Endokarditis ist die dauernde Bakteriämie, die vom infizierten Blut umspülten Herzklappen schlagen die Bakterien in sich hinein. Auf diese Weise kommt es sozusagen traumatisch zur Ansiedlung der Bakterien. Gegen diese Auffassung ist einzuwenden, daß es eine Bakteriämie ohne Endokarditis gibt, z. B. die Typhusbakteriämie. Tritt eine Endokarditis auf, so handelt es sich um einen septischen Typhus mit Schüttelfrösten, septischem Blutbild usw. Schottmüller wirft bei der Bakteriämie häufig die Quantitätsfrage auf. Aber wie oft finden wir bei septischer Endokarditis das Blut steril, ja nicht einmal Bakterien sind auf den endokarditischen Klappenauflagerungen zu finden. Sind die Klappen einmal lädiert, so siedeln sich nach Schottmüllers Ansicht um so leichter Bakterien an.

Löwenhardt sieht in der chronischen Endokarditis, speziell in der Endokarditis lenta den Ausdruck des immer wiederkehrenden Infektes; die chronische Endokarditis tritt als Ausdruck des Infektes in einem durch langdauernde Infektion erschöpften Organismus auf.

Diese Anschauung bildet den Übergang zu einer Auffassung, die Dietrich geäußert hat und der wir am ehesten beipflichten möchten. Dietrich konnte Endokarditis bei Kaninchen nur nach bestimmter Vorbehandlung, also in einem bestimmten Stadium der Immunität, erzielen. Wir lassen Dietrich hier selbst sprechen: „Wir wollen uns aber einer anderen Gefäßreaktion zuwenden, die ebenfalls durch Siegmunds Untersuchungen eine weittragende Bedeutung für die Pathogenese häufiger Siedlungen septischer Allgemeininfektion erlangt hat. Bei rasch ansteigenden intravenösen Injektionen bei Kaninchen mit Bacterium coli und mit Staphylokokken erhielt er knötchenförmige Endothelwucherungen in größeren Lebervenen, aber auch in Lunge, Milz und anderen Gefäßgebieten. Auch bei Pneumokokkeninfektion der Maus kann man gleiche Bildungen bekommen. Sie gehen aus einer Keimhaftung an sensibilisierten Endothelzellen hervor, die eine Schädigung erleiden und in Wechselwirkung mit dem Blutplasma einen Fibrinpropf ansetzen, der sich durch seine umschriebene Form von dem bei einmaliger Infektion in der Lunge entstehenden Fibrinthromben Kusamas unterscheidet. Die Keime sind anfangs nachweisbar, verschwinden aber rasch und ebenso tritt bald ein Endothelüberzug und knötchenförmige Organisation ein. Offenbar sind die Knötchen rasch vorübergehende Produkte, die aber bei ihrer Rückbildung noch Intimaverdickungen zurücklassen. Doch von größter Wichtigkeit ist ihr Vorkommen am Endokard, sowohl wandständig wie an den Klappen, merkwürdigerweise regelmäßig am Aortensegel der Mitralis. Man kann sie bei einem mit

Koli vorbehandelten Kaninchen schon durch die Lupe als kleine weiße
Fleckchen erkennen. An der gleichen Stelle der Mitralis aber setzt sich
bei einer wiederholten Staphylokokkeninfektion eine endokarditische
Auflagerung an. Somit führt die Endothelreaktion nicht zur Haftung
der kreisenden Keime, vielmehr wird sie bei mangelhafter Resorptions-
fähigkeit zum Siedelungsherd.

Die Versuche, experimentell eine Endokarditis zu erzeugen, gehen
schon weit zurück. Es gelang, abgesehen von wenigen mehr zufälligen
Ausnahmen, bei keiner Art der Infektion die Keime an den Klappen
zum Haften zu bringen, nur unter Zuhilfenahme großer Klappenschädi-
gungen (Rosenbach, Wyssokowitsch, Ribbert). Dagegen hatten
Lissauer und Saltykow Erfolg mit fortgesetzter intravenöser Injektion
schwach virulenter Kokken, allerdings nur in einem kleinen Prozentsatz, und zwar bekamen sie auch die Auflagerungen an der Mitralis.
Den Grund dieses Verhaltens vermochten sie nicht festzustellen. Auch
Kuczynski erhielt bei wiederholter Streptokokkeninfektion von
Mäusen nur in einem kleinen Prozentsatz endokarditische Auflagerungen
an Klappen und Innenwand. Bei unseren Versuchen, in denen erst mit
abgetöteten, dann mit lebenden Staphylokokken vorbehandelt wurde,
erhielten wir die Endokarditis in einer solchen Häufigkeit, daß der Zusammenhang mit einem bestimmten Reaktionsstadium auf der Hand
lag. Der Nachweis der Endothelreaktion gab dann die völlige Aufklärung. Schon die normale Mitralis der Kaninchen zeigt übrigens am
Aortensegel ein auffallend lockeres Gefüge des subendothelialen Gewebes,
was vielleicht die größere Reaktionsbereitschaft dieser Stelle andeutet.

Wir kommen auf Grund dieser Darlegungen zu der Vorstellung,
daß eine Endokarditis im Verlauf einer septischen Allgemeininfektion auf einem bestimmten Reaktionszustand des
Endokards beruht, durch den die kreisenden Erreger zum Haften
gebracht werden. Bei erfolgreicher Resorptionsleistung sind wahrscheinlich, ebenso wie im Experiment, die Endokardreaktionen rasch ver-
gänglich, bei verzögerter Resorption führen sie zu verrukösen Bildungen
mit Neigung zur Organisation (Endocarditis verrucosa), bei mangelhafter oder erlahmender Resorption (örtliche oder allgemeine Resistenzverminderung) werden die Reaktionsstellen zu Siedlungsherden der
Erreger, die örtliche Zerstörungen und thrombotische Auflagerungen
auslösen (Endocarditis ulcerosa et polyposa) und weitere Einschwem-
mung in den Kreislauf ermöglichen.

Das Verhältnis der Endokarditis zur septischen Allgemeininfektion
wird damit klarer als bisher, wenn auch die vorgetragene Vorstellung
noch weiter ausgebaut und vertieft werden muß. Die Erfahrung lehrt,
daß bei akuter Sepsis, vor allem auch im pyämischen Stadium, Metastasen in alle möglichen Organe, zwar Herzmuskelabszesse, aber eine
Endokarditis so gut wie gar nicht vorkommt. Wir haben bei den Wund-
infektionen im Felde nur außerordentlich selten Endokarditis zu sehen
bekommen und nur bei chronischem Verlauf. Nur die puerperale Sepsis
macht eine Ausnahme durch verhältnismäßig häufiges und frühes Auf-

treten von Endokarderkrankung. Wir wissen aber, daß in der Gravidität eine erhöhte Reaktionsfähigkeit des r. e. Apparates besteht infolge der resorptiven Leistungen, die von dem Stoffwechsel des Embryo angeregt werden; sie spielt auch für die Erklärung der Eklampsie eine Rolle. So stimmt auch diese Erfahrung mit unserer Vorstellung gut überein.

Dietrich ist nicht der einzige gewesen, der die Immunitätslage in der Endokarditisfrage in den Vordergrund gestellt hat. Schon vor ihm haben Kuczynski und Wolf die Endocarditis lenta als die „Sepsis hochresistenter Individuen" bezeichnet. Aber Dietrich hat die Immunitätsfrage — unserer Meinung nach mit vollem Recht — für die Genese jeglicher Endokarditis aufgeworfen.

In einer jüngst von Schottmüller gegen Dietrich geführten Polemik weist Schottmüller darauf hin, daß Endokarditis auch bei akutester Sepsis vorkommen kann und daß diese Tatsache gegen Dietrich spricht. Für die puerperale Sepsis hat Dietrich, wie oben ausgeführt wurde, die Genese der Endokarditis in seinem Sinn erklärt; und auch für andere Einzelfälle mag diese Erklärung gelten.

Wir haben diese interessante Anschauung Dietrichs hier in extenso wiedergegeben, weil sie uns das Zustandekommen der Endokarditis in einem neuen Lichte zeigt: Das Auftreten der Endokarditis entspricht einer bestimmten Immunitätslage. Aus dieser Erkenntnis, falls sie sich bestätigen sollte, können wir den verschiedenen Verlauf der akuten und chronischen Endokarditis sowie die verschiedene prognostische Bedeutung der Herzklappenentzündungen verstehen.

Endlich haben wir noch die Frage nach der Sonderstellung der Endocarditis lenta unter den chronischen Endokarditiden zu beantworten. Es geht aus dem Vorstehenden hervor, daß die Endocarditis lenta zwar keine ätiologisch einheitliche Erkrankung ist, aber doch eine klinische. Wir glauben daher im Sinne Schottmüllers diesen Krankheitstypus als einen eigenartigen auffassen zu müssen. Er entspricht nicht im Sinne Schottmüllers einer bestimmten Ätiologie, sondern unserer Meinung nach — wir verweisen hier auf Dietrichs Anschauung — einer bestimmten Immunitätslage.

5. Die Agranulozytose

W. Schultz hat im Jahre 1922 im Berliner Verein für innere Medizin an Hand von fünf Fällen ein Krankheitsbild vorgestellt, das sich durch einen ganz bestimmten Symptomenkomplex von anderen ähnlich verlaufenden unterscheidet, und für dieses eng umschriebene Krankheitsbild den Namen Agranulozytose vorgeschlagen.

Die Fälle betrafen Frauen im Alter von 38 bis 61 Jahren. Es fand sich keine Herabsetzung des Ernährungszustandes. Die Patientinnen erkrankten plötzlich akut unter hohem Fieber und allgemeinem Krankheitsgefühl. Die sehr bald auftretenden lokalen Affektionen betrafen stets die Rachenteile, insbesondere die Tonsillen, dreimal das

Zahnfleisch, zweimal die Zunge, einmal den Larynx, einmal die Genitalien, und zwar als Ulzerationen, Nekrosen, diphtherische, gangränöse Prozesse. Ferner fanden sich in einem Falle ein brandiges Ödem der Haut der linken Brustseite und einmal eine derbe Infiltration des Mundbodens, jedoch war nirgends eine eitrige Einschmelzung festzustellen. Hautblutungen waren niemals vorhanden; doch war die Haut stets nach einigen Tagen mehr oder weniger deutlich ikterisch verfärbt. Des weiteren fanden sich keine oder nur geringe regionäre Drüsenschwellungen. Milz und Leber waren in drei Fällen nicht vergrößert, in zwei Fällen mäßig vergrößert. Schon im Beginn der Erkrankung, zu einer Zeit, wo die lokalen Affektionen noch verhältnismäßig gering waren, war der Befund der Blutuntersuchung sehr charakteristisch. Es bestand in allen Fällen hochgradige Verminderung der Gesamtleukozytenzahl, und zwar von „fast keine“ bis höchstens 1800 in 1 mm³, wobei vor allem die Granulozyten bis auf 0 herabgesetzt sein können, während die (absolut auch hochgradig verminderten) lymphoiden Elemente 68 bis 100% aller weißen Blutzellen betrugen. Die Blutplättchen waren in normaler Zahl vorhanden. Es bestand keine oder nur geringe Anämie. Die Zahl und das Aussehen der roten Blutkörperchen und der Hämoglobingehalt waren normal oder nur wenig vom Normalen abweichend. Im weiteren Verlauf der Krankheit fiel sehr bald, das heißt innerhalb weniger Tage, das rasche Fortschreiten der lokalen Veränderungen auf, sowie der rapide Verfall des Kräftezustandes der Patientinnen. Dabei bestand öfter eine auffallende Euphorie. Die Krankheitsdauer betrug in drei Fällen drei bis vier Tage, in zwei Fällen ein bis zwei Wochen. Der Ausgang der Erkrankung war stets tödlich.

Die pathologisch-anatomische Untersuchung der Fälle besorgte Versé, der in derselben Sitzung darüber berichtete: Konstitutionelle Anomalien, wie Status thymicolymphaticus, waren nicht festzustellen. Milz, Leber und Lymphdrüsen zeigten nur uncharakteristische pathologische Befunde; dagegen zeigte das Knochenmark schwere Veränderungen: Makroskopisch war das Femurmark stellenweise rotes, stellenweise Fettmark, das Rippenmark von zunächst normaler Beschaffenheit. Mikroskopisch aber fällt im Femur- wie im Rippenmark eine gewisse Zellarmut an weißen Elementen auf: Man findet in mäßiger Zahl verschiedene lymphoide Zellen. Leukozyten und Monozyten sind nicht sichtbar. Myeloblasten sind sehr spärlich vorhanden. Dagegen findet man rote Blutkörperchen, weniger allerdings ihre Vorstufen, ziemlich zahlreich. Megakaryozyten sind in normaler Zahl vorhanden. Die bakteriologische Untersuchung in den Abstrichen von Rachen und Nase ergab niemals Spirillen, einmal Diphtheriebazillen, einmal reichlich Pneumococcus mucosus, im übrigen eine uncharakteristische Mischflora; die Untersuchung des Blutes (Agarplatten, Galle, Bouillon) ergab einmal Pneumokokken, einmal Pneumococcus mucosus, in drei Fällen war das Blut steril. Die WaR war negativ. Kontagiosität, insbesondere epidemiologischer Zusammenhang der Fälle, war nicht festzustellen.

Bezüglich der Pathogenese dieser Erkrankung meinten die Autoren damals: „Wir neigen der Ansicht zu, daß es sich hier um eine eigenartige Infektion mit tiefgreifender Knochenmarksschädigung im Bereiche des Granulozytensystems handelt, als deren Wirkung eine katastrophale Widerstandsunfähigkeit der Gewebe gegenüber bakteriellen oder sonstigen Schädlichkeiten manifest wird."

Durch diese hochinteressante Demonstration angeregt, erschien dann eine Reihe von Publikationen, die über Fälle von Agranulozytose berichteten, von denen aber nur ein Teil dem mit diesem Namen ursprünglich belegten Krankheitsbild entspricht. Aus der Schule Schultz veröffentlichte Leon eine zusammenfassende Arbeit, der wir Krankengeschichte und Verlauf eines Falles entnehmen, der als typisch hingestellt wird.

Die 38jährige Ehefrau Anna B. wurde am 30. I. 1922 wegen „Grippe und Blasenkatarrhs bei fehlender häuslicher Pflege" aufgenommen. Patientin stammt aus gesunder Familie; sie selbst war früher nie ernstlich krank. Menses regelmäßig alle drei Wochen, in letzter Zeit alle 14 Tage, ohne Beschwerden. Dauer drei Tage. Kein Partus, ein Abortus (vor neun Jahren). Infectio negiert. Keine Neigung zu Blutungen.

Die jetzige Erkrankung begann vor acht Tagen, am 23. I. 1922; plötzlich mit Schüttelfrost, Fieber, Abgeschlagenheit, Rücken- und Kreuzschmerzen. Der Urin war auffallend trübe. An den folgenden Tagen die gleichen Beschwerden. Der am 26. I. zugezogene Arzt stellte die obenerwähnte Diagnose. Am 27. I. traten bei der Patientin auf beide Rachenmandeln lokalisierte Halsschmerzen auf. Am 29. I. bekam sie heftige Schmerzen in den Zähnen. Es wurde ein Zahnarzt geholt, der wegen der Schmerzen beide Kiefer mit Jod pinselte, aber keine Zahnerkrankung feststellen konnte. Am 30. I. morgens verspürte Patientin Schmerzen in der Zunge, die Zahnschmerzen hatten nachgelassen. Am Nachmittag erfolgt Krankenhausaufnahme. Patientin gibt noch an, daß sie seit einem halben Jahr an starkem Juckreiz an den Genitalien, seit zirka drei Wochen an Ausfluß leide. Sie ließ sich deshalb vor etwa drei Wochen in der gynäkologischen Poliklinik der Charité untersuchen, wo eine „Scheidenentzündung" festgestellt wurde. Nachträgliche Angabe auf Befragen: Im Mai 1921 (vor zirka drei Vierteljahren) will Patientin sechs Wochen lang wegen einer starken Zahnfleischentzündung in zahnärztlicher Behandlung gewesen sein (die Zunge war damals nicht erkrankt).

Die Untersuchung ergibt am Tage der Aufnahme, 30. I. nachmittags (achter Krankheitstag): Mittelkräftig gebaute Patientin in genügendem Ernährungszustand. Gesichtsfarbe etwas blaß; Schleimhäute genügend durchblutet. Körperwärme 38,4°. Kein Exanthem, kein Ikterus, keine Hautblutungen, keine Drüsenschwellungen. Rachen: hintere Rachenwand gerötet. Geringe Schwellung und Rötung der Tonsillen. In den Krypten der linken Tonsille wenig gelbweißer Belag. Zahnfleisch, Mundhaut, Zunge ohne Veränderungen. Bakteriologische Untersuchung von Nasen- und Tonsillenabstrich: keine Diphtheriebazillen. Am nächsten Tag sind folgende wesentliche Veränderungen vorhanden: 31. I. morgens (neunter Krankheitstag): Die Sprache ist heute anginös. Starker Foetor ex ore. Die Untersuchung der Rachenteile ergibt: Die Zungenspitze ist verdickt; entsprechend dem vordersten Drittel ist die Zungenoberfläche blaurot verfärbt, unterbrochen von unregelmäßigen, helleren Partien von blasser, gelbweißer Farbe. An der Unterseite der Zungenspitze rechts größerer, geschwollener, augenscheinlich in Nekrose befindlicher Bezirk von blasser, gelblichweißer Farbe. Das Zahnfleisch beider Kiefer ist aufgelockert, stellenweise mit weißlichen, schmierigen fibrinösen Massen bedeckt. Diese auffallenden und schnell eingetretenen Veränderungen geben Veranlassung zur Untersuchung des Blutes. Der folgende Befund liefert eine Erklärung für das eigenartige Krankheitsbild: Gesamtzahl der Leukozyten in 1 mm³: 700! Die Differentialzählung ergibt: Poly: 12%, Lympho: 64%, Mono: 24%, Eos: 0%. Die Zahl und das Aussehen der Erythrozyten sowie der Hämoglobingehalt sind völlig normal. (Die an den nächsten Tagen erhobenen Blutbefunde sind weiter unten tabellarisch zusammengestellt.) Zeichen von hämorrhagischer Diathese fehlen. Die Ohrblutungszeit nach Duke und die Blutgerinnungszeit nach Schultz sind normal. Die Zahl der Blutplättchen ist normal. Hautblutungen fehlen. Stauungsversuch, Perkussionshammerschlag ergeben keine Hautblutungen. Das Blut ist bakteriologisch steril (Charlottenburger Untersuchungsanstalt: Oberarzt Dr. Elkeles). Die Wa R und S. G. negativ. 1. II. 1922 (zehnter Krankheitstag): Schmerzen am Mundboden. Es ist eine ziemlich derbe, stark druckempfindliche Schwellung des Mundbodens entstanden, die darüber befindliche Haut ist ohne Veränderungen. Geringe regionäre Drüsenschwellungen. Der Befund der Zunge ist sichtlich im Fortschreiten. Übriger Organbefund unverändert. Augenhintergrund ohne Besonderheiten. Die gynäkologische Untersuchung zeigt überraschenderweise einen Befund, der den destruierenden Prozessen an den Rachenteilen entspricht. Der Introitus vaginae ist ringsum von einer zirka ½ cm breiten oberflächlichen Ulzeration umgeben, die von schmierigen, mißfarbenen, gelblichgrünen Massen bedeckt ist. Ein ebensolcher schmaler Nekrosering ist rings um das Orificium externum urethrae vorhanden. Die Vaginalschleimhaut, welche bei Einführung des Spekulums ungemein empfindlich ist, zeigt oberflächlich Ulzerationen. Beim Einstellen der Portio uteri sieht man an der vorderen Lippe etwa linsengroße Schleimhautdefekte von weißgelblicher Farbe. Die Abstriche von den beschriebenen Nekrosestellen enthalten massenhaft Kokken und Bakterien, keine Leukozyten. Go. negativ. — Am 2. II. 1922 (elfter Krankheitstag): Das vordere Drittel der Zunge ist heute schwarz verfärbt und gegen die dahinter liegenden geröteten und schmierig belegten Partien durch eine schmale weiße Zone abgesetzt. Der Foetor ex ore ist kaum erträglich. Dabei besteht ausgesprochene Euphorie. Skleren deutlich ikterisch. Auch die Haut erscheint ganz wenig gelblich. Bilirubin im Serum (nach H. v. d. Bergh) 3/200 000, direkte und indirekte Reaktion + +. — 5. II. 1922 (vierzehnter Tag): Seit vorgestern abend ist Patientin hochfieberhaft: bronchopneumonische Herde der unteren Lunge. Fast totale Schwarzfärbung der unteren Zungenpartie, die im Begriff steht, sich abzulösen. In der Nacht zum 6. II. 1½ Uhr Exitus letalis an Schluckpneumonie.

Tabellarische Zusammenstellung der Blutbefunde:

	Leuko	Poly	Eos	Lympho	Mono	Fr. Kerne	Reiz F.
31. I. 1922	700	12%	0%	64%	24%	—	—
1. II. 1922	600	—	—	—	—	—	—
2. II. 1922	800	10%	0%	51%	26%	7%	6%
3. II. 1922	800	34%	0%	40%	13%	8%	5%
4. II. 1922	900	—	—	—	—	—	—
5. II. 1922	700	18%	0%	40%	38%	—	4%

Die Zahl der Erythrozyten betrug am 1. II. 1922: 5 348 000; am 5. II. 1922: 480 000, der Hämoglobingehalt unkorr. nach Sahli: 74/77. Die Zahl der Blutplättchen: 204 300.

Die 12 Stunden nach dem Tode von Prof. Versé vorgenommene Obduktion ergab nachstehende anatomische Diagnose: „Agranulocytosis". Necrosis apicis linguae. Amygdalitis necroticans sin. Colpitis gangraenosa ulcerosa. Pneumonia lobul. et pleur. fibr. praecipue lat. sin. Cholelithiasis. Intumescentia hepatis. Icterus. Aus dem Sektionsprotokoll erwähne ich noch folgende Einzelheiten: Lymphdrüsen: Am Hals und auch sonst nicht vergrößert. Milz: 230 g. Sie besteht aus zwei größeren und einigen kleineren Einzelmilzen. Die zwei größten sind etwa hühnereigroß. Auf dem Durchschnitt ist die Pulpa graurot, ziemlich zäh und dicht. Leber: mäßig vergrößert. Auf dem Durchschnitt bräunlich, leicht zerreißlich. In der Gallenblase findet man einen etwa haselnußgroßen Cholesterinstein. Knochenmark: Das Femur ziemlich rötlich gefärbt, doch ist in der Diaphyse viel Fettmark vorhanden. Mikroskopische Untersuchung: Milz: Follikel mäßig groß. In der Pulpa gequollene Endothelzellen, vereinzelte große Riesenzellen mit riesigen Kernen vom Typus der Knochenmarkriesenzellen. Im periportalen Gewebe der Leber kleine Rundzellenanhäufungen, ebenso stellenweise um die etwas größeren Gefäße der Niere. Schlingen der Glomeruli meist gut blutgefüllt. Die Infiltrate an den Geschwüren der Vagina finden sich vorwiegend perivaskulär um die sehr stark gefüllten Venen herum. Meist sind es Rundzellenformen, sehr wenig gelapptkernige. Eine eingehendere Untersuchung der Knochenmarkabstriche (Schultz) ergab folgendes: In den mit Methylalkohol fixierten Ausstrichen sieht man zahlreiche große Fettlücken. Die vorhandenen Zellen sind lymphoid, das heißt basophil und ungranuliert, darunter einzelne Zellen mit stark tingiertem Protoplasma und einem etwas dichteren Kern. Von den kleineren lymphoiden Elementen ist dem Kerncharakter nach vielfach eine Unterscheidung von lymphozytären Elementen nicht zu treffen. Keine Granulozyten, keine Myelozyten. Erythroblasten vorhanden, nicht sehr zahlreich. Man findet weniger Übergangsstufen von den basophilen Vorstufen der Erythroblasten zu den orthochromatisch gefärbten Erythroblasten als im normalen Präparat. Erythrozyten gut erhalten, mäßig zahlreich. Megakaryozyten sind vorhanden, normale Größe, nicht vermindert.

In Gemeinschaft mit Jakobowitz hat dann Schultz die Symptome dieses Krankheitsbildes an Hand von bis dahin schon auf 12 angewachsenen Fällen nochmals folgendermaßen zusammengefaßt: Die Krankheit befällt Individuen beiderlei Geschlechts, vorwiegend Frauen im mittleren Alter, ohne Zeichen herabgesetzten allgemeinen Ernährungszustandes noch auch konstitutioneller Anomalie. Plötzlicher Beginn mit hohem Fieber und allgemeinem Krankheitsgefühl. Die sichtbaren Affektionen betreffen: Tonsillen, Zahnfleisch, Zunge, Larynx, Genitale in Form von Ulzerationen, Nekrosen, diphtherischen gangränösen Prozessen. Keine eitrige Einschmelzung, keine allgemeine hämorrhagische Diathese. Stets Ikterus, nur in einem Teil der Fälle Leber- und Milzvergrößerung. Blutbefund: Hochgradige Leukopenie, meist bis auf einige hundert, wobei vor allem die Neutrophilen und Eosinophilen bis auf 0 herabgesetzt sein können, während die auch verminderten Lymphozyten und Monozyten das spärlich mit weißen Elementen ausgestattete Blutbild beherrschen, ohne daß spezifisch blutpathologische Elemente auftreten. Das rote Blutbild ist kaum verändert. Thrombozyten reichlich vorhanden. Der Krankheitsausgang war in allen Fällen ein tödlicher. Histologisch finden sich im Knochenmark schwere Veränderungen und Fehlen der granulierten Zellen. Erythrozyten niemals ernstlich geschädigt, reichlich Megakaryozyten, keine einheitlichen bakteriologischen Befunde. Pathogenetisch stellt die Agranulozytose ein klinisch einheitliches Krankheitsbild dar, bei dem es primär zu einer Schädigung des leukomyeloischen Apparates und sekundär vielleicht durch Ausfall von vom Knochenmark ausgehenden Hormonen zu einer Herabsetzung der Widerstandskraft der Gewebe kommt.

Wir haben den von Schultz aufgestellten Symptomenkomplex originalgetreu und ausführlich besprochen, erstens weil er uns, wenn schon kein eigenes Krankheitsbild, so doch eine anregende Diskussion gebracht hat, und zweitens weil sich Schultz mit Recht darüber beklagt, daß ein großer Teil der in der Literatur angeführten Fälle von Agranulozytose die von ihm angegebenen Symptome nicht aufweist, demnach dem Krankheitsbild auch nicht entspricht. Die Arbeiten, die zu diesem Thema Stellung nehmen und immer wieder zitiert werden, zerfallen in mehrere Gruppen: 1. In solche, die Schultz in allem beipflichten, 2. in solche, die zwar die Selbständigkeit und Einheitlichkeit des Krankheitsbildes anerkennen, aber den von Schultz gegebenen Namen ablehnen, und 3. in solche, die die Selbständigkeit des Krankheitsbildes ablehnen.

Über die erste Gruppe ist nicht mehr zu sagen, als schon bei der Besprechung der Schultzschen Arbeiten erwähnt wurde. Hierher gehören die Arbeiten von Leon, Licht und Hartmann, Kaznelson und zum Teil auch Aubertin et Levy, wenngleich diese Autoren einen vermittelnden Standpunkt anstreben und sowohl eine symptomatische wie auch eine reine Agranulozytose unterscheiden, welch letztere sie allerdings als eine Sondergruppe innerhalb der großen Symptomenkomplexe der Blutpathologie auffassen.

Als Vertreter der zweiten Gruppe gilt vor allem Friedemann, der schon in unmittelbarem Anschluß an die erste Mitteilung von Schultz im Berliner Verein für innere Medizin, also in gewissem Sinne unabhängig von ihm, über zwei Fälle dieser Art berichtete. Unter dem Titel „Angina agranulocytica" veröffentlichte er dann später eine Reihe von Fällen, zu denen er auch die von Schultz und seiner Schule publizierten zählte, und beschrieb das Krankheitsbild ganz so wie Schultz. Auch er glaubt an eine Krankheit sui generis, bei der es primär zu einer Schädigung des Granulozytensystems kommt. Im gleichen Sinn ist auch die Arbeit von Elkeles aufzufassen. I. Weiß spricht vom Schultzschen Symptomenkomplex als von „Mucositis necroticans agranulocytica", ist aber im übrigen auch für Aufrechterhaltung dieses klinisch einheitlichen Krankheitsbildes.

Die dritte Gruppe setzt sich zusammen aus den Arbeiten von Bantz, Lauter, Ehrmann und Preuß, Zadek, Chiari und Redlich, Zikowsky, V. Weiß, Jedlička usw. Diese Autoren sind der Ansicht, daß der von Schultz beschriebene Symptomenkomplex kein selbständiges Krankheitsbild darstellt, sondern daß es vielmehr im Verlaufe schwerer septischer Infektionen zu solchen Bildern kommen kann, die mit Agranulozytose, oder anders gesagt, mit einer starken Herabsetzung bis zum völligen Fehlen der Granulozyten im Blut und Knochenmark einhergehen.

Wenn wir nun unseren Standpunkt in dieser Frage erörtern wollen, so geht schon aus der Tatsache, daß wir dieses Kapitel in den Rahmen der Besprechung der septischen Erkrankungen einbezogen haben, hervor, daß wir im Großen und Ganzen die Ansicht der früher erwähnten dritten Gruppe teilen. Wir verstehen vorerst unter Agranulozytose in diesem Zusammenhang immer nur eine enorme Verminderung oder Fehlen der granulierten Leukozyten, also ein Symptom, das wir bei allen jenen Erkrankungen antreffen können, die mit einer Schädigung bzw. übergroßen Inanspruchnahme der leukopoetischen Organe einhergehen. Jagić und Spengler sagen wörtlich: „Eine Markschädigung dokumentiert sich im peripheren Blutbild in der Form der Neutropenie. Wir finden hier alle Abstufungen bis zur sogenannten Agranulozytose. Der Begriff Agranulozytose wird heute viel gebraucht. Es ist auch dagegen nichts einzuwenden, wenn man darunter ein Symptom und kein selbständiges Krankheitsbild versteht. Agranulozytose ist keine Diagnose, sondern nur ein Symptom." Wir müssen uns demnach in erster Linie dagegen wenden, daß unter dem Namen eines Symptoms, das bei den verschiedensten Erkrankungen vorkommt, ein spezielles Krankheitsbild verstanden werden soll.

Was die spezielle Pathogenese der Agranulozytose als Symptom, anlangt so wurden dafür eine Reihe von Faktoren in Betracht gezogen. Die meisten Autoren sprechen von einer primären Schädigung des Granulozytenapparates als der auslösenden Ursache, wobei Schultz, Leon, Friedemann, Elkeles, Licht und Hartmann usw. eine spezifisch wirkende Noxe annehmen, während Ehrmann und Preuß, V. Weiß, Aubertin et Levy (für die symptomatische Agranulozytose) den septischen Infekt als solchen verantwortlich machen. Ob die vorgenannten Autoren Schädigung als primäre Lähmung (Typhus, Benzol) oder auch als Übersteigerung von Reizung im Sinne von Schilling auffassen, ist aus den Arbeiten nicht zu entnehmen. Eine spezielle Eigentümlichkeit der Infektion hat übrigens auch F. Marchand für eine Schädigung der Leukozytenbildungsstätte im Knochenmark bei ungewöhnlich starken Lymphozytosen im Anschluß an Infektionen verantwortlich gemacht. Ein Zusammenwirken von Schädigung durch septische Infektion und individuelle Disposition nehmen unter anderen Jagić, Jagić und Spengler, Zikowsky, Zadek, Lauter, Jedlička als auslösenden Faktor für die eigenartige Reaktion an. Daß eine Zerstörung der Granulozyten in der Peripherie nicht die Ursache für die Agranulozytose abgeben kann, hat schon Elkeles damit gezeigt, daß sonst Regenerationstypen angetroffen werden müßten, Zadek aber eindeutig damit bewiesen, daß intra vitam ausgeführte Knochenmarkspunktionen den ständigen Parallelismus zwischen Bildungsstätte und pheriperem Blute aufdeckten.

Eine interessante Erklärungsmöglichkeit führen Chiari und Redlich an. Die Autoren halten es für wahrscheinlich, daß der Grad der Invasion bzw. die Menge von auch verschiedenen, vielleicht in ihrer Virulenz gerade besonders gesteigerten Mikroorganismen ausschlaggebend ist, und daß, ebenso wie ein geringer Insult der Allgemeininfektion auf das Knochenmark reizend wirken kann, die plötzliche Überschwemmung eine Lähmung herbeiführen kann. Schließlich hat schon Türk im Jahre 1907 für gewisse septische Erkrankungen, die mit hochgradiger Leukopenie und bis zu 90%iger Lymphozytose einhergehen, eine von Haus aus bestehende Minderwertigkeit des Granulozytenapparates angenommen, die zu einer geringeren Widerstandsfähigkeit dem septischen Infekt gegenüber und schließlich bei erhöhter Inanspruchnahme zur Verkümmerung führt. Gegen diese konstitutionell bedingte Minderwertigkeit bzw. Verkümmerung ist von F. Marchand eingewendet worden, daß man, wenn es eine Verkümmerung des Gesamtleukozytenapparates gibt, auch sonst öfter Individuen mit verminderter Granulozytenzahl sehen müßte. Dieser Einwand ist unserer Meinung nach unberechtigt, da Türk von Verkümmerung erst als Folgeerscheinung einer erhöhten Inanspruchnahme gesprochen hat, und eine funktionelle Minderwertigkeit unter physiologischen Bedingungen keinesfalls immer manifest werden muß. Hingegen werden gegen die Annahme Türks mit Recht von Elkeles und Zadek die in Heilung übergegangenen Fälle (Lauter, Ehrmann und Preuß, Zikowsky) angeführt; gegen eine konsekutive Verkümmerung spricht insbesondere der Fall von Jedlička, bei dem es nach einer Otitis purulenta wieder zum Auftreten von Neutrophilen gekommen ist. In einer 1927 erschienenen Arbeit kommt Friedemann auf Grund der von ihm durch Röntgenbestrahlung erzielten Heilung zu der Auffassung, in der Agranulozytose keine Infektionskrankheit zu sehen, sondern den Ausdruck einer endogenen Störung vielleicht endokriner Natur. Damit wäre der Röntgeneffekt und das vorwiegende, fast ausschließliche Vorkommen beim weiblichen Geschlecht erklärt.

Die Erklärungsmöglichkeiten sind mit den hier angeführten sicherlich nicht erschöpft; doch ist aus ihrer großen Zahl und ihrer Mannigfaltigkeit zu ersehen, daß die alleinseligmachende noch nicht gefunden wurde. Es fällt uns schwer, uns zu einer von diesen zu entschließen, da in jeder eine Wahrheit zu stecken scheint. Unter den Erkrankungen, in deren Verlauf es zu einer Agranulozytose kommen kann, stehen die akuten septischen weitaus an erster Stelle. Wir haben schon in früheren Kapiteln öfters ausdrücklich hervorgehoben, daß die Reaktionen an den blutbildenden Organen von einer großen Reihe von Faktoren beeinflußt werden, und daß daraus die Vielgestaltigkeit und Uneinheitlichkeit des septischen Blutbildes resultiert. Die Agranulozytose ist nun eine von den vielen Reaktionsmöglichkeiten im Verlaufe septischer Erkrankungen, für die es so lange eine befriedigende Erklärung nicht geben kann, solange wir ihren Eintritt nicht voraussagen können. In dem einen Fall wird es die Art des Erregers sein, im anderen die Virulenz, im dritten vielleicht die besondere Disposition und wieder in einem anderen vielleicht mehrere Faktoren zusammen, die ihr Zustandekommen begünstigen. Feststehend ist nur, daß sie der Ausdruck schwerster Schädigung des gesamten leukozytenbildenden Markes ist, aber wodurch diese Schädigung im Einzelfall zustande kommt, ist vorläufig noch nicht mit Sicherheit zu ermitteln.

Von den übrigen Symptomen sind die ulzerösen, gangräneszierenden Prozesse an den Schleimhäuten, die dem Krankheitsbild sein besonderes Gepräge geben. Ursprünglich wurde daran gedacht, daß diese Nekrosen ein dem Granulozytenschwund koordiniertes Symptom bedeuten, aber Leschke ist schon in der Diskussion zur ersten Mitteilung dieser Annahme mit der Behauptung entgegengetreten, daß die Nekrosen der Ausdruck der durch den Granulozytenschwund herabgesetzten Widerstandskraft der Gewebe sind. Dieser Ansicht haben sich dann alle Autoren angeschlossen, und heute herrscht darüber kein Zweifel mehr. Wenn aber die Nekrosen nur eine Folge der fehlenden Granulozyten sind, dann fällt eine weitere wichtige Stütze für dieses Krankheitsbild, da ja die Nekrosen dann auch überall dort zu sehen sein müßten, wo es zu einem Granulozytenschwund gekommen ist, bzw. dort wieder heilen müßten, wo sich die Granulozyten wieder vermehren und schließlich nicht gerade an den Tonsillen auftreten dürften, sondern überall dort, wo es als Folge des Granulozytenschwundes zu einer Herabsetzung der Widerstandsfähigkeit der Gewebe gekommen ist. Nun ist es seit langem bekannt, daß nekrotische Schleimhautentzündungen überall dort zu finden sind, wo es zu einer schweren Schädigung des leukopoetischen Markes gekommen ist, also bei schweren akuten septischen Prozessen, akuter Leukämie, Aleukie, Panmyelophthise, Monozytenangina (Schultz usw.), ferner geht aus den Fällen von Lauter, Ehrmann und Preuß sowie Zikowsky hervor, daß die ulzerösen, gangräneszierenden Prozesse mit dem Wiederauftreten der Neutrophilen in Heilung übergingen, und schließlich beweist der Fall Petri, der dritte Fall Zadek und der Fall Peritz, daß die Nekrosen nicht an die Schleimhäute des Mundes und des Rachens gebunden sind, daß sie im ganzen Magen-Darm-Trakt und in der Leber vorkommen können und auch nicht primär an den Tonsillen auftreten müssen, so daß auch die Bezeichnung Angina agranulocytica (Friedemann) unzureichend und nur für ein zufälliges Zusammentreffen von einzelnen Symptomen anwendbar ist.

Was nun alle übrigen Symptome anlangt, wie Ikterus, Fehlen von Milz- und Leberschwellung, keine hämorrhagische Diathese, keine wesentliche Anämie, keine Thrombopenie, keine einheitlichen bakteriologischen Befunde usw., so erscheint es uns überflüssig, auf jedes einzelne gesondert einzugehen und mit Beispielen zu belegen, daß jedes für sich und in Gemeinschaft mit den anderen bei allen schweren namentlich akuten, foudroyant verlaufenden septischen Prozessen vorkommen kann, daß, um nur einige Beispiele herauszugreifen, eine wesentliche Anämie bei den akuten septischen Prozessen zu den Seltenheiten gehört, daß der Nachweis der Erreger im Blut leider sehr oft nicht gelingt, daß aber im übrigen in den Fällen von Chiari und Redlich, Lauter, Zikowsky, V. Weiß Streptokokken gefunden wurden, daß fehlende Milz- und Leberschwellung nur ein Zeichen von vielen ist für schweres Darniederliegen der Abwehrkräfte und von uns immer als ungünstiges Zeichen im Verlaufe septischer Erkrankungen angesehen wurde.

Zusammenfassend können wir also sagen, daß wir dem Schultzschen Symptomenkomplex im Verlaufe schwerer, namentlich akuter foudroyanter septischer Erkrankungen immer wieder begegnen, und zwar sowohl in seiner reinen wie auch in der in der Literatur getrübten Form. **Wir sehen in ihm eine der vielen Erscheinungsformen der schweren Sepsis, wie sie sich aus dem Verhältnis zwischen Infektion und Abwehr ergeben, und können ihm daher eine Selbständigkeit als Krankheitsbegriff nicht zuerkennen.**

Die Diagnose

Die Diagnose ergibt sich vor allem aus dem Blutbefund, wobei eine Agranulozytose nur in Verbindung mit hochgradiger Leukopenie diagnostisch verwertbar ist. Wenn wir jetzt vom Schultzschen Symptomenkomplex absehen, müssen wir noch hinzufügen, daß Anämie selten, niemals aber hochgradig ist, daß die Thrombozyten sowohl normal als auch vermindert sein können, daß eine hämorrhagische Diathese nicht nur in den thrombopenischen Fällen auftreten kann, sondern auch als Folge von toxischer Gefäßschädigung bei normaler Thrombozytenzahl, daß aber hämorrhagische Diathese oft auch fehlt, daß die ulzerös gangräneszierenden Prozesse an allen Schleimhäuten, vorwiegend aber an der Mund- und Rachenschleimhaut, vorkommen, und daß schließlich alle übrigen Symptome einer schweren akuten Sepsis zu finden sein können.

Die Prognose

Die Prognose ist in diesen Fällen, wie schon aus der geringen Anzahl der in der Literatur erwähnten geheilten Fälle ersichtlich ist, sehr ernst.

Die Therapie

Die Therapie ist hier wie bei allen schweren akuten septischen Prozessen leider bisher wenig erfolgreich. Trotzdem werden wir immer wieder versuchen müssen, die darniederliegenden Abwehrorgane anzuregen. Jagić und Spengler empfehlen Phlogetan oder andere ähnliche Eiweißpräparate. Die direkte Bluttransfusion scheint in einem Fall von Zikowsky (Hoche) eine gute Wirkung gehabt zu haben, im Falle Pfab aber den Exitus eher beschleunigt zu haben. Wenn es gelingt, den Erreger festzustellen, so wird man auch eine ätiologische Therapie versuchen müssen, wie es Zikowsky in zwei Fällen mit polyvalentem Streptokokkenserum anscheinend mit Erfolg getan hat. Beck und Kerl schlagen das Einstauben der gangränösen Veränderungen mit Salvarsan vor. Friedemann berichtete über Heilung von vier Fällen durch Röntgenbestrahlung der Knochen und größerer Körperpartien. Eine Nachprüfung erfolgte durch Thoma, der von drei bestrahlten Fällen in einem Heilung erzielen und in zwei anderen einen deutlichen Erfolg beobachten konnte.

6. Die akute Leukämie

Das Krankheitsbild der akuten Leukämie steht noch heute im Mittelpunkt einer Diskussion und kann nach keiner Richtung hin als endgültig geklärt angesehen werden. Im Rahmen dieser Darstellung erscheint es uns unmöglich, die zu diesem Thema gehörige Literatur, die namentlich in den letzten Jahren sehr umfangreich wurde, auch nur annähernd vollständig zu berücksichtigen. Es liegt auch nicht in unserer Absicht, die ausführlichen Abhandlungen in den verschiedenen Lehr- und Handbüchern zu vermehren; wir wollen vielmehr die Berührungspunkte und Übergänge zwischen diesem Krankheitsbild und den allgemein anerkannten Erscheinungsformen der Sepsis betrachten, die die Zugehörigkeit der akuten Leukämie zur Sepsis immer wahrscheinlicher machen.

Unter „akuter Leukämie" wird in der Literatur allgemein ein Krankheitsbild verstanden, das in vieler Beziehung an die chronischen Leukämien erinnert, sich aber von ihnen in einigen wesentlichen Punkten unterscheidet. Wenn wir die typischen Merkmale herausgreifen und aus ihnen künstlich ein Krankheitsbild zusammensetzen, so ergibt sich:

Beginn: Plötzlich zumeist aus vollstem Wohlbefinden unter den Erscheinungen einer schweren Allgemeinerkrankung mit Fieber, eventuell Schüttelfrost, Kopfschmerzen, Gliederschmerzen und allgemeiner Abgeschlagenheit.

Verlauf: Sehr bald treten die Symptome schwerer hämorrhagischer Diathese in den Vordergrund; Blutungen in der Haut, aus Nase, Mund, Zahnfleisch; ulzeröse, gangräneszierende Prozesse an den Schleimhäuten, vor allem der Mundhöhle, aber auch des Rachens, des ganzen Magen-Darm-Traktes und am Genitale mit den dadurch hervorgerufenen Störungen, wie lokale Schmerzen, blutige Stühle, Hämatemesis, Metrorrhagien, mitunter auch Hämoptoe als Zeichen der Beteiligung des Respirationstraktes an der hämorrhagischen Diathese. Leber und Milz sind nur mäßig vergrößert und von den Lymphdrüsen meist nur die regionären als Folge der ulzerösen oder diphtherischen Affektionen. Der weitere Verlauf charakterisiert sich dann durch zunehmende Anämie und rapiden Kräfteverfall, bis schließlich unter rasch fortschreitender Kachexie Komplikationen aller Art eintreten und den Tod herbeiführen. Die Dauer der Erkrankung beträgt von wenigen Tagen bis zu etwa zehn Wochen.

Blutbefund: Während das bisher Gesagte für beide Arten akuter Leukämie Geltung hat, müssen wir bei der Besprechung des Blutbefundes zwischen der lymphatischen und der myeloischen Leukämie unterscheiden. Für beide gilt eine zunehmende Anämie von hypochromem Charakter und eine mehr oder weniger ausgesprochene Vermehrung der Gesamtleukozyten. Die akute lymphatische Leukämie charakterisiert sich vor allem durch ein Überwiegen der Lymphozyten im qualitativen Blutbild. Dabei findet man in den meisten Fällen die „großen Lymphozyten" und Riesenlymphozyten, sowie Rieder-Formen, doch kommen auch Fälle vor, die mit einer Vermehrung nur der kleinzelligen Lymphozyten einhergehen. Die akute myeloische Leukämie charakterisiert sich wieder vor allem durch das Vorherrschen der Myeloblasten, und zwar auch da gewöhnlich der großen Formen und nur in selteneren Fällen der kleinen, sogenannten Mikromyeloblasten.

Pathologisch-anatomisch finden sich entsprechend der Beteiligung an der hämorrhagischen Diathese Blutungen in den verschiedenen Organen und Körperhöhlen. Die hämatopoetischen Organe zeigen, abgesehen vom lymphatischen Apparat, dessen Schwellungen bei der lymphatischen Form ausgesprochener sind, grob anatomisch keine Unterschiede zwischen den beiden Formen der akuten Leukämie. Die Lymphknoten sind im allgemeinen nur wenig geschwollen, außer den zu den Ulzerationen und Nekrosen regionären Drüsen und zeigen im Durchschnitt eine weiße bis grauweiße und graurote Beschaffenheit. Die Milz ist wenig vergrößert und von weicher Konsistenz. Das Knochenmark ist zumeist rot oder graurot.

Histologisch findet man bei der lymphatischen Form in den Lymphdrüsen eine Wucherung von Lymphozyten, die zumeist zu einer völligen Verwischung der Struktur der Lymphdrüsen führt. Ebenso kann die Milz eine Differenzierung zwischen Pulpa und Follikeln nicht mehr erkennen lassen. Am Knochenmark ist das myeloische Gewebe durch die Lymphozytenwucherung bis auf spärliche Reste eingeengt.

Bei der myeloischen Form der akuten Leukämie zeigen die Lymphdrüsen eine Erdrückung der Follikel durch die myeloische Wucherung vom interfollikulären Gewebe aus, ebenso die Milz myeloische Wucherung von der Pulpa aus. Im Knochenmark findet man nebst massenhaft Myelozyten vor allem ein Dominieren der Myeloblasten.

Von diesem eben geschilderten typischen Krankheitsbild, das wie jeder Typus nur einen Teil der in Wirklichkeit vorkommenden Fälle darstellt, gibt es Abweichungen nach verschiedenen Richtungen hin. Was zunächst den Beginn anlangt, so muß dieser keineswegs immer ein plötzlicher sein. In allerdings selteneren Fällen kann das Krankheitsbild allmählich einschleichend mit leichten Fieberbewegungen, Mattigkeit, allmählicher Abmagerung und zunehmender Anämie beginnen, in anderen Fällen wieder der eigentlichen Erkrankung ein anderes Leiden vorausgehen, das dann sehr häufig für die Ätiologie verantwortlich gemacht wird. In den von C. Sternberg veröffentlichten Fällen waren es Skarlatina und Varizellen, in einem von A. Herz mitgeteilten Fall eine Verletzung am Fuß, in einem Fall (Decastello) eine eiternde Rißquetschwunde, in einem Fall eigener Beobachtung (F. Donath) immer wiederkehrende eitrige Prozesse. Es gibt aber auch Fälle, in denen die verschiedenen Einzelsymptome dem voll entwickelten Krankheitsbild lange vorauseilen und dadurch ihrer Erkennung und prognostischen Deutung die größten Schwierigkeiten entgegensetzen. So beschreibt Hirschfeld einen Fall, bei dem drei Wochen vor der Ausbildung des übrigen Krankheitsbildes heftige Durchfälle und zunehmende Blässe bestanden, einen anderen, der zuerst eine starke Vergrößerung einer Tonsille aufwies. Diese wurde operativ entfernt, ohne daß eine Blutung eintrat. Den Eltern fiel aber bald eine zunehmende Blässe und Schwäche auf, und als sich dann das Kind bald darnach einen losen Zahn selbst auszog, erfolgte eine sehr schwere Blutung und erst im Anschluß daran Fieber. Grawitz beschreibt einen Fall, der mit Blutungen am Zahnfleisch und Lockerwerden der Zähne begann. Ein Zahnarzt zog ihr in einer Sitzung 14 Zähne. Die Blutungen und Mundfäule nahmen nun erst recht zu und die Patientin kam kurze Zeit darauf mit schwerer Stomatitis und Kiefernekrose ins Krankenhaus.

Herrn Prof. Porges verdanken wir die Möglichkeit, einen Fall zu beobachten, der durch vier Wochen an starken Bauchschmerzen und profusen Diarrhöen litt. Die Patientin hatte täglich 10 bis 15 Stuhlentleerungen. Die Stühle waren flüssig, grün-gelblich und enthielten kein Blut und keinen Eiter. Erst nach Ablauf dieser Zeit schwoll der Unterkiefer an, und traten Schmerzen im Kiefer und in den Zähnen auf. Nach weiteren vier Tagen waren die ersten Hautblutungen zu bemerken.

Schließlich hatten wir auch Gelegenheit, an unserer Klinik eine Patientin zu beobachten, die schon viele Jahre vor dem eigentlichen Ausbruch der Krankheit immer schwach und blaß war und aus den verschiedensten Gründen Arsenkuren durchmachte. Einmal wegen Blutungen nach einem künstlich eingeleiteten Abortus, ein anderes Mal wegen „Schilddrüsenentartung", wieder ein anderes Mal nach Myomblutungen und auch wegen „Magensenkung". Dann traten häufig Waden- und Knieschmerzen auf, und die eigentliche Erkrankung begann erst nach einem Jahr mit zunehmenden Schluckbeschwerden, die lange Zeit als „gewöhnliche Halsentzündung" behandelt wurden, bis Blutungen aus dem Zahnfleisch auftraten und die Transferierung auf die Klinik veranlaßt wurde.

Was den Verlauf anlangt, so kann dieser durch das Hervortreten eines der früher angeführten Symptome besonders charakterisiert sein. Die hämorrhagische Diathese kann unter dem Bilde der Purpura simplex, der Purpura fulminans oder des Morbus maculosus Werlhofi verlaufen oder aber an einem Organ lokalisiert bleiben und dadurch die Aufmerksamkeit von der Allgemeinerkrankung weg auf das speziell betroffene Organ lenken. So können schwere Metrorrhagien oder Magen-Darm-Blutungen im Vordergrund stehen, ebenso wie Blutungen im Augenhintergrund und Labyrinth (Alexander) und schließlich in das Gehirn, die dann zu schweren motorischen und sensorischen Ausfallserscheinungen führen können (Bailay, Hirschfeld, Sternberg). Die Blutungen an der Haut können klein, punktförmig, aber auch konfluierend und flächenhaft sein, schließlich kommen auch große Hämatome und Blutbeulen vor, wie in dem Falle Schultze und eigener Beobachtung. Von spezifisch leukämischen Hauterkrankungen wurden Erytheme und Exantheme verschiedener Art beschrieben (Arzt, Hirschfeld, Barrenscheen, Herz, Paltauf, Sternberg, Hitschmann und Lehndorff, Manaberg und Spiegler usw.). Echte tumorartige leukämische Infiltrate wurden in Form von Knötchen oder kleinen, stecknadelkopfgroßen Infiltraten an zirkumskripten Stellen oder aber als brettharte, über die ganze Körperhaut sich erstreckende Infiltrate bis zu Handtellergröße beschrieben (Hochsinger und Schiff, Holst, Selig, Oswald, A. Herz, Benjamin und Sluka, Litten usw.). Periphere Nervenstörungen durch Blutungen und Infiltrate sind vielfach beschrieben worden. Periphere Neuritis des Fazialis beschreibt A. Fraenkel als Folge von Blutaustritten in die Bindegewebsscheide und ausgedehnter Infiltration des Nerven mit Lymphozyten. Türk beschreibt eine Parese der rechten unteren Extremität und Störungen der Harnentleerung als Folge des Druckes einer periostalen Infiltration am unteren und vorderen Teil der Wirbelsäule auf die austretenden Nervenstämme.

Der Magen-Darm-Trakt ist nahezu in allen Fällen in Mitleidenschaft gezogen. Während aber zumeist nur ganz allgemein über Üblichkeiten, Appetitlosigkeit, Brechreiz usw. geklagt wird, gibt es Fälle, in denen die Beschwerden und auch objektive Symptome von seiten des Magen-Darm-Traktes überhaupt oder zumindest sehr lange im Vordergrund des klinischen Bildes stehen. Bestimmt lokalisierte Schmerzen, Bluterbrechen, profuse Diarrhöen mit blutigen, eitrigen Stühlen usw. können dann den Verdacht auf eine Magen- oder Darmerkrankung lenken.

Die Beteiligung des Respirationsapparates zeigt sich, abgesehen von den relativ seltenen Geschwüren im Larynx, in einer mehr oder minder ausgesprochenen diffusen Bronchitis; doch kommen auch bronchopneumonische Herde und gar nicht so selten Pleuritiden vor, die namentlich, wenn sie mit Exsudat oder mit infolge der hämorrhagischen Diathese hämorrhagischem Exsudat einhergehen, wieder im Vordergrund des Krankheitsbildes stehen können. Das Sputum ist nicht selten auch ohne entzündlichen Prozeß in der Lunge blutig tingiert.

Herz und Gefäße zeigen Symptome, wie sie bei allen schweren Allgemeinerkrankungen, die mit hohem Fieber und Anämie einhergehen, vorkommen: Herzmuskelschädigungen, Nachlassen des Gefäßtonus, Pulsbeschleunigung, eventuell Arrhythmie, akzidentelle Geräusche an den verschiedenen Ostien, Dilatation usw. Ziegler und Jochmann beschreiben auch eine hämorrhagische Perikarditis und viele andere Autoren auch Endokarditiden, die aber gewöhnlich als Sekundärinfektion aufgefaßt werden.

Die Erscheinungen an der Niere können sich von einer leichten febrilen Albuminurie bis zur schweren Albuminurie, Zylindrurie, Hämaturie steigern und das Bild einer akuten Nephritis vortäuschen (Nägeli). Kühnau beschreibt einen Fall, der in wenigen Tagen an den Erscheinungen einer Urämie starb. Autoptisch wurde schwere Degeneration des Nierenparenchyms gefunden. A. Herz sah einen Patienten, der akut unter Fieber erkrankte, eine akute hämorrhagische Nephritis hatte und in kurzer Zeit urämisch starb. Bei der Autopsie fand sich außer den Nierenveränderungen eine hämorrhagische Diathese und histologisch akute Myeloblastenleukämie. Auch Blutungen und leukämische Infiltrate wurden an der Niere beobachtet.

Am Genitalapparat sind Blutungen ein häufiger Befund (Hirschfeld). Mitunter sollen auch tödliche Metrorrhagien vorkommen (A. Herz). Herz sah auch eine Patientin, welche mit einem Geschwürprozeß an der hinteren Kommissur der Vagina und gleichzeitig hohem Fieber erkrankte. Das Geschwür, welches mißfarbenen Belag zeigte, breitete sich sehr rasch auf der umgebenden Haut aus. Die eine Woche später auftretenden Hautblutungen und der Blutbefund sicherten die Diagnose.

Die Leber ist gewöhnlich leicht vergrößert, doch gibt es Fälle, in denen auch autoptisch keine Vergrößerung gefunden wurde, ebenso wie Bingel und Betke einen Fall mit mächtiger Leberschwellung beobachteten.

Die Lymphdrüsen sind in den meisten Fällen geschwollen. Dabei können die größten Unterschiede vorkommen, sowohl im Grad der Schwellung wie im Befallensein der einzelnen Lymphdrüsen. Oft können nur vereinzelte, wenig geschwollene Drüsen am Hals und Nacken gefunden werden, die zu den Ulzerationen im Mund und Rachen regionär sind, oft auch mehr oder weniger generalisierte Lymphdrüsenschwellungen. Die Schwellung der regionären Drüsen kann natürlich alle jene Drüsen betreffen, die zu Ulzerationen regionär sind, also ebenso wie die Zervikaldrüsen auch die Mesenterialdrüsen, Inguinaldrüsen usw. Schließlich kommen Fälle vor, in denen jede Vergrößerung der Lymphdrüsen fehlt, und auch solche, in denen die Lymphdrüsenschwellungen den klinischen Befund beherrschen.

Die Milz ist in den meisten Fällen leicht vergrößert und von derselben weichen Konsistenz wie bei Infektionskrankheiten. Mitunter kann die Vergrößerung eine hochgradige sein, doch niemals wie bei den chronischen Leukämien, mitunter kann der Milztumor auch gänzlich fehlen, und zwar sowohl klinisch wie autoptisch.

Der Thymus kann mitunter namentlich bei jugendlichen Individuen als vergrößert nachgewiesen werden.

Die Knochen zeigen bisweilen eine Druck- und Klopfschmerzhaftigkeit. Dieses Symptom kann aber ebenso gänzlich fehlen, wie es in einigen seltenen Fällen besonders ausgeprägt war (Türk, Steffler).

Von sonstigen Varietäten des klinischen Verlaufes beschreibt Nägeli heterotope lymphatische Wucherungen, die den Eindruck eines lokalisierten malignen Tumors erwecken, z. B. in der Mamma, oder stärker tumorähnlich wuchernde Hyperplasien.

Das Blutbild

ist das wichtigste Symptom der Krankheit und bei der Mannigfaltigkeit des klinischen Bildes oft auch das einzige, das eine Diagnose intra vitam ermöglicht. Doch muß darauf hingewiesen werden, daß unter Umständen auch das Blutbild keinen Aufschluß gewähren kann, dann nämlich, wenn es sich um eine aleukämische Form handelt, wie sie schon von Ebstein als akute Pseudoleukämie beschrieben wurde, oder auch in aleukämischen bzw. subleukämischen Vorstadien der akuten Leukämie, die längere Zeit hindurch anhalten und plötzlich von einem Tag auf den anderen das vollentwickelte leukämische Blutbild zeigen können. Das leukämische Blutbild charakterisiert sich, abgesehen von der zumeist bestehenden Anämie und Leukozytose, vor allem durch das Vorherrschen einkerniger, ungranulierter Zellen. Jedes dieser drei Charakteristika, Anämie, Leukozytose und Vorherrschen einkerniger ungranulierter Zellen (Agranulozyten), kann verschiedengradig vorhanden sein.

Die Anämie ist zumeist eine beträchtliche, und zwar vorwiegend auf Kosten der Erythrozyten, die mitunter besonders niedrige Werte aufweisen können, wie in dem Fall Pappenheim und Hirschfeld (890000) oder Hitschmann und Lehndorff (724000), Dimmel (zirka 600000) usw. Manche Fälle verlaufen auch ohne Anämie (A. Herz). Der Hämoglobingehalt ist auch meist stark herabgesetzt, aber doch relativ weniger als die Erythrozytenzahl, so daß der Färbeindex gewöhnlich etwas über 1 bleibt. Die Erythrozyten zeigen Anisozytose, Poikilozytose und Polychromasie. Sehr häufig sind auch kernhaltige rote Blutkörperchen anzutreffen.

Die Leukozytose kann die verschiedensten Grade aufweisen. Eine Norm läßt sich absolut nicht angeben, wie aus einigen Beispielen leicht zu ersehen ist. In einem Fall eigener Beobachtung schwankten die absoluten Zahlen zwischen 9000 und 40000, in einem anderen waren sie um 2000, wieder in einem anderen um 150000. Im ersten Fall Dimmel schwankten sie zwischen 6000 und 10000, im zweiten um 150000. In einem Fall von Decastello waren 17120, in einem anderen 110000 Leukozyten usw. Der Grad der Leukozytose hängt nicht von der Schwere der Erkrankung ab und ist für die Diagnose auch nicht von ausschlaggebender Bedeutung. Doch ist von Bedeutung der Wechsel der Zahlenwerte in einem und demselben Fall, wobei jäher Abstieg und namentlich jähes Absinken auf subnormale Werte das baldige Ende ankündigen. Der Durchschnitt der Erkrankten zeigt eine Vermehrung der Leukozyten, die sich etwa um 50000 bewegt.

Das Vorherrschen einkerniger, ungranulierter Zellen hat in den früheren Beobachtern den Eindruck hervorgerufen, daß es nur eine Form der akuten Leukämie gibt, und zwar nur eine lymphatische Form, da diese einkernigen, ungranulierten Zellen für Jugendformen der Lymphozyten gehalten wurden (A. Fraenkel, Ehrlich, Lazarus und Pinkus). Unsere Kenntnis von der akuten myeloischen Leukämie hängt mit der Verbesserung der hämatologischen Technik und mit dem Fortschritt der hämatologischen Kenntnisse innig zusammen. Die ersten klinischen Beobachtungen stammen von Grawitz, Türk, Alexander und Hirschfeld usw. Wesentlich eingeschränkt wurde die akute lymphatische Leukämie aber erst dadurch, daß die großen, einkernigen, ungranulierten Zellen, die sogenannten Lymphoidozyten, von W. Schultze und Nägeli als unreife Vorstufen der myeloischen Reihe erkannt und von Nägeli mit Myeloblasten bezeichnet wurden. Von dieser Zeit an mehrten sich die Publikationen über akute mye-

loische Leukämie, und seit schließlich auch kleinzellige Myeloblastenleukämien beschrieben wurden (Nägeli, Pappenheim und Hirschfeld, Isaac und Cobliner usw.), hat es den Anschein, als ob akute
lymphatische Leukämien überhaupt zu den Seltenheiten gehören würden.

Die Differentialdiagnose zwischen akuter lymphatischer und
akuter myeloischer Leukämie, namentlich wenn letztere als Mikro-
myeloblastenleukämie verläuft, kann mitunter die größten Schwierigkeiten bereiten und wird oft auch jetzt noch erst histologisch entschieden.
Die von Pappenheim angegebenen Kriterien zur Unterscheidung in
der feineren Kernstruktur zwischen Lymphozyten und Myeloblasten
— Lymphozyten mit grobkernigem, polychromatischem Kerngerüst mit
weiten Kernlücken und Nukleolen, Myeloblasten (auch die kleinen) mit
nukleolenreichem Kern, einem in Chromatin und Parachromatin differen-
zierten, weitermaschigen feinfädigen Netzwerk werden gewiß in vielen
Fällen keine allzugroßen Schwierigkeiten bereiten — doch sagt selbst
Hirschfeld, daß man vielen Elementen auf Grund ihrer Kernstruktur
ihre Zugehörigkeit nicht ansehen kann, wie es scheint um so weniger,
je jünger und undifferenzierter sie sind. Jedenfalls erscheint auch uns
die Differenzierung nach der Kernstruktur ein zuverlässigeres Kriterium
zu sein als die Fermentreaktionen, die, da sie auch bei den Myeloblasten
häufig fehlen, nur im positiven Ausfall differentialdiagnostischen Wert haben.

Das Blutbild der akuten lymphatischen Leukämie. Wir sehen bei
der Beschreibung der speziellen Blutbilder von der jeweils bestehenden
Anämie ab, da sie bei beiden Formen in gleicher Art und Ausdehnung
vorkommt. Das Charakteristische im Blutbild der akuten lymphatischen Leukämie ist das Überwiegen der Lymphozyten. Dabei kann
die Beteiligung an der Gesamtleukozytenzahl eine verschiedengradige
gering und oft auch so enorm sein, daß sie 90% und darüber ausmacht,
Nägeli beobachtete einen Fall von scheinbarem Morbus maculosus
Werlhofi, sechs Wochen nach normalem Puerperium. Weder das vor-
zügliche Allgemeinbefinden noch das minimale Fieber noch der klinische
Befund ließen an eine ungünstige Prognose denken. Die Knochen
waren sehr mäßig empfindlich. Nach langem Suchen fand sich eine
eben palpable, leicht empfindliche Lymphdrüse in der linken Axilla.
Milz nicht palpabel. Der Blutbefund stellte mäßige Anämie und 7500
Leukozyten fest. Dabei betrugen die Lymphozyten nur 30%, und nur
etwa ein Sechstel war leicht größer und zeigte hellere Kerne als gewöhnlich.
Eosinophile fehlten. Daraus würde wohl niemand eine Leukämie zu
diagnostizieren wagen. Bereits am folgenden Tage trat der Tod ein
ohne weitere Komplikation. Die histologische Untersuchung ergab in
den kaum auffindbaren Lymphdrüsen, in Milz und Knochenmark
schwere leukämische Veränderungen; das Leichenblut enthielt jetzt
viel mehr Leukozyten, vielleicht zirka 50000, darunter zahlreiche Myelozyten, und nur die absolute, nicht aber die relative Zahl der Lymphozyten war hoch. Histologisch erwies sich die Erkrankung als sichere
Lymphadenose und schon bei der Sektion fielen die knötchenförmigen
Lymphome im roten Knochenmark auf.

In den meisten Fällen sind es die großen Lymphozyten, die vermehrt sind. Große Zellen mit großem, nach Pappenheim gefärbt, leicht rötlichem Kern und breitem, basophilem Protoplasma. Die Jugendlichkeit bzw. Unreife dieser Zellen zeigt sich in der mehr lockeren Kernstruktur, die aber in den meisten Fällen das typische Balkengerüst des Lymphozytenkerns noch erkennen läßt. Die Breite des Protoplasmaleibs hat mit dem Alter der Zelle nichts zu tun, doch ist sie ein Zeichen für atypische, pathologische Zellbildung. In diesem Sinne sind auch die mitunter anzutreffenden Riesenlymphozyten zu werten. Die Atypie in der Zellbildung kann sich aber auch in einer abnormen Kerngestaltung, Kernlappung geltend machen, wie z. B. bei den sogenannten Rieder-Formen.

Außer den großen Zellen kommen auch kleine Lymphozyten vor, die in den meisten Fällen nur eine ganz untergeordnete Rolle spielen, doch sind Fälle bekannt, in denen kleine und große Formen in ungefähr derselben Zahl vorkommen, dann auch wieder Fälle, in denen zuerst nur kleine und mit der Verschlimmerung immer mehr große Lymphozyten auftreten (auch das Umgekehrte kann der Fall sein) und schließlich verlaufen zahlreiche akute Lymphadenosen dauernd kleinzellig, das heißt große Lymphozyten, Riesen- und Rieder-Formen machen nur wenige Prozente aus, ohne daß diese weniger akute Fälle wären (Nägeli). Mithin ist also der Wechsel im Verhalten der Lymphozyten ein großer, und es fällt schwer, in diesen Befunden etwas anderes als biologische Varianten desselben Prozesses zu sehen (Nägeli).

Abgesehen von dem verschiedenen Verhalten in der Größe der Zellen und in der Dichte der Kernstruktur macht sich die Atypie in der Zellbildung auch noch in verschiedenen Eigentümlichkeiten der einzelnen Zelle geltend. So wird von Nägeli das Fehlen der Azurgranula hervorgehoben, von Litten und Türk das Vorkommen von Fetttropfen im Protoplasma der Lymphozyten und von Auer, Ottenberg, Nägeli usw. das gelegentliche Vorkommen von kleinen azurophilen Stäbchen (Auerstäbchen) in den Vakuolen der großen Lymphozyten. Differentialdiagnostisch wichtig ist, daß die Lymphozyten keine proteolytische Fermentreaktion (Müller und Jochmann), keine Guajakreaktion (Brandenburg, Erich Meyer) und keine Oxydasereaktion (Winkler, Schultze) geben.

Die übrigen weißen Zellarten sind nur in sehr geringem Ausmaße vertreten und spielen neben den Lymphozyten eine ganz untergeordnete Rolle. Die neutrophilen Segmentkernigen sind oft nur in verschwindend kleiner Zahl vorhanden, die eosinophilen fehlen sehr häufig. Neutrophile und eosinophile Myelozyten können indes vorkommen und sogar bis 10% und mehr ausmachen. Sie wurden von Pappenheim als funktionelle Reizungsmyelozytose bei schwerer Knochenmarksalteration aufgefaßt. „Es ist aber typisch, daß die Myelozyten allmählich relativ und absolut zurückgedrängt werden und ganz verschwinden" (Nägeli).

Das Blutbild der akuten myeloischen Leukämie. Das Charakteristische im Blutbild der akuten myeloischen Leukämie ist das Vorherrschen der unreifen Entwicklungsstufen der myeloischen Reihe, der Myelozyten und namentlich der Myeloblasten. Von den Myelozyten kommen vor allem die neutrophilen in Betracht, da die eosinophilen und basophilen nur in ganz geringer Menge vorkommen und oft auch fehlen können. Die Beteiligung der neutrophilen Myelozyten am Blutbild richtet sich nach der Dauer und wahrscheinlich auch nach der Schwere der Erkrankung bzw. nach der Reaktionslage des Knochenmarks. Im Anfang der Erkrankung sind sie häufiger und verschieben sich dann immer mehr und mehr gegen die Myeloblasten, um schließlich gegen Ende bis auf wenige Reste zu verschwinden. Es gibt aber auch Fälle, in denen sie bis zum Schluß in großer Menge vorhanden bleiben. In den meisten Fällen jedoch kommen sie an Zahl hinter den Myeloblasten, wobei an ihnen die verschiedensten Altersklassen nebeneinander festzustellen sind, gemessen an der Farbe des Protoplasmas und an der Kernstruktur. Die Atypie in der Zellbildung als Zeichen der Reizung und Schädigung des Knochenmarks macht sich an ihnen dadurch geltend, daß z. B. in einer und derselben Zelle die Kriterien der verschiedensten Altersklassen zu finden sind, daß wir Zellen sehen mit neutrophilem Protoplasma, neutrophiler Granulation, aber mit einem Kern, dessen Struktur mehr einem Promyelozyten oder gar Myeloblasten entsprechen würde. Umgekehrt finden wir aber auch Zellen mit typischem Myelozytenkern, aber basophilem, mitunter auch vakuolisiertem, fein gekörntem Protoplasma. Die Granulation kann im übrigen auch sehr spärlich sein und auch aus verschieden gefärbten Granulis bestehen. Es ist ganz undenkbar, hier alle möglichen Varianten und Übergangsformen aufzuzählen, die einerseits über die Metamyelozyten zu der polymorphkernigen Reihe und anderseits über die Promyelozyten zu den Myeloblasten führen. Nägeli hebt ja die hohe Zahl der Zwischenformen zwischen den Myelozyten und den Myeloblasten als besonders beweisend für die akuten Myelosen hervor.

Die Myeloblasten stellen das Hauptkontigent der einkernigen Zellen dar. Wir haben schon früher erwähnt, daß zumeist große Zellen angetroffen werden und daß die sogenannten akuten Mikromyeloblastenleukämien, in denen ausschließlich kleinzellige Myeloblasten vorkommen, zu den Seltenheiten gehören. Die Zahl der Myeloblasten ist sehr verschieden sowohl in den verschiedenen Fällen als auch wechselnd in einem und demselben Fall. Es gibt Fälle, die dauernd mit einer verhältnismäßig niedrigen Myeloblastose einhergehen, und anderseits Fälle, in denen die Myeloblasten bis 90% und mehr der Gesamtleukozytenzahl betragen können. In einem und demselben Fall sind die Myeloblasten gewöhnlich anfänglich nicht so vermehrt wie im weiteren Verlauf der Erkrankung. Daraus ist nur wieder zu ersehen, daß die absolute Zahl der Myeloblasten keinerlei diagnostische Schlüsse erlaubt. Im Anfang der Erkrankung haben die Myeloblasten zumeist das gewohnte Aussehen. Im Verlaufe, namentlich aber gegen das Ende zu, treten immer mehr und mehr atypische Zellen auf, die als Stammzellen oder Lymphoidozyten Pappenheims angesprochen werden müssen. Es sind verschieden große Zellen mit breitem, vakuolisiertem, basophilem Protoplasma und einem großen, aus feinstem, manchmal mit Lücken versehenem Netzwerk bestehenden Kern mit Nukleolen. Zwischen diesen Zellen und den gewöhnlichen Myeloblasten einerseits und zwischen den Myeloblasten und den Myelozyten anderseits gibt es nun eine große Reihe von Übergängen, die die Mannigfaltigkeit des Blutbildes bei der akuten myeloischen Leukämie bewirken. Es sind unter diesen Zellen kaum zwei zu finden, die einander vollkommen gleichen. Immer ist entweder der Kern oder das Protoplasma nach einer dieser Richtungen hin anders verschoben. Wir (F. Donath) haben in einem Fall versucht, die unreifen myeloischen Zellen nach bestimmten Merkmalen in vier Hauptgruppen zu teilen, doch mußten wir schließlich diesen Versuch aufgeben, da die Übergänge zwischen den einzelnen Gruppen so fließend und verbindend wurden, daß es ganz unmöglich wurde, gewisse Zellen mit gutem Gewissen der einen oder der anderen Gruppe zuzurechnen. Abgesehen von den strukturellen Verschiedenheiten der Kerne, macht sich die Atypie in der Zellbildung auch in den verschiedenen Kernformen geltend. Auch hier sind wieder alle Übergänge zu sehen, vom einfachen runden Kern bis zu den tief gefurchten, mehrfach gelappten Kernen der bizarren Rieder-Formen. Von anderen atypischen Merkmalen sind noch feine azurophile Bestäubung des Protoplasmas, azurophile Einschlüsse in Form von Klümpchen in den Vakuolen und hie und da auch die sogenannten Auer-Stäbchen zu finden.

Die kleinzelligen Myeloblasten (Mikromyeloblasten) können, wie schon erwähnt, in manchen Fällen vorherrschen und auch ausschließlich vorkommen. Sehr häufig finden wir sie aber in wechselnder, aber weit geringerer Zahl auch neben den großzelligen Myeloblasten. Auf die Schwierigkeit der Differentialdiagnose zwischen großen Myeloblasten und Lymphozyten haben wir schon hingewiesen. Es sei hier nur noch hinzugefügt, daß die Zellen der myeloischen Reihe, auch wenn sie nicht granuliert sind, im allgemeinen eine positive Oxydasereaktion, positive Guajakreaktion und positive proteolytische Fermentreaktion zeigen. (Letztere beruht auf der Verdauung der Serumplatte und wird so angestellt, daß man einige Tropfen defibriniertes Blut [entweder mit Glasperlen geschüttelt oder in Natrium citricium aufgefangen] zentrifugiert, mit physiologischer Kochsalzlösung wäscht und dann mittels einer Platinöse auf eine Serumplatte bringt. Die Verdauung macht sich dann, wenn die Platte 24 Stunden bei 56° C gehalten wird, in einer Dellenbildung kenntlich.) Es gibt aber jedenfalls Fälle sicherer Myeloblastenleukämie, wo alle drei Reaktionen versagen. Man nimmt als Erklärung hiefür an (Hirschfeld), daß die Myeloblasten bzw. ihr Protoplasma erst einen gewissen Reifezustand erlangen müssen, bevor sie diese Reaktionen geben, oder aber daß ein Fermentschwund in den Myeloblasten eintreten kann (Jagić und

Neukirch, Jagić). In solchen Fällen ist die Differentialdiagnose intra vitam auf die Erkennung der früher angegebenen zytologischen Verschiedenheiten bzw. namentlich der Verschiedenheiten in der Kernstruktur angewiesen.

Die Übergänge zu den reifen myeloischen Zellen stellen die Metamyelozyten und Jugendformen her. Sie treten in den meisten Fällen im voll entwickelten Krankheitsbild ebenso wie alle übrigen weißen Zellen gegenüber den Myelozyten und Myeloblasten ganz in den Hintergrund, doch finden wir sie namentlich im Beginn aber auch sonst in manchen Fällen zahlreicher vertreten. Bei einem vorübergehenden Stillstand der Erkrankung, wie er hie und da spontan oder nach Röntgenbestrahlung, Bluttransfusion usw. eintritt, können neutrophile Segmentkernige, Lymphozyten und Monozyten vorübergehend wieder im Blutbild eine Rolle spielen.

An allen myeloischen Elementen des Blutes, auch an den reifen, segmentierten Zellen findet man sehr häufig ganz typische Merkmale der Knochenmarkschädigung, wie sie bei allen schweren Reizzuständen des Knochenmarks angetroffen werden können. Das sind: spärliche Granulation, toxische Granulation, Fehlen der Granulation oder Basophilie des Protoplasmas bei neutrophiler Granulation und Übersegmentierung des Kernes und schließlich auch Vakuolisierung reifster Zellen.

Auch unter den Lymphozyten und Monozyten haben wir nicht selten ausgesprochen jugendliche Typen angetroffen und sind geneigt, ihr Auftreten analog zur Reizmyelozytose Pappenheims als Reizlymphozytose bzw. Reizmonozytose aufzufassen. Eosinophile und Mastzellen zeigen im allgemeinen ein ganz uncharakteristisches Verhalten, wenn sie auch gelegentlich vermehrt gefunden wurden (Hirschfeld).

Pathologische Anatomie und Histologie

Dieselben Variationen, denen wir im klinischen Bilde der akuten Leukämie begegnen, sehen wir auch in den anatomischen und histologischen Befunden. Die wichtigsten Symptome sind auch hier wieder die Zeichen der hämorrhagischen Diathese, die Veränderungen an den Schleimhäuten und an den blutbildenden Organen. Über die verschiedenen Grade der hämorrhagischen Diathese und über die Schleimhautveränderungen ist das Wesentlichste schon gesagt. Daß sie ihren anatomischen und histologischen Ausdruck finden, ist ja selbstverständlich. Von großem Interesse sind aber in diesem Zusammenhang die Veränderungen an den blutbildenden Organen, die sehr verschieden tiefgreifend sein können und meistens übereinstimmend mit den Blutbefunden variieren zwischen den Veränderungen bei der einfachen myeloischen bzw. lymphatischen Reizung und denen bei der chronischen Leukämie. Grob anatomisch kommt das darin zum Ausdruck, daß z. B. von den Lymphdrüsen gar keine befallen sind (Pappenheim, Walz) oder wenige (regionäre) oder alle; daß die Veränderungen an den Lymphdrüsen in einfacher Hyperämie, ödematöser Schwellung bei erhaltener Struktur bestehen können, oder aber darin, daß namentlich bei der akuten lymphatischen Leukämie durch dieWucherung der Lymphozyten die feinere Struktur verlorengeht und selbst ein erkennbarer Follikel durch die regellose Vermengung kleiner und großer Lymphozyten ganz atypisch wird (Nägeli). Schließlich können die Wucherungen aber auch so weit gehen, daß es zu Kapseldurchbrüchen und periglandulären Infiltraten kommt, die dann tumorähnlich in die Umgebung fortschreiten. Solche Infiltrate und Tumoren können dann bei der akuten lymphatischen Leukämie, abgesehen von den Lymphdrüsen, überall dort vorkommen, wo normalerweise lymphadenoides Gewebe vorhanden ist, also in den Tonsillen, Zungengrund, Magen-Darm-Trakt usw. oder aber als weitere Steigerung auch an Stellen, die normalerweise frei von Lymphgewebe sind. Hierher gehören auch die lymphatischen Infiltrate in den verschiedensten Organen, die mitunter auch eine bedeutende Größe erreichen können. Bei der akuten myeloischen Leukämie ist das lymphatische Gewebe nicht in dem Maße betroffen wie bei der akuten lymphatischen Leukämie und zeigt überdies die Zellwucherung nicht von den Follikeln, sondern vom Zentrum ausgehend, die Follikel immer mehr verdrängend und einengend.

Die eben an den Lymphdrüsen beschriebenen graduell verschiedenen Veränderungen können auch an den anderen hämatopoetischen Organen beobachtet werden. Dabei besteht ein Unterschied zwischen der myeloischen und der lymphatischen Form eigentlich nur im Ausgangsort der Zellwucherung. So findet man die myeloische Wucherung in der Milz von der Pulpa ausgehend und die Follikel immer mehr verdrängend und verkleinernd, die lymphatische Wucherung hingegen von den Follikeln ausgehend, allmählich gegen das Pulpagewebe zu vordringend und dieses schließlich ersetzend.

An der Leber liegt die myeloische Wucherung intrakapillär und kann, wie in einem Falle Nägelis, zu intraazinös entstandenen Leukomen führen, kann aber auch vollkommen fehlen, ebenso können auch lymphatische Wucherungen fehlen, doch entwickeln sie sich, wenn sie vorkommen, als interazinöse Infiltrate mit scharfer oder unscharfer Begrenzung gegenüber dem Azinus und können da mitunter von großer Ausdehnung sein.

Das Knochenmark kann bei der akuten lymphatischen Leukämie alle Übergänge zeigen von kleinen perivaskulär angeordneten Lymphozytenhäufchen bis zu diffusen lymphatischen Einlagerungen, die nur spärliche myeloische Reste übriglassen. In manchen Fällen kann man erkennen, auf welche Weise die lymphozytäre Umwandlung des Knochenmarks entsteht. Man sieht oft nur kleine Knötchen, die perivaskulär angeordnet sind und streifenförmige Fortsätze ins Fettmark entsenden. Aus diesen entsteht offenbar durch Vergrößerung und Konfluenz allmählich die diffuse Knochenmarksveränderung (A. Herz). Entsprechend dem Blutbefund findet man entweder die großen Zellformen oder die kleinen vorherrschend. Bei der akuten myeloischen Leukämie finden sich im Knochenmark neben massenhaft Myelozyten

vorwiegend Myeloblasten, und zwar wieder entsprechend dem Blutbild
entweder große oder kleine Formen, daneben Megakaryozyten in normaler
Zahl und unter den kernhaltigen Erythrozyten vorwiegend Megaloblasten. Die myeloische Zellwucherung kann in verschiedenem Grade
ausgebildet sein. Die Myelozyten können sehr spärlich sein und auch
vollständig fehlen, wie in einem Fall von A. Herz, der klinisch eine
auffallend niedrige Leukozytenzahl zeigte. Es kommt aber auch vor
(Nägeli), daß im Knochenmark die Zellzusammensetzung eine hauptsächlich myelozytische ist, so daß man aus den extramedullären Myelo-
blastenformationen das myeloblastische Blutbild abzuleiten genötigt
ist (Nägeli). Solche Fälle, in denen das Knochenmark an der Hyper-
plasie unbeteiligt, ja sogar aplastisch war, wurden noch von A. Herz,
Reichmann, Butterfield, Meyer, Heineke usw. beschrieben.

Pathogenese und Ätiologie der akuten Leukämien

Wir haben schon zu Beginn dieses Kapitels hervorgehoben, daß
das Krankheitsbild der akuten Leukämie im Mittelpunkt einer Diskussion
steht, die namentlich in den letzten Jahren sehr intensiv geführt wurde,
aber bis heute nach keiner Richtung hin endgültige Klärung gebracht
hat. Die Diskussion erstreckt sich sowohl auf die Stellung der akuten
Leukämie einerseits zu der chronischen Leukämie, anderseits zu jenen
Reizzuständen der blutbildenden Organe, die man ungenau, aber allgemein als Reizleukozytosen zusammenfaßt, als auch auf die Ursache
ihrer Entstehung. Wir halten es der Übersichtlichkeit halber für zweckdienlich, die Fragestellungen getrennt zu besprechen und nur dort,
wo sich Berührungspunkte von selbst ergeben, auf diese hinzuweisen.

Was zunächst die Ursachen für die Entstehung der akuten
Leukämie anlangt, so stehen einander verschiedene Theorien gegenüber.

Manche Autoren, unter ihnen besonders Ribbert und Banti,
halten die Leukämien für echte Geschwülste. Nägeli hat sich dahin
ausgesprochen, daß man überhaupt Korrelationsstörungen, wohl durch
Anomalien der Funktion innersekretorischer Organe, als Ursache der
Leukämien ansehen kann. Darnach würden die Leukämien nicht als
etwas völlig Fremdes und Neues erscheinen, weder nach hämatologischen
noch nach histologischen Gesichtspunkten, sondern als „endgültige
irreparable Regulationsstörungen", während die symptomatisch gleich-
wertigen, abnorm hochgradigen myeloischen und lymphatischen Reaktionen" temporäre, noch ausgleichbare Regulationsstörungen" darstellen.

Aber speziell bei der akuten Leukämie ist schon den älteren Beobachtern (Fraenkel, Ebstein) die große Ähnlichkeit im Beginn und
Verlauf mit einer akuten Infektionskrankheit aufgefallen und hat in
ihnen den Gedanken nahegelegt, eine infektiös toxische Noxe
für die Ätiologie verantwortlich zu machen. Diese Anschauung hat
dann in den späteren Jahren und namentlich in letzter Zeit eine Reihe
von Stützen gefunden vor allem darin, daß in vielen Fällen Bakterien
gezüchtet werden konnten, von denen bekannt ist, daß sie ähnliche

Krankheitserscheinungen hervorrufen können. So wurden Streptokokken gefunden von Bezy, Eppenstein, Erb jun., Gans, Holst, Jedlička, Lüdke, C. Sternberg usw., Staphylokokken von Barrenscheen, Boechat, A. Herz, Lüdke, Millard und Girode, Jochmann und Ziegler, F. Donath usw. Außer diesen gewöhnlichen Sepsiserregern wurden noch gefunden von Vosswinkel und Dunzelt Paratyphusbazillen, von Bingel Diphtheriebazillen, von A. Fraenkel Kolibazillen, von Coley und Ewing, A. Hirschfeld, Roth Tuberkelbazillen usw. Abgesehen von diesen Bakterienfunden, hat die Anschauung von der infektiös-toxischen Noxe auch darin eine Unterstützung gefunden, daß es gelang, an Kaninchen und Hühnern, denen die aus dem Blut an akuter Leukämie Erkrankter gezüchteten Bakterien injiziert wurden, ähnliche Blutbilder und Wucherungen myeloischer Zellen im Knochenmark, Milz und Lymphdrüsen zu erzeugen (Sternberg, Herz, Wiesner). Wiczkowski berichtet, daß es ihm gelungen ist, durch Überimpfung des Pleuraexsudates eines an akuter Leukämie erkrankten Patienten auf Hühner bei letzteren eine der menschlichen Leukämie ähnliche Erkrankung erzeugt zu haben. In gleichem Sinne sprechen die Versuche von Ellermann und Bang, und Hirschfeld und Jacoby, in denen es gelungen ist, eine bei Hühnern vorkommende, in bezug auf Blut und Organbefund der menschlichen Leukämie sehr ähnliche Erkrankung durch intravenöse Injektion von Organbrei der erkrankten Tiere auf gesunde Hühner in drei Generationen zu übertragen. Die infizierten Tiere zeigten leukämisches Blutbild und leukämische Zellinfiltrate in den Organen, besonders in der Leber (zitiert nach A. Herz). Löwit glaubt, einen spezifischen Erreger für die akute Leukämie gefunden zu haben, und schließlich berichtet Obrastzow über einen Fall von akuter Leukämie, die auf dem diesen Patienten pflegenden Feldscher übertragen wurde. Für die infektiös-toxische Genese der akuten Leukämie wurden aber noch alle jene Fälle angeführt, in denen sich eine akute Leukämie allem Anschein nach aus einer bestimmt nachweisbaren Infektion entwickelt hat. So berichten Ziegler und Jochmann über akute Leukämie im Anschluß an eine Angina, A. Herz im Anschluß an eine infizierte Fußverletzung, C. Sternberg im Anschluß an Scharlach, schwere Angina und eitrige Otitis, Lasch im Anschluß an einen puerperalen Prozeß, Fraenkel und Ullrich nach Diphtherieinfektion und Lues, Decastello, Rosenow, Weinberg nach Malaria, Jedlička nach Angina usw.

Die eben angeführten Tatsachen, bakterielle Befunde, Tierversuche, klinische Beobachtungen, usw. wurden von den verschiedenen Autoren in verschiedenster Weise gewertet. Ein Teil der Autoren (Nägeli, Fabian, W. Schulze, Herxheimer, Vosswinkel, Dunzelt, Askanazy usw.) hält die Bakterienbefunde für den Ausdruck einer Sekundärinfektion, zu denen erfahrungsgemäß bei den leukämischen Erkrankungen eine besondere Neigung besteht, und zwar vielleicht deshalb, weil durch den Mangel an polynukleären Leukozyten, den Mikrophagen Metschnikoffs, das Hinzutreten einer septischen Infektion begünstigt wird (Erb). Bei der Annahme einer Sekundärinfektion ließen sich auch die vielen Fälle von akuter Leukämie erklären, bei denen keine bakteriellen Erreger nachgewiesen werden konnten (Kutschera). Für diese Annahme wird ferner die Verschiedenartigkeit der gefundenen Bakterien angeführt, dann das von Eppinger, Barrenscheen, I. Weiss, Hirschfeld, Decastello usw. beobachtete familiäre Vorkommen von akuter und chronischer Leukämie, dann die Tatsache, daß man bei zahllosen Infektionen mit gleichen Mikroben niemals solche Blutbilder sieht, sondern ganz andere Reaktionen, und daß der enormen Menge von Infektionskrankheiten, die beim Menschen vorkommen, doch im allgemeinen auch keine leukämischen Affektionen folgen.

Eine andere Gruppe von Autoren nimmt einen bisher unbekannten spezifischen Erreger als ursächliches Moment an (Fraenkel, Ebstein, Jochmann, Citron). Wieder eine andere Gruppe nimmt eine ursächliche Beziehung zwischen akuter Leukämie und den verschiedenen bekannten Infektionserregern an. In diese Gruppe fallen sowohl die Autoren, die die akute Leukämie als direkte Folge der Infektion ansehen, wie auch jene Autoren, die annehmen, daß unter dem Einfluß von Infektionen bei vielleicht besonders disponierten Individuen eine Alteration der hämatopoetischen Organe geschaffen wird, durch welche der Boden für die Entstehung einer akuten Leukämie gleichsam vorbereitet wird. Eine direkte ursächliche Beziehung wurde in einem Fall von Herz, in einem Fall von Holst, dann von Sternberg, Jagić und Schiffner, Paltauf, Barrenscheen, Luedke usw. angenommen. Die Anschauung, daß Infektionen verschiedener Art, speziell septische Infektionen, das Blutbild und die Organveränderungen der akuten Leukämie hervorrufen oder den Boden für ihre Entstehung vorbereiten können, hat zuerst Holst geäußert. Nach ihm haben dann auch Eppenstein, Türk sowie Ziegler und Jochmann aus ihren Beobachtungen ähnliche Schlüsse gezogen. Im gleichen Sinne glaubt auch Chmelar, daß die Leukämie durch vorangegangene Infektionskrankheiten verursacht wurde, weil gerade diese den hämatopoetischen Apparat in weitgehendem Maße in Mitleidenschaft zu ziehen pflegen. Außer den verschiedensten Toxinen verschiedener bakterieller und protozoischer Virusarten nimmt Pappenheim noch bestimmte dispositionelle Vorbedingungen des hämatopoetischen Apparates als Ursache für das Zustandekommen der Leukämie an. Ebenso stellt nach A. Herz die akute Leukämie eine besondere Reaktion auf Infekte bei bestimmter krankhafter Disposition oder Konstitution dar, und Jagić und Spengler kommen zu der Auffassung, daß bei bestimmten Individuen, also in gewissem Sinne konstitutionell, die schwere infektiös-toxische Schädigung des Knochenmarks zu dieser eigentümlichen Reaktion führt, schließlich hat C. Sternberg die Anschauung ausgesprochen: „Diese akute myeloische Leukämie stellt kein besonderes Krankheitsbild dar, sondern ist eine Allgemeininfektion mit starker Mitbeteiligung der blutbereitenden Organe, wie eine solche in wechselndem Grade bei sehr vielen Infektionskrankheiten, bei manchen anscheinend sogar regelmäßig, auftritt und dann auch in entsprechenden

Veränderungen des Blutes ihren Ausdruck findet. Dasselbe gilt möglicherweise auch für die akute lymphatische Leukämie."

Danach kommen wir zu der Frage nach der Stellung der akuten Leukämie. Dabei kann es sich der Hauptsache nach nur um drei Möglichkeiten handeln: 1. Die akute Leukämie gehört zur chronischen Leukämie, 2. die akute Leukämie ist ein selbständiges Krankheitsbild oder 3. die akute Leukämie gehört in die Gruppe der Allgemeininfektionen.

Die erste Anschauung wird außer von den älteren Beobachtern von W. Schultze, Erb, Fabian, namentlich aber von Nägeli und Domarus vertreten. Die Autoren erblicken in der akuten Leukämie nur eine Variante der chronischen, oder anders ausgedrückt, eine Leukämie mit akutem Verlauf, und begründen ihre Ansicht im wesentlichen damit, daß das Blutbild und namentlich das histologische Verhalten dieselben und nur graduell verschiedene Veränderungen zeigen, wie es ja bei der verschiedenen Dauer der Erkrankung zu erwarten ist. Sie wenden sich besonders gegen die Auffassung der akuten Leukämie als Allgemeininfektion und begründen das damit, daß bei Allgemeininfektionen mit noch so starker Knochenmarksreizung niemals eine auch nur annähernd so starke Ausschwemmung unreifster Zellen im Blutbild beobachtet wird, daß die histologischen Veränderungen bei Reaktionen auf septische Infekte niemals den Grad erreichen wie bei der chronischen Leukämie, daß die verschiedenen Bakterienfunde nur der Ausdruck für verschiedene Sekundärinfektionen sind, daß auch im Verlaufe von chronischen Leukämien namentlich sub finem vitae akute Exazerbationen vorkommen, und schließlich auch damit, daß in Fällen, in denen nachweislich sekundär eine Infektion hinzugetreten ist, diese entweder ohne Einfluß auf den leukämischen Prozeß zu sein schien, oder aber, daß sie ganz wie bei manchen chronischen Leukämien, zu einem weitgehenden Rückgang der Blutveränderungen und der Organschwellungen führen. „Wäre die akute Leukämie als eine schwere Schädigung der Leukozytenregeneration unter dem Einfluß bakterieller Toxine aufzufassen, so müßte man unter dem Einfluß einer Sekundärinfektion eine Verstärkung dieser Reaktion erwarten, nicht aber einen Rückgang derselben und eine Annäherung an normale Verhältnisse" (Hirschfeld).

Die zweite Möglichkeit, die Selbständigkeit der akuten Leukämie, wird von einer großen Reihe von Autoren vertreten, und zwar hauptsächlich als „klinische Entität." Über die pathogenetische Stellung zur chronischen Leukämie drücken sich die meisten Autoren sehr zurückhaltend oder gar nicht aus. Zweifellos besteht aber auch hier die Tendenz, die nahe Verwandtschaft zur chronischen Leukämie anzunehmen und nur die Einheitlichkeit des klinischen Bildes anzuerkennen (Morawitz, Decastello, Netousek, Hirschfeld, Kutschera, Dimmel, Steffan, Herxheimer usw.). Die Gründe, die zur Unterstützung der Annahme angegeben wurden, sind im wesentlichen dieselben, die wir schon bei der Besprechung der ersten Möglichkeit angeführt haben.

Einen Übergang zur dritten Möglichkeit stellt jene Auffassung dar, die nicht die Verwandtschaft mit der chronischen Leukämie, sondern die besondere Reaktion auf Infekte bei bestimmter krankhafter Disposition betont, trotzdem aber wegen des eigentümlichen Symptomenkomplexes für die Aufrechterhaltung der Selbständigkeit des Krankheitsbildes eintritt (Türk, A. Herz, H. Lenhartz, I. Weiss usw).

Die dritte Möglichkeit wurde in milderer Form zuerst von Holst ausgesprochen, der die Frage aufwirft, ob nicht viele unserer Infektionskrankheiten imstande wären, Veränderungen des Blutes und des Knochenmarks hervorzurufen, die den bei der akuten Leukämie sich vorfindenden identisch sind, so daß die akute Leukämie in pathogenetischer Hinsicht keine einheitliche Entität wäre, sondern von verschiedenen Erkrankungen im Knochenmark hervorgerufen werden könnte. C. Sternberg hat dann die Ansicht noch schärfer präzisiert und in der Folgezeit selbst und durch seine Schüler ein großes Beweismaterial, dessen Beweiskraft allerdings von vielen Seiten angezweifelt wird, dafür erbracht, daß die akute Leukämie eine Allgemeininfektion mit starker Mitbeteiligung der blutbereitenden Organe ist, demnach in die Gruppe der septischen Reaktionen gehört und nicht als selbständige Erkrankung angesehen werden darf. Dieser Auffassung von der akuten Leukämie haben sich dann Paltauf, Eppinger, Barrenscheen, Jagić usw. angeschlossen.

Wenn wir nun die verschiedenen hier erörterten Fragen und die dazu geäußerten aus der Literatur zitierten Auffassungen überblicken, so muß festgestellt werden, daß bisher für keine der Auffassungen endgültige Beweise erbracht worden sind. Das gilt sowohl für die Ätiologie als auch für die Pathogenese. Wenn wir trotzdem zumindest in einem Großteil der Fälle für die infektiöse Ätiologie und für die Unterordnung des Krankheitsbildes der akuten Leukämie unter die besonderen Reaktionen der blutbildenden Organe auf Infekte verschiedener Art eintreten, so hat das seinen Grund darin, daß wir zwar auch wirkliche Beweise vermissen, aber aus der Literatur und namentlich aus eigenen Erfahrungen klinischer und experimenteller Natur zu der Überzeugung gekommen sind, daß es eine große Anzahl von Fällen gibt, bei denen ein unmittelbarer oder weiterer Zusammenhang mit einem bestimmten Infekt oder im Sinne von Holst mit mehreren auch verschiedenen Infekten sehr wahrscheinlich ist, und daß es eine Reihe von fließenden Übergängen gibt von den Reaktionen der blutbildenden Organe, die allgemein als Reizleukozytose (lymphatische oder myeloische Reaktionen) bezeichnet werden, bis zu den Symptomen der akuten Leukämie.

Was zunächst die Ätiologie anlangt, so beweisen die zahlreichen in der Literatur angeführten Fälle, in denen keine Erreger gezüchtet werden konnten, nichts gegen die Annahme einer Infektion, da wir ja wissen, daß häufig auch bei ganz sicheren septischen Erkrankungen keine Erreger aus dem Blute gezüchtet werden können. Daß die verschiedensten Bakterien gefunden wurden, beweist nur, daß zur Erkrankung kein spezifischer Erreger notwendig ist. Daß viele Fälle beobachtet wurden, bei denen ein direkter oder indirekter Zusammenhang mit Schädigungen anderer Art, z. B. Röntgenstrahlen, anaphylaktische Zustände (Everett Brown) usw., bestand, läßt bestenfalls daran denken, daß auch andere als infektiöse Noxen ätiologisch in Betracht kommen können. Wir haben auch nicht die Absicht, durch das Betonen der Infektion als ätiologisches Moment andere Möglichkeiten für die Entstehung der akuten Leukämie absolut auszuschließen, sondern bloß mit Nachdruck hervorzuheben, daß nach den bisherigen Erfahrungen in den meisten Fällen die infektiöse Ätiologie am wahrscheinlichsten in Betracht kommt, und daß die Erfahrungen über Schädigungen anderer Art noch nicht ausreichen, um sie mit denen infektiöser Art als ätiologisch gleichwertig zu betrachten. Daß die Disposition des Organismus wie überall, so auch beim Zustandekommen der akuten Leukämie eine Rolle spielt, halten wir für selbstverständlich, doch möchten wir sie nicht nur auf konstitutionelle (A. Herz, Paltauf, Lüdke, Barrenscheen usw.), sondern auch auf konditionelle Momente beziehen, die auch die jeweilige Abwehrlage bzw. Virulenz des Erregers berücksichtigen. In diesem Sinne hat auch Türk für das Zustandekommen der akuten Leukämie sowohl eine „geeignete Infektion" als auch ein „geeignetes, disponiertes Individuum" verantwortlich gemacht. Die besondere Disposition kann natürlich nicht nur in der letzten Endes auftretenden besonderen Reaktion, sondern auch darin zum Ausdruck kommen, daß solche Individuen besonders leicht und häufig Infektionen akquirieren und erst als Folge der immer wiederkehrenden, sich summierenden Schädigungen in der Form der akuten Leukämie reagieren. Der folgende Fall eigener Beobachtung (F. Donath) kann das am besten veranschaulichen.

Josefine Gr., 21 Jahre, ledig. Eltern und Geschwister leben und sind gesund. Kinderkrankheiten: Masern, Keuchhusten, Mumps, Schafblattern, Scharlach ohne Komplikationen. Sonstige Krankheiten: 1923 Augenentzündung (Klinik Dimmer), Winter 1923: Schmerzen in der Blase beim Urinieren, vermehrter Harndrang. Patientin lag ein halbes Jahr auf der Klinik Hochenegg, bekam Blasenspülungen. Fieber bis 38° und 39°. Eitriger Urin. Die Schmerzen strahlten dann nach dem Urinieren von der Blasengegend in die linke Unterbauchseite. März 1924 kam Patientin wieder auf die Klinik Hochenegg und wurde operiert (Blasenschnitt). Die Eiterung dauerte weiter an, ebenso die Schmerzen und das Fieber. Mai 1924 kam sie in das Spital der Wiener Kaufmannschaft (Primarius Lichtenstern), wurde dort operiert (Adnexe mit der Blase verwachsen, Fistelbildung?), lag drei einhalb Monate im Krankenhaus und wurde vollkommen geheilt entlassen. Patientin war gesund bis zum Dezember 1926. Da bekam sie Halsschmerzen, Klopfen im Kreuz und Hinterhaupt (wie Pulsschläge), kein Fiebergefühl. Sie bekam dann vorzeitige Menses, zeitweise geringe Schmerzen in der Nierengegend und Temperatur 38° bis 39°, kein Schüttelfrost. Januar 1927 kam Patientin wieder für 12 Tage in das Spital der Wiener Kaufmannschaft. Es wurde eine Nierenbeckenreizung konstatiert (Urotropin, Salol).

Jetzige Erkrankung: In den letzten Tagen war Patientin das Zahnfleisch geschwollen, die Gaumenmandeln wurden größer. Sie hatte zwar keine Schmerzen, aber das Gefühl, daß sie durch die Nase sprechen muß. Außer-

dem sind ihr die Fingerbeeren beider Zeigefinger angeschwollen, waren heiß
und entzündet; die Entzündung ging aber ohne Eiterung wieder zurück.
Dann bekam Patientin blauschwarze Flecke an den Unter- und Oberschenkeln
und an der linken Rückenseite Entzündungen, die furunkelähnlich waren.
Jetzt keine Temperatursteigerung, wenig Appetit, ziemlich stark abgenommen
(Patientin liegt die letzten sechs Wochen), jetzt obstipiert, früher regelmäßig
Stuhl. Beim Urinieren geringe Beschwerden, Harn ist noch etwas trüb,
war nie blutig. Menarche mit 15 Jahren, nur kurze Zeit regelmäßig, dann
ein Jahr vollkommen unregelmäßig. Dauer einer Periode bis zu zwei Monaten
(Venaepunctio 250 cm³ und Pillen?). Von damals an immer regelmäßig,
eine Woche lang, ohne Schmerzen.

Status bei der Aufnahme in die Klinik: Mittelgroß, mittelstarker Knochenbau, ziemlich gut entwickelte Muskulatur, mäßiger Panni-
culus adiposus, Sensorium frei, keine Kopfschmerzen, keine Ödeme, aktive
Bettlage. Haut blaß, im Gesicht etwas gerötet, in den Wangen ziemlich hart
infiltriert. An den unteren Extremitäten am Ober- und Unterschenkel
blaurote, fleckenförmige Blutungen. Die sichtbaren Schleimhäute mäßig
injiziert, Gingiva aufgelockert und geschwollen. Temperatur 37°. Arteria
radialis zart, gerade, mittelweit, Welle mäßig hoch, Blutdruck 98 Hg.
Puls 100 bis 120, rhythmisch, symmetrisch, keine Paradoxie. Pupillen weit,
symmetrisch, reagieren prompt auf Licht und Akkommodation, Augenbewe-
gungen frei nach allen Richtungen. Zunge feucht, kein Tremor, keine
Auflagerungen, keine Parese. Rachen: Schleimhäute etwas mehr injiziert,
Tonsillen sehr stark vergrößert, zerklüftet. Hals breit, Karotis nicht sichtbar pulsierend, Venen nicht gestaut, Schilddrüse nicht vergrößert, Sub-
maxillardrüsen beiderseits vergrößert, normale Stimme. Thorax lang und
breit, symmetrisch, Fossa supra- et infraclavicularis mäßig eingesunken,
Wirbelsäule gerade, epigastrischer Winkel ein rechter. Pulmones: Untere
Grenzen hinten beiderseits handbreit unter dem Angulus scapulae, gut
verschieblich, vorne in der rechten Medioklavikularlinie im 6. Interkostalraum. Über den Lungen normaler Perkussionsschall, normales vesikuläres
Atmen. Cor normal konfiguriert, nicht verbreitert, Spitzenstoß nicht palpabel, kein Schwirren. Aortengegend nicht verbreitert, keine Pulsation in
jugulo. Über der Herzspitze leises systolisches Geräusch, das sich gegen die
Basis zu fortleitet. Beide zweiten Töne nicht wesentlich akzentuiert. Abdomen im Thoraxniveau, Bauchdecken straff, kein Aszites, kein Meteorismus,
nicht druckschmerzhaft. Zwei Operationsnarben, eine in der Medianlinie
drei Querfinger über der Symphyse, die zweite drei Querfinger über der linken
Leistenbeuge schräg von der Medianlinie zur Spina iliaca anterior superior
ziehend. Links seitlich unter dem Rippenbogen zwei runde, 3 bis 4 cm im
Durchmesser betragende, entzündlich gerötete, etwas zyanotische, druck-
und spontanschmerzhafte Schwellungen, die Fluktuation zeigen (Furunkel).
Leber: oberer Rand an der 6. Rippe, unterer Rand am Rippenbogen, nicht
palpabel. Milz perkutorisch und palpatorisch etwas vergrößert. Reflexe
erhalten.

Die Temperatur betrug während des ganzen Spitalsaufenthaltes
zwischen 37° und 38° und stieg erst wenige Tage vor dem Tode auf über 39°.

Harn: gelb, trüb, Albumen positiv, Urobilinogen nicht vermehrt,
Saccharum negativ, im Sediment massenhaft Leukozyten.

Aus dem Decursus morbi: 9. II.: Die Purpura an den Beinen geht
zurück, verfärbt sich, die Furunkel werden zyanotischer. Augenuntersuchung
(Dr. Kronfeld, Klinik Prof. Meller): Papillen kongenital mißbildet, jedoch

keine auf Leukämie beruhende Veränderung. Rechtes Auge: Conus inferior mit hellerem unterem Fundussektor, linkes Auge: verkehrter Sehnerveintritt.

11. II.: Grundumsatz um 23% gesteigert.

17. II.: Die Anämie nimmt zu, der Färbeindex bleibt unverändert. Die Thrombozyten nehmen zu, während die Leukozyten ohne medikamentöse Beeinflussung sprungweise abfallen. Blut kulturell negativ.

19. II.: Die Furunkel gehen zurück, ohne eitrig einzuschmelzen. Aus den Blasen wurden Staphylokokken gezüchtet. Patientin fühlt sich sehr wohl, hat eigentlich keine Beschwerden.

21. II.: Zwei neue Furunkel ad nates. In der rechten Leistenbeuge eine bohnengroße, derbe, verschiebliche, wenig empfindliche Drüse, die nach wenigen Tagen zurückgeht. Die Milz wird kleiner. Beginn einer Arsenkur.

22. II.: Erste Röntgenbestrahlung (Knochenmark).

25. II.: Patientin fühlt sich bedeutend wohler, nur schwach. Die Leukozyten steigen ebenso wie die Erythrozyten unter der Röntgenbestrahlung an, die Wirkung dauert auch noch etwas an, trotzdem die Bestrahlung am 27. II. ausgesetzt wird. Täglich Blasenspülungen mit 3%iger Borlösung und 10 cm³ Metem.

4. III.: Die Tonsillen werden etwas größer, Patientin hat immer einen trockenen Mund, bekommt durch die Nase keine Luft, das linke Ohr ist verlegt.

7. III.: Die Atmung wird wieder besser. Das Zahnfleich ist unverändert aufgelockert.

9. III.: Bestrahlung des Zahnfleisches mit Röntgen; in der Nacht hatte Patientin geringe Schmerzen in der linken Wange.

10. III.: Zahnfleischbestrahlung und Knochenmarkbestrahlung.

14. III.: Röntgen wird ausgesetzt, da die Leukozyten auf 8000 abgefallen sind. Patientin fühlt sich sehr wohl, steht ein bischen auf.

24. III.: Tonsillen werden wieder größer, besonders links. Ohrenbefund negativ.

29. III.: Zystoskopie (Dr. Teltscher): Leichte Zystitis am Trigonum; es wird Spülung mit ½°/₀₀ Argentum nitricum angeordnet. Patientin darauf sehr starke Blasenschmerzen und Tenesmen. Röntgenbestrahlung des Zahnfleisches. Es tritt wieder ein Furunkel ad nates auf.

31. III.: Milzbestrahlung. Temperatursteigerung, geringe Blasenbeschwerden.

2. IV.: Nach der Metemspülung sehr heftige Blasentenesmen und sehr starke Schmerzen. Der Furunkel ist sehr groß, fluktuiert etwas. Inzision: Es entleert sich wenig Eiter. Nur geringe Erleichterung nachher.

4. IV.: Starke Schmerzen im Furunkel, dessen Ränder ziemlich stark infiltriert sind. Der Grund ist nekrotisch, zeigt keine Tendenz zur Heilung. Temperatur um 38°.

7. IV.: Keine Blasentenesmen mehr. Stechen vorne links über dem Rippenbogen, es ist auch Reiben zu hören. Auf Pinselung mit Tinctura iodi Besserung. Nachmittags ist auch kein Reiben mehr zu hören.

8. IV.: Vormittags leidlich, nachmittags Stechen in der linken Nierengegend (keine Klopfempfindlichkeit). Stechen in der rechten Spitze (nichts zu hören). Nur geringe Furunkelschmerzen. Infiltration und Pusteln in der Umgebung, nekrotischer Grund.

9. IV.: Nach einem Einlauf Diarrhöen (Pflanzenfasern, viel Schleim, kein Sanguis) mit starken Tenesmen. Patientin schwitzt stark, ist unruhig.

11. IV.: Auf die Wunde Umschläge mit Antivirus und Perubalsam.

12. IV.: Harn: Albumen positiv. Sediment: Zahlreiche Leukozyten, vereinzelte Erythrozyten, zahlreiche granulierte Zylinder, Koli. Da der Furunkel keine Tendenz zur Heilung zeigt, wird ein Chirurg beigezogen, der Wasserbett vorschlägt.

13. IV.: Temperatur steigt bis 39°.

14. IV.: Auf die Wunde Metem, Sitzbad mit Kaliumpermanganat. Patientin fühlt sich sehr schlecht, schläft schlecht.

18. IV.: Patientin wird ins Dauerbad der Klinik Prof. Finger transferiert.

19. IV.: Die Temperatur fällt auf 37,5°. Die Ränder des Furunkels sind weniger derb infiltriert.

21. IV.: Über Nacht traten an beiden Händen Eiterblasen auf mit entzündlich geröteter Umgebung. Starke Schmerzen, Temperatur steigt wieder bis über 39°. Milzbestrahlung.

23. IV.: Aus den Eiterblasen wird Staphylococcus aureus gezüchtet.

25. IV.: Leberbestrahlung, Patientin erbricht sehr viel, hat gar keinen Appetit, starke Schmerzen.

26. IV.: Leberbestrahlung. An den Beinen und am Stamm treten ebenfalls Eiterblasen auf.

Patientin ist sehr unruhig, klagt über starke Schmerzen am ganzen Körper, besonders in den Händen, in der Leber und Milz. Starkes Erbrechen; Leber und Milz stark vergrößert.

27. IV.: Am Stamm und an den Beinen treten Hautblutungen auf.

29. IV.: Am Hals rechts, im Niveau der Haut blauviolette Verfärbung; in der Mitte ein nekrotischer Bezirk.

1. V.: Patientin ist sehr blaß, zyanotisch, klagt über Schmerzen, Angstzustände im Wasserbett.

2. V.: Patientin wird nachmittags wieder auf die I. medizinische Klinik übernommen. 11 Uhr nachts Exitus letalis.

<h3 style="text-align:center">Blutbefunde</h3>

Datum	RB Mill.	WB inTsd.	Hb Sahli	FJ	Mbl	Pmc	Mc	Jgd	Stab	Segm	Ly	Mo	Eo	Bas
8. II.	2,83	44	68	1,3	44	1,0	3	1,5	3,5	24	22,5	0,5	0,5	—
9. II.	—	40	—	—	59,5	4	1	0,5	1	17,5	15,5	1	—	—
14. II.	—	32,8	—	—	60,5	2,5	1,5	1	2	13,5	18,5	—	0,5	—
17. II.	2,01	15,7	48	1,3	41	0,5	1	0,5	4	25,5	27	—	0,5	—
23. II.	2,32	13,8	50	1,2	39,5	1,5	0,5	1,5	3	30,5	27	0,5	0,5	—
25. II.	2,52	14,9	56	1,25	41,5	1	—	1,5	4	29,5	22,5	—	—	—
3. III.	2,7	17	62	1,2	46,5	0,5	1	2	5,5	27	17,5	—	—	—
14. III.	2,76	8	62	1,2	19,5	—	4,5	—	5	34	37	—	—	—
18. III.	3,66	9,3	80	1,2	23,5	0,5	2	1	1,5	37,5	32,5	—	0,5	—
5. IV.	2,3	22,1	62	1,5	39	—	1	—	2	36	21,5	—	0,5	—
11. IV.	2,45	22,0	64	1,4	61	2,5	0,5	1	4	15,5	19,5	—	0,5	—
23. IV.	2,4	104,7	63	1,45	43,4	2,5	1,5	2,5	4	30	16	—	0,5	—
26. IV.	—	—	—	—	48	1	—	3	4	34,5	9,5	—	—	1
27. IV.	2,16	96,4	55	1,4	44	3,5	0,5	2	3,5	34	12	—	0,5	—

In die Gruppe der Myeloblasten haben wir alle jene Zellen gezählt, die infolge ihrer Atypie und Unreife in keiner der anderen Gruppen untergebracht werden konnten. Hierher gehören demnach, abgesehen von den typischen großzelligen Myeloblasten, alle fließenden Übergänge von den Promyelozyten zu den Myeloblasten und von den Myeloblasten zu den primitivsten Zellen.

Obduktionsbefund (Pathologisch-anatomisches Institut Prof. Maresch, Obduzent: Coronini): Blasse, grazile, untermittelgroße weibliche Leiche. Überall am Stamm und an den Extremitäten pustulöse, mit Eiter erfüllte Bläschen, die die Epidermis vorwölben, daneben zum Teil oberflächlich exkoriierte, größere Abszesse besonders im Bereiche der Palma pedis und an den Händen, sowie rechts am Kukularisrand, woselbst das Gewebe in der Tiefe sich derb anfühlt. In der linken Inguinalgegend sowie suprapubisch zwei anscheinend mit Fistelbildung geheilte Laparotomienarben. Die rechte Lunge in toto angewachsen, zeigt ebenso wie die linke allenthalben subpleurale, leicht vorspringende, bis stecknadelkopfgroße Abszeßherdchen, speziell im Bereiche der Oberlappen. Die rechte Lunge außerordentlich flüssigkeitsreich, das Sekret von der Schnittfläche reichlich abfließend. Ebenso in der Trachea und in den Bronchien stark schaumiges Sekret. Das Herz annähernd von normaler Größe, in allen seinen Teilen leicht erweitert. Das Herzfleisch schlaff und brüchig. Der Klappenapparat intakt. Die Zungengrundfollikel und die Tonsillen beträchtlich vergrößert, auf dem Durchschnitt weißlich grau, homogen. Entsprechend der Veränderung am Kukularisrand findet sich eine derbere, zum Teil von Bindegewebe durchzogene, chronisch entzündliche Infiltration in der Subkutis und den angrenzenden Muskelanteilen. In der Umgebung vereinzelte, bis etwa bohnengroße, sukkulente, graurote Drüsen. Die peribronchialen Drüsen ebenfalls etwas vergrößert, homogen. In allen großen Gefäßen und im rechten Herzen leukämische Kruormassen. Die Milz, 22:12:5 cm in ihren größten Durchmessern haltend, überragt um etwa Handbreite den Rippenbogen und ist oberflächlich allenthalben mit der Umgebung bindegewebig verlötet. Beim Ablösen dieser Verlötungen reißt die Kapsel des sehr schlaffen Organs. Auf dem Durchschnitte die Zeichnung vollständig verwaschen, Trabekel und Follikel nicht sichtbar, die Pulpa in eine graurote, stark vorquellende Masse umgewandelt. Etwa in der Mitte der Oberfläche ein keilförmiger, frischer anämischer Infarkt. Die Leber ebenfalls vergrößert (27:9:7 cm messend), ihre Ränder plump. Das Zwerchfell mit ihrer Oberfläche teilweise bindegewebig verlötet; auf dem Durchschnitt die Zeichnung ziemlich deutlich, die peripheren Anteile der Läppchen rötlichgrau verfärbt. Auch hier in den größeren und kleineren Gefäßen leukämische Kruormassen. Beide Nieren stark vergrößert, außerordentlich weich; auf dem Durchschnitt quillt die auf etwa 1½ cm verbreiterte Rinde vor, die wie die Pyramiden einen grauweißlichen, homogenen Farbton erkennen läßt. Stellenweise in der Rinde rötliche Streifen, die sich vielfach auch auf Pyramiden erstrecken. Daneben umschriebene, von einem hämorrhagischen Hof umsäumte Abszesse. Das Nierenbecken beiderseits etwas erweitert, das der linken Seite in seiner Wand verdickt, enthält ein etwa 2 cm langes, etwas verzweigtes Konkrement. Die Schleimhaut injiziert, stellenweise mit Blutungen versehen. Perivesikal bindegewebige Adhäsionsreste, die sich auch im Bereich der linken fehlenden Adnexe ausbreiten. Die rechte Tube ebenfalls in bindegewebige Adhäsionen eingebacken, zu einem etwa 2 Finger breiten, geschlängelten, sackförmigen Organ umgewandelt. Das Ovarium dieser Seite etwa nußgroß, enthält auf dem Durchschnitt ein größeres und ein kleineres Corpus haemorrhagicum. Sonst die Schnittfläche ebenfalls homogen, graurötlich. Beim Einschneiden quillt aus dem erweiterten Tubenlumen ein dicker, rahmiger, grünlicher Eiter. Die Blasenschleimhaut injiziert, die Lichtung der Blase von eitrig getrübtem Harn erfüllt, ihre Hinterwand mit dem Uterus bindegewebig verlötet. Die Columnae rugarum der Vagina außerordentlich deutlich,

12*

stellenweise das Bild einer Colpitis granularis. Der Uterus ohne Besonderheiten. Das Femurmark der Diaphyse graurötlich.

Histologischer Befund: Leber: Typische myeloische Leukämie. In der Niere ausgedehnte myeloische Infiltrate im Interstitium, die relativ reich an polymorphkernigen Leukozyten sind, und hie und da in diesen Anhäufungen von Staphylokokken. Milz: Diffuse myeloische Infiltration, an einer Stelle ein frischer Infarkt. An einzelnen Stellen Gram-positive Kokken. Tube: Phlegmonös-eitrige Salpingitis mit diffusen leukämischen Infiltraten in der Wandung. Im Gram-Präparat positive Haufenkokken· Lunge: Multiple Abszesse, in deren Umgebung die Alveolen mit Leukozyten und myeloischen Elementen erfüllt sind. Kollaterales Ödem. Die Vaginalwand diffus von myeloischen Elementen infiltriert. In den Gefäßen myeloisches Blutbild. Starke myeloische Reaktion in einer Lymphdrüse des Knochenmarks mit reichlichen Knochenmarksriesenzellen. Haut: Intraepidermoidale Bulla suppurativa mit Staphylokokken, in der Kutis leukämische Infiltrate. Im Giemsa-Präparat hauptsächlich Myeloblasten.

Pathologisch-anatomische Diagnose: Septicopyaemia. Abscessus multiplices cutis, integumenti corporis fere totius, pulmonum, renum. Salpingitis chronica purulenta dextra. Cystopyelonephritis chronica, praecipue lateris sinistri. Calculus pelvis renalis sinistri. Defectus adnexorum lateris sinistri. Cicatrix regionis inguinalis et suprapubicae sinistrae e laparotomia. Pleuritis obsoleta dextra. Oedema pulmonum grave. Leucaemia myelogenes. Infiltratio leucaemica hepatis, lienis, renum, tonsillae lateris utriusque, glandularum lymphaticarum imprimis peribronchialium, periportalium, mesenterialium, retroperitonealium.

Es handelt sich demnach in diesem Falle um eine Myeloblastenleukämie, die wegen der längeren Dauer und der dadurch ermöglichten weiter vorgeschrittenen pathologisch-anatomischen und histologischen Veränderungen vielleicht als subakut zu bezeichnen wäre.

Dem Einwand, daß es sich um eine chronische Myelose handeln könnte, die schon zur Zeit des ersten Spitalsaufenthaltes, also im Winter 1923, bestanden hat, und daß die verschiedenen Eiterungen nur der Ausdruck von Sekundärinfektionen sein könnten, müssen wir damit begegnen, daß 1. unsere Nachforschungen an den verschiedenen Spitalsaufenthaltsorten der Patientin das Ergebnis brachten, daß keinerlei Anhaltspunkte für eine leukämische Erkrankung vorlagen (Blutbefunde wurden allerdings nicht erhoben), 2. daß zur Zeit der Aufnahme in unsere Klinik (Winter 1927), also 4 Jahre nach der ersten eitrigen Erkrankung, die Leber gar nicht und die Milz nur wenig vergrößert war, was absolut gegen eine so lange bestehende Myelose spricht.

Der ätiologische Zusammenhang mit den immer wiederkehrenden Staphylokokkeninfekten, die schließlich zu einer Staphylokokkenseptikopyämie führten, erscheint hier mehr als wahrscheinlich. Natürlich könnte man auch hier von einer besonderen Disposition sprechen, die sich in der Häufung von Staphylokokkeninfektionen und in der schließlich besonderen Reaktion auf ihre Summierung äußert.

Wir haben diesen Fall aber auch deshalb so ausführlich beschrieben, weil er in bezug auf seine pathogenetische Stellung von besonderem Interesse zu sein scheint. Schon früher haben wir gesagt, daß wir ihn

als subakute Leukämie auffassen wollen, weil die Erkrankung länger
dauerte, der Beginn kein plötzlicher aus vollstem Wohlbefinden war,
und die pathologisch-anatomischen und histologischen Veränderungen
weiter vorgeschritten waren, als wir sie bei der akuten Leukämie zu sehen
bekommen. ˙Demnach würde unser Fall zwischen der akuten und der
chronischen Leukämie liegen. Wir sind uns aber der Willkürlichkeit
eines derartigen Einteilungsprinzips voll bewußt und würden nichts
Exaktes einwenden können, wenn unser Fall von einer Seite zur akuten
Leukämie, oder von einer anderen Seite zur chronischen Leukämie
gezählt würde. Aber für ebenso unexakt halten wir die Gründe, aus denen
die Selbständigkeit der akuten Leukämie verteidigt wird. Wir haben
schon früher erwähnt, daß morphologisch betrachtet, von der myeloischen
Reizung, wie wir sie bei allen schweren Formen septischer Erkrankungen
sehen können, oder der lymphatischen Reizung, wie sie von Türk,
Lüdke, Marchand, Cabot, Jagić, H. Lenhartz usw. beschrieben
wurden, über die akute Leukämie bis zur chronischen Leukämie eine
Reihe unzählbarer fließender Übergänge führt. In dieser fließenden
Reihe irgendwo haltzumachen und das gerade Vorliegende als selbständige
Erkrankung herauszugreifen, ist ebenso willkürlich und gezwungen,
wie wenn man etwa den Myelozyten als selbständige Zellgattung herausgreifen und in ihm nicht die Vorstufe des segmentierten Leukozyten
bzw. die Nachstufe des Myeloblasten sehen würde. Kutschera sagt
mit Recht: „Eine andere Frage ist es, ob diese drei Krankheitstypen
(Leukozytosen, Myeloblastenleukämie, chronische Leukämie) ihrem
Wesen nach grundverschieden sind und daher stets scharf zu sondernde
Veränderungen darstellen. Wenn wir von den ätiologischen Veränderungen
absehen und uns an die morphologischen Unterscheidungsmethoden
halten, dann zeigt sich, daß eine derartige scharfe, schablonenhafte
Sonderung nicht durchführbar ist. Die Schwierigkeiten beginnen
nämlich, sobald wir uns die Frage vorlegen, an welchen Stellen in
der folgenden Reihe die Grenzlinien zwischen den drei Krankheits-
typen zu ziehen seien: Leukozytose—Myelozytose—Myelozytose mit
Auftreten einzelner Myeloblasten im Blut (leukämoides Blutbild)—
Myeloblastenleukämie mit geringen, größeren, ausgedehnten Organ-
herden — protrahiert verlaufende Myeloblastenleukämien — subakute
Leukämien—chronische Leukämien.‟
Die Schwierigkeit in der Abgrenzung von Reizleukozytosen bei
Sepsis hat C. Sternberg dazu veranlaßt, die Unhaltbarkeit der akuten
Leukämie als selbständige Erkrankung zu propagieren. Er stützt sich
dabei auf die in den meisten Fällen wahrscheinlich gemachte gleiche
infektiöse Ätiologie, auf die Ähnlichkeit im klinischen Bild und auf die
fließenden Übergänge in den morphologischen Veränderungen, wie sie
im Blutbild und in den autoptischen Befunden zum Ausdruck kommen.
Aus diesen Gründen rechnet er die akute Leukämie noch zu den Allgemeininfektionen mit starker Mitbeteiligung der blutbereitenden Organe und
trennt sie sowohl in klinischer wie in morphologischer Beziehung von
den chronischen Leukämien. Die andere Richtung wieder, vertreten

durch Nägeli, Domarus, Decastello, Netousek usw., unterscheidet zwischen den Reizleukozyten einerseits und den Leukämien anderseits und sieht in der akuten Leukämie nur eine vielleicht durch Sekundäraffektion bedingte, akute Form der chronischen Leukämie. Sie stützt ihre Ansicht damit, daß von der akuten Leukämie fließende Übergänge bei prinzipiell gleichartigen morphologischen Veränderungen zur chronischen Leukämie führen, deren Ausbildung von der Dauer der Erkrankung abhängt, daß derartige Veränderungen bei den Reizleukozyten niemals oder nur selten beobachtet wurden, daß die Ätiologie keinesfalls als infektiöse geklärt ist, und daß schließlich die akute Leukämie in klinischer Beziehung ein in sich abgeschlossenes, einheitliches Krankheitsbild darstellt.

Wir stehen also zweien scheinbar absolut entgegengesetzten Anschauungen gegenüber. In ätiologischer Beziehung wird von der einen Seite die Allgemeininfektion verschiedenster Art hervorgehoben, von der anderen Seite diese nicht als allgemein gültig angesehen, dafür Schädigungen anderer Art (toxische, alimentäre, innersekretorische usw.) in den Vordergrund gestellt. In morphologischer Beziehung wird von der einen Seite besonderer Nachdruck gelegt auf die Übergänge von den Reizleukozytosen zur akuten Leukämie, von der anderen Seite wieder von der akuten Leukämie zur chronischen Leukämie. In klinischer Beziehung weist die eine Seite auf die große Ähnlichkeit der akuten Leukämie mit den schweren Formen der Sepsis hin, bei denen es sehr häufig zu gleichen oder ähnlichen Reaktionen von seiten der blutbildenden Organe kommt, von der anderen Seite wird diese mitunter täuschende Ähnlichkeit zwar nicht geleugnet, aber im Zusammenhang mit den morphologischen Veränderungen und ätiologischen Bedenken doch als täuschend angesehen und keinesfalls als bestimmend dafür, die Selbständigkeit des Krankheitsbildes der akuten Leukämie aufzugeben.

So schroff diese beiden Gegensätze auch zu sein scheinen, so geht schon aus der einfachen Gegenüberstellung hervor, daß sie keine unüberbrückbaren sind. Die Differenz liegt nämlich unserer Meinung nach wahrscheinlich in der verschiedenen Betrachtungsweise. Morphologisch betrachtet wurden fließende Übergänge einerseits von den Reizleukozytosen zur akuten Leukämie, anderseits von der akuten Leukämie zur chronischen Leukämie erwiesen. Die einzelnen Stadien dieser morphologischen Reihe können aber in verschiedener Weise klinisch in Erscheinung treten, und zwar so, daß trotz gleichen morphologischen Veränderungen verschiedene klinische Bilder resultieren, und umgekehrt können gleiche klinische Bilder verschiedengradige morphologische Veränderungen aufweisen. Analogien dazu können in der ganzen Pathologie gefunden werden und werden allgemein auch bei gleicher Ätiologie auf verschiedene konditionelle Momente zurückgeführt. Hier kommt noch dazu, daß für die Ätiologie zwar bisher die septischen Erreger am wahrscheinlichsten verantwortlich zu sein scheinen, daß aber die Möglichkeit einer anderen als infektiösen Ätiologie zugegeben werden muß.

Darnach drängt sich geradezu der Gedanke auf, in den Leukämien ebenso wie in den Leukozytosen nicht bestimmte Erkrankungen zu sehen, sondern sie vielmehr als eine symptomatische Reaktion der blutbildenden Organe aufzufassen, die nicht spezifisch pathognomonisch ist, sondern zwar häufig auf infektiöse Reize hin, aber auch nach Schädigungen anderer Art beobachtet werden kann. In ähnlicher Weise äußert sich Lubarsch zu dieser Frage: „Ich bin immer mehr zu der Überzeugung gekommen, daß die Leukämien ebenso einen Symptomenkomplex darstellen, den es ätiologisch und pathologisch aufzuklären gilt, wie die perniziösen Anämien, und daß man ebenso, wie man jetzt schon die perniziösen fortschreitenden Anämien in die sekundären und kryptogenetischen Formen einteilen kann, auch bei den Leukämien sekundäre und kryptogenetische Formen unterscheiden sollte." Und auch Hirschfeld hält es für „denkbar, daß alle diese Erkrankungen sich nur in dem gleichen Gewebe, am Leukoblastenapparat, abspielen, ätiologisch aber in genau der gleichen Weise grundverschieden voneinander sind, wie beispielsweise zahlreiche Ursachen eine Enteritis, eine Dermatitis, eine Meningitis, eine Bronchitis oder eine Pneumonie hervorrufen." Daß neben der Ätiologie auch konstitutionelle und konditionelle Faktoren eine große Rolle spielen, braucht hier nicht mehr ausführlich besprochen zu werden.

Was speziell die akute Leukämie anlangt, wollen wir nun zusammenfassend sagen: Die akute Leukämie stellt keine einheitliche Erkrankung dar. Sie umfaßt unter einem ähnlichen klinischen Allgemeinbild eine Reihe von an Intensität verschiedenen Veränderungen, besonders an den blutbildenden Organen, die in verschiedengradigen morphologischen Veränderungen ihren Ausdruck finden und in ätiologischer Beziehung nicht einheitlich bestimmt sind. Ein großer Teil der mit dem Namen „akute Leukämie" bezeichneten Erkrankungen gehört sicher ganz im Sinne von C. Sternberg in die Gruppe der Allgemeininfektionen mit besonderer Beteiligung der blutbildenden Organe. Der übrige Teil ist noch in keiner Weise als endgültig geklärt anzusehen.

Die Prognose der akuten Leukämie

Es ist bekannt, daß die akute Leukämie seit langem als absolut tödlich gilt. Der berühmt gewordene Fall Morawitz beweist, daß das seinen Grund auch darin hat, daß bisher nur tödlich ausgehende Fälle zu den akuten Leukämien gerechnet wurden. Doch hat schon C. Sternberg dagegen Stellung genommen, die Abgrenzung eines Krankheitsbildes davon abhängig zu machen, „ob der Prozeß in Heilung übergeht oder mit dem Tode endet". Immerhin sind die in der Literatur berichteten geheilten Fälle an Zahl so gering, daß die Prognose noch immer als infaust anzusehen ist.

Die Therapie

darf indes nach dem früher Gesagten nicht unversucht bleiben. Abgesehen von symptomatischer Behandlung: Pflege der Haut und Schleimhäute, Behandlung der Blutungen, eventuell Bluttransfusion bei schwerer im Vordergrund stehender Anämie, ausreichende Ernährung, eventuell Traubenzucker- oder Kochsalzinfusionen, reichliche Verwendung von schmerzstillenden Mitteln und Narkotizis usw., soll man auch immer wieder Röntgen und Arsen versuchen, da man doch hie und da, wenn auch nur vorübergehend, Besserungen sieht. Wir bestrahlen nicht nur Knochenmark und Milz, sondern auch alle jene Stellen, an denen sich leukämische Veränderungen auf das Allgemeinbefinden in störendster Weise bemerkbar machen, z. B. schmerzhaftes, infiltriertes Zahnfleisch, Hautinfiltrationen im Gesicht usw. Schließlich werden wir auch niemals versäumen, alle jene Mittel zu versuchen, die in der Behandlung septischer Erkrankungen hie und da Erfolg brachten. Selbst der absolute Mißerfolg jeglicher therapeutischer Maßnahmen wird den Arzt niemals dazu berechtigen, von therapeutischen Bemühungen abzusehen.

Literaturverzeichnis

Adler, A.: Über septischen Ikterus und Ikterus bei Sepsis. Kongr. f. inn. Med. 1925.

Adler, H. und F. Reimann: Beitrag zur Funktionsprüfung des r. e. Apparates. Zeitschr. f. d. ges. exp. Med., 47, S. 617. 1925.

Adler, H. und E. Singer: Septische Infektionen und Sepsistherapie. Med. Klinik, 12. 1925.

Alexander, G.: Über lymphomatöse Ohrerkrankungen. Die Erkrankungen des Gehörorganes bei Leukämie, Chlorom und den verwandten Krankheiten. Zeitschr. f. Heilk., 27, S. 331. 1906.

Alexander und Hirschfeld: Ein bisher noch nicht beobachteter Befund bei einem Falle von akuter Leukämie. Berlin. klin. Wochenschr., 11, S. 231. 1902.

Arneth: Die qualitative Blutlehre. Leipzig: Klinghardt. 1920.

Arzt und Fuhs: Leukämische Hauterkrankungen. In Jadasson: Handbuch f. Haut- u. Geschlechtskr., VIII, 1. Berlin-Wien: J. Springer. 1929.

Aschoff: Das r. e. System. Ergebn. d. inn. Med. u. Kinderheilk., 26, S. 1. 1924.

Askanazy: Über akute Leukämie und ihre Beziehung zu geschwürigen Prozessen im Verdauungskanal. Virchows Arch. f. pathol. Anat. u. Physiol., 137, S. 1. 1894.

Aubertin et Levy: L'agranulocytose et les syndromes agranulocytaires. Arch. d. maladies du cœur, 6, S. 369. 1928.

Auer: Some hitherto undescribed structures found in the large lymphocytes of a case of acute Leukaemia. Americ. journ. of med. science. 1906. Ref. Fol. haemat., 3, S. 508. 1906.

Barrenscheen: Zur Frage der akuten Leukämie. Wien. klin. Wochenschr., 8, S. 293. 1912.

Bass, F.: Über den Mechanismus der Immunität gegen Streptokokken. Zeitschr. f. Immunitätsforsch. u. exp. Therapie, 43, S. 269. 1925.

Baere, del: Die Ausscheidung des Neosalvarsans durch das r. e. System und die dabei auftretende blockierende Wirkung. Wien. klin. Wochenschr., 42, S. 1130. 1925.

Bailey: Some cases of acute Leukaemia admitted in St. Georg Hosp. between 1895—1905. Ref. Fol. haemat., 7, S. 403. 1909.

Banti: Die Leukämien. Zentralbl. f. allg. Pathol. u. pathol. Anat., 15, S. 1. 1904.

Bauer, J.: Konstitutionelle Disposition zu inneren Krankheiten. Berlin: J. Springer. 1924.

Becher: Zur Hämatologie der Grippe. Wien. klin. Wochenschr., 1, S. 7. 1919.

Benjamin und Sluka: Zur Leukämie im Kindesalter. Jahrb. f. Kinderheilk., 65, Erg.-Bd., S. 253. 1907.

Bezy: Leucémie aiguë mortelle chez une filette. Ann. de méd. et chir. inf., 17, S. 353. 1913.

Bieling: Die unspezifische Reizwirkung der Proteinkörper. Klin. Wochenschr., 27, S. 1245. 1923.

Bieling und Isaac: Experimentelle Untersuchungen über intravitale Hämolyse. IV. Die Bedeutung des Retikuloendothels. Zeitschr. f. d. ges. exp. Med., 28, S. 180. 1922.

Bier: Erzeugung von Immunität und Heilung schwerer Infekte durch Glüheisen und durch Arzneimittel. Med. Klinik, S. 195. 1927.

Billigheimer: Das Blutbild im Greisenalter unter besonderer Berücksichtigung der Kriegsverhältnisse. Berlin. klin. Wochenschr., 9, S. 204. 1920.

Bingel: Monozytenleukämie. Dtsch. med. Wochenschr., 49, S. 1503. 1916.

— und Betke: Über einen Fall von akuter sogenannter Myeloblastenleukämie. Frankf. Zeitschr. f. Path., 4, S. 87. 1910.

Bingold: Die Bedeutung anaerober Bakterien als Infektionserreger. Virchows Arch. f. pathol. Anat. u. Physiol., 234, S. 332. 1921.

— Über ein neues Blutkulturverfahren in Gelatine. Münch. med. Wochenschr., 30, S. 979. 1923.

Bittorf: Endothelien im strömenden Blut und ihre Beziehungen zur hämorrhagischen Diathese. Dtsch. Arch. f. klin. Med., 133, S. 64. 1920.

Bix: Hämatologische Studien bei Scharlach. Med. Klinik, 46, S. 1724. 1925.

Blanc, Le: Die Verwendung 10%iger Peptonbouillon als Nährboden für aerobe und anaerobe Bakterien. Med. Klinik, 12, S. 363. 1921.

Boechat: Über akute Myeloblastenleukämie mit teilweise chloromatösem Charakter. Frankf. Zeitschr. f. Path., 13, S. 489. 1913.

Bogendorfer: Zur Prognose der Endocarditis lenta. Dtsch. Arch. f. klin. Med., Bd. 154, S. 60.

— Über den Einfluß des Zentralnervensystems auf Immunitätsvorgänge. Arch. f. exp. Pathol. u. Pharmakol., 124, S. 65.

Borchard: Über leistungsteigernde Wirkung des Adrenalins und Hypophysins. Münch. med. Wochenschr., S. 870. 1919.

Brandenburg: Über die Reaktion der Leukozyten auf die Guajaktinktur. Münch. med. Wochenschr., 6, S. 183. 1900.

Brasch: Über die influenzaartige Epidemie im Jahre 1918. Münch. med. Wochenschr., 30, S. 809. 1918.

Breuer: Vegetatives Nervensystem und Blutbild. Zeitschr. f. Chir., 164, S. 225. 1921.

Brown, Evereth: Acut lymphatic leucaemia after tetanus serum anaphylaxia. Americ. med. Assoc., 62, S. 1473. 1914.

Butterfield: Über die ungranulierten Vorstufen der Myelozyten und ihre Bildung in Milz, Leber und Lymphdrüsen. Dtsch. Arch. f. klin. Med., 92, S. 336. 1908.

Buzello: Die pyogene Blutinfektion. Dtsch. Zeitschr. f. Chir., 175, S. 370. 1922.

Chiari und Redlich: Zur Frage der Agranulozytose. Wien. klin. Wochenschr., 52, S. 1510. 1926.

Chlopin: Einige Betrachtungen über das Bindegewebe und das Blut. Virchows Arch. f. pathol. Anat. u. Physiol., 252, S. 25. 1924.

Chmelar: Beiträge zur Ätiologie der leukämischen Erkrankungen. Wien. med. Wochenschr., 10, S. 460. 1903.

Citron: Über zwei bemerkenswerte Fälle von akuter Leukämie. Fol. haemat., 20, S. 1. 1915.

Coley and Ewing: Acute lymphatic tuberculosis with purpura haemorrhagica. Proc. of the New York path. soc. 1910.

Curschmann: Zur diagnostischen Beurteilung der vom Blinddarm und Wurmfortsatz ausgehenden entzündlichen Prozesse. Münch. med. Wochenschr., 48, S. 1907. 1901.

Decastello: Akute Leukämie und Sepsis. Wien. Arch. f. inn. Med., 11, S. 217. 1925.
Dieckmann: Histologische und experimentelle Untersuchungen über extramedulläre Blutbildung. Virchows Arch. f. pathol. Anat. u. Physiol., 239, S. 451. 1922.
Dietrich, A.: Endokarditis und Allgemeininfektion. Münch. med. Wochenschr., S. 1328. 1928.
— Versuche über Herzklappenentzündung. Zeitschr. f. d. ges. exp. Med., 50. 1926.
— Die Reaktionsfähigkeit des Körpers bei septischen Erkrankungen in ihren pathologisch-anatomischen Äußerungen. Kongr. f. inn. Med., 1925.
Dietrich und Siegmund: Die Nebenniere und das chromaffine System. In Henke-Lubarsch: Handb. d. spez. u. path. Anat. u. Histol. Berlin: J. Springer. 1926.
Dimmel: Über akute Leukämie. Wien. Arch. f. inn. Med., 11, S. 1. 1925.
Domagk: Über das Auftreten von Endothelien im Blut nach Splenektomie. Virchows Arch. f. pathol. Anat. u. Physiol., 249, S. 83. 1924.
— Untersuchungen über die Bedeutung des r. e. Systems für die Vernichtung von Infektionserregern und für die Entstehung des Amyloids. Virchows Arch. f. pathol. Anat. u. Physiol., 253, S. 594. 1924.
Domarus: Die Leukämien. In Kraus-Brugsch: Spez. Pathol. u. Ther. inn. Krankh., VIII. Berlin u. Wien: Urban & Schwarzenberg. 1920.
Donath, F.: Über einen Fall von Staphylokokkensepsis mit subakut leukämischem Ausgang. Wien. klin. Wochenschr. (im Erscheinen), 1929.
— und Perlstein: Über medikamentöse Beeinflussung der Blutzusammensetzung. Wiener klin. Wochenschr. 31, S. 888. 1926.
Donath, J. und Heilig: Über das Verhalten des Aminostickstoffes im künstlichen und natürlichen Fieber. Klin. Wochenschr., S. 835. 1924.
Dörr: Allergie und Anaphylaxie. In Kolle-Wassermann: Handb. d. pathol. Mikroorganismen, Bd. II, Teil 2, S. 1116.
Dunger: Münch. med. Wochenschr., 37. 1910.
Ebstein: Über die akute Leukämie und Pseudoleukämie. Dtsch. Arch. f. klin. Med., 44, S. 343. 1889.
— Die Pathologie und Therapie der Leukämie. Stuttgart: Enke. 1909.
Edelmann: Über Anaemia infectiosa chronica und ihre Ätiologie. Wien. klin. Wochenschr., S. 268. 1925.
Egoroff: Die Veränderung des Blutbildes während der Muskelarbeit bei Gesunden. Zeitschr. f. klin. Med., 100, S. 485. 1924.
Ehrlich: Farbenanalytische Untersuchungen zur Histologie und Klinik des Blutes. Berlin: Hirschwald. 1891.
—, Lazarus und Pinkus: Die Anämien, Leukämie und Pseudoleukämie. In Nothnagel: Spez. Pathol., Bd. VIII. 1901.
Ellermann und Bang: Experimentelle Leukämie bei Hühnern. Zentralbl. f. Bakteriol., 46, S. 595. 1908.
Eppenstein: Akute Leukämie und Streptokokkensepsis. Dtsch. med. Wochenschr., 48, S. 1984. 1907.
Eppinger: Diskussionsbemerkung. Wiener klin. Wochenschr., 47, S. 1655. 1911.
Eppinger und Schürmeyer: Über Kollaps und analoge Zustände. Klin. Wochenschr., S. 777. 1928.
Erb: Septische Erkrankungen und akute Leukämie. Dtsch. med. Wochenschr., 21, S. 833. 1907.

Ernst und Herxheimer: Über den Einfluß sportlicher Leistungen auf das Blutbild. Zeitschr. f. d. ges. exp. Med., 42, S. 107. 1924.

Ewald: Die leukämische Retikuloendotheliose. Dtsch. Arch. f. klin. Med., 142, S. 222. 1923.

Fabian: Über Leukämie, besonders ihre großzellige lymphatische Form. Zieglers Zentralbl. f. pathol. Anat., 19, S. 49. 1908.

—, Naegeli und Schatillof: Beiträge zur Kenntnis der Leukämie. Virchows Arch. f. pathol. Anat. und Physiol., 190, S. 436. 1907.

Feldt und Schott: Die Rolle des Retikuloendothels beim chemotherapeutischen Heilungsvorgang. Zeitschr. f. Hyg. u. Infektionskrankh., 107, S. 453.

Fleckseder: Ausschwemmung von Typhusagglutininen durch Fieber verschiedener Herkunft. Wien. klin. Wochenschr., S. 636. 1916.

Fleischmann: Monozytenleukämie. Berlin. klin. Wochenschr., 7, S. 332. 1914.

Fleischmann, O.: Zur Frage der Sero- und Chemotherapie der otorhinogenen Meningitis. Klin. Wochenschr., 5. 1922.

Fraenkel, A.: Über akute Leukämie. Dtsch. med. Wochenschr., 39, S. 639. 1895 und 43, S. 712.

Fraenkel, E.: Über Knochenmark und Infektionskrankheiten. Münch. med. Wochenschr., 14, S. 561. 1902.

— Über Erkrankungen des roten Knochenmarks, besonders der Wirbel, bei Abdominaltyphus. Mitteil. a. d. Grenzgeb. d. Med. u. Chir., 11, S 1. 1903.

— Über Menschenpathogenität des Bacillus pyocyaneus. Zeitschr. f. Hyg. u. Infektionskrankh., 72, S. 486. 1912 und 84, S. 369. 1917.

— und Pielsticker: Über ein bisher unbekanntes menschenpathogenes Bakterium usw. Zeitschr. f. Hyg. u. Infektionskrankh., 64, S. 145. 1909.

Frank: Die hämorrhagischen Diathesen. In Schittenhelm: Handb. d. Krankheiten d. Blutes und der blutbildenden Organe, Bd. II. Berlin: J. Springer. 1925.

Fränkel und Ulrich: Akute Myeloblastenleukämie nach Diphtherieinfektion und Lues. Med. Klin. 16, S. 471. 1921.

Freund: Pathologie und Pharmakologie der Wärmeregulation. Handb. d. norm. u. pathol. Phys., Bd. XVII, T. 3, S. 86, Berlin: J. Springer.

Freund und Berger: Über Befunde von Streptokokken im Blut. Dtsch. med. Wochenschr., 20, S. 625. 1924.

— und Gottlieb: Studien zur unspezifischen Reiztherapie. III. Mitteilung. Arch. f. exp. Pathol. u. Pharm., 93, S. 1. 1922.

— und Rupp: Studien zur unspezifischen Reiztherapie. V. Mitteilung. Arch. f. exp. Pathol. u. Pharm. 99, S. 137. 1923.

Frey W. und Tonietti: Der Einfluß des vegetativen Nervensystems auf die Milz und die Lymphozyten des Blutes. Zeitschr. f. d. ges. exp. Med., 44, S. 597. 1925.

Friedberg: Über den Einfluß des vegetativen Nervensystems auf das weiße Blutbild. Monatsschr. f. Kinderheilk., 18, S. 432. 1920.

Friedberger und Hoder: Über den Einfluß des Brennens mit dem Glüheisen auf den Ablauf experimenteller Tierinfektionen. Zeitschr. f. d. ges. exp. Med., 62, 5. u. 6. H.

Friedemann: Angina agranulocytica. Dtsch. med. Wochenschr., S. 1495. 1922.

— Heilung der Angina agranulocytica durch Röntgenstrahlen. Dtsch. med. Wochenschr., 52, S. 2193. 1927.

Frisch, A. und W. Starlinger: Chemisch-physikalische Blutuntersuchungen zur Frage der Protoplasmaaktivierung. Zeitschr. f. d. ges.
exp. Med., 142, S. 24. 1929.

Gans: Akute myeloische Leukämie oder eigenartige Streptokokkensepsis.
Zieglers Beitr. z. pathol. Anat. u. z. allg. Pathol., 56, S. 441. 1913.

Gimplinger: Über einen Fall von Sepsis mit schwerer Funktionsstörung
des hämatopoetischen Apparates. Med. Klin., 31, S. 1083. 1924.

Gloor: Über einen Fall von transitorischer Viridansbakteriämie. Münch.
med. Wochenschr., S. 303. 1928.

Gold und H. Schnitzler: Über das Fieber nach Milzexstirpation. Arch.
f. klin. Chir., 140, S. 28. 1926.

Goldmann: Die äußere und innere Sekretion des gesunden und kranken
Organismus im Lichte der vitalen Färbung. Bruns Beitr. z. klin. Chir.,
64, S. 192. 1909.

— Der Verdauungsvorgang im Lichte der vitalen Färbung. Verhandl. d.
30. Kongresses f. inn. Med. 1913.

Goldscheider und Jakob: Über die Variationen der Leukocytose. Zeitschr.
f. klin. Med., 25, S. 373. 1894.

Goldschmid und Isaac: Endothelhyperplasie als Systemerkrankung. Dtsch.
Arch. f. klin. Med., 138, S. 291. 1922.

Grafe: Die pathologische Physiologie des Gesamtstoffwechsels bei der
Ernährung des Menschen. Ergebn. d. Physiol., 21, S. 1. 1923.

Gräf: Die Abhängigkeit der Leukozytenbewegung von der H-Ionenkon-
zentration. Münch. med. Wochenschr., 50, S. 1721. 1922.

Grawitz: Demonstration eines Falles von Lymphosarcoma thymicum
mit lienaler Leukämie. Dtsch. med. Wochenschr., 23, S. 506. 1890.

Hamm: Die puerperale Wundinfektion. Berlin: J. Springer. 1912.

Hammerschlag, E.: Über die Konstitution zum akuten Gelenkrheumatis-
mus. Wien. Arch. f. inn. Med., 13, S. 361. 1926.

Hajek, M.: Richtige und falsche Indikationen zur Tonsillektomie. Wien.
med. Wochenschr., S. 111. 1928.

Hecht, A. F.: Zur Immunbiologie fieberhafter Erkrankungen. Mit Bemerkungen von Rudolf Leidler. Wien. klin. Wochenschr., S. 1099. 1927.

Heilig und Hoff: Zentrale Beeinflussung der Schutzkräfte des Organismus.
Klin. Wochenschr., S. 2057. 1928.

Herrmann und Heidler: Studien über Toxine der Sepsisstreptokokken
und über antitoxisches Streptokokkenserum. Wien. klin. Wochenschr.,
S. 488. 1927.

Herxheimer: Über die Lymphoblasten- und Myeloblastenleukämie.
Münch. med. Wochenschr., 45, S. 2506. 1913.

Herz, A.: Zur Kenntnis der akuten Leukämie. Wien. klin. Wochenschr.,
14, S. 491. 1909.

— Diskussionsbemerkung. Wien. klin. Wochenschr., 47, S. 1655. 1911.

— Die akute Leukämie. Wien: F. Deuticke. 1911.

— Die akute Leukämie. In Kraus-Brugsch: Spez. Pathol. u. Ther. inn.
Krankh., VIII. Berlin u. Wien: Urban & Schwarzenberg. 1920.

Herzog: Über die Bedeutung der Gefäßwandzellen in der Pathologie. Klin.
Wochenschr., 15, S. 684. 1923.

Hess, O.: Zur Herkunft der bei der Endocarditis lenta im strömenden Blut
vorkommenden Endothelien. Dtsch. Arch. f. klin. Med., 138, S. 330. 1922.

Hess, L. und Goldstein: Zur Lehre von der Säurevergiftung. Wien. Arch.
f. inn. Med., 9, S. 461. 1925.

Hesse, W.: Über die sogenannte spanische Krankheit. Wien. med. Wochenschrift, 30, S. 814. 1918.

Hirschfeld: Über akute Leukämie. Fol. haematol., 4, S. 202. 1907.

— Ein Fall von akuter Leukämie mit zahlreichen Tuberkelbazillen. Berlin. klin. Wochenschr., 45, S. 2119. 1912.

— Symptomatische Blutveränderungen. In Schittenhelm: Handb. d. Krankh. d. Blutes u. d. blutbild. Organe, Berlin: J. Springer. 1925.

— Leukämie und verwandte Zustände. Ebenda.

— und Jakoby: Übertragbare Hühnerleukämie. Berlin. klin. Wochenschr., 7, S. 314. 1909.

Hitschmann und Lehndorf: Ein Fall von leukämieartiger Erkrankung mit schwerer megaloblastischer Anämie und eigentümlichem Exanthem. Zeitschr. f. Heilk., 24, S. 190. 1903.

Hoche: Über die Indikationen zur Bluttransfusionstherapie bei Agranulozytose. Wien. klin. Wochenschr., 10, S. 344. 1928.

Hochsinger und Schiff: Über Leucaemia cutis. Vierteljahrsschr. f. Dermatol., 19, S. 779. 1887.

Hoesslin: Über Lymphozytose bei Asthenikern und Neuropathen und deren klinische Bedeutung, Münch. med. Wochenschr., 21, S. 1129. 1913.

Hofer, G.: Über die Wirkung einiger Anilinfarbstoffe (Malachitgrün und Kristallviolett) auf experimentell erzeugte Septikämie bei Tieren. Mitt. a. d. Grenzgeb. d. Med. u. Chir. 28, S. 892. 1915.

Hofferbert: Untersuchungen über das weiße Blutbild bei gesunden und neurasthenischen Individuen. Berlin. klin. Wochenschr., 45, S. 1326. 1921.

Holler: Studien über die Stellung der Monozyten im System der Blutzellen. Fol. haemat., 29, Arch. H. 2. 1923.

Holst: Akut leukaemi. Norsk. Magazin for Lägevidenskaben, 9, 1904. Ref. Fol. haemat., 1, S. 736. 1904.

Isaak und Cobliner: Über mikrolymphozytäre Typen akuter myeloischer Leukämie. Fol. haemat., 10, S. 459. 1910.

Isenschmied: Physiologie der Wärmeregulation, Handb. d. norm. u. path. Phys., Bd. XVII, T. 3. Berlin: J. Springer.

Jacob und Wendt: Die Behandlung schwerer Fälle von Sepsis und eitriger Meningitis mit künstlichen Abszessen. Zeitschr. f. klin. Med., 103. S. 92.

Jagic: Über die Monozyten. Wien. klin. Wochenschr., 48, S. 1513. 1917.

— Über die Granulationen der weißen Blutkörperchen. Berlin. klin. Wochenschr., 26, S. 1206. 1909.

— Myeloblastenleukämie. Mitt. d. Ges. f. inn. Med., S. 39. 1910.

— Fieberkurve und Leukozytenbild bei Grippe. Wien. klin. Wochenschr., 46, S. 1223. 1918.

— Die diagnostische Verwertung des Leukozytenbildes bei Infektionskrankheiten. Wien: M. Perles. 1919.

— Reaktionen in den Blutbildungsstätten bei Infektionen. Wien. klin. Wochenschr., 49, S. 1409. 1926.

— und Neukirch: Über das Auftreten großer mononukleärer ungranulierter Zellen im Blute chronischer Myelämien. Berlin. klin. Wochenschr., 19, S. 874. 1910.

— und Schiffner: Über lymphatische Reaktionen. Wien. med. Wochenschr., 1, S. 27. 1920.

— und Spengler: Klinik und Therapie der Blutkrankheiten. Wien: Urban & Schwarzenberg. 1928.

Jedlička: Zur Pathogenese akuter Leukämien. Ref. Fol. haemat., 22, S. 299. 1925.
— Formes hémathologiques anormales au cours des septicaemies etc. Sang, 1, S. 10. 1928.
Jochmann: Septische Erkrankungen. In Handbch. d. inn. Med. v. Mohr u. Staehelin, S. 578. Berlin: J. Springer. 1911.
— und Blühdorn: Über akute Myeloblastenleukämie. Fol. haemat., 12, S. 181. 1911.
Jochweds: Wasserhaushalt und r. e. System. Wien. Arch. f. inn. Med., 11, S. 561. 1925.
Jungeblut: Über die Beziehungen zwischen r. e. System und chemotherapeutischer Wirkung. Zeitschr. f. Hyg. u. Infektionskrankh., 107, S. 357.
Jungmann: Zur Klinik und Pathogenese der Streptokokkenendokarditis. Dtsch. med. Wochenschr., 18, S. 496. 1921.
— Über die Wirkungsweise der Leberdiät bei der perniziösen Anämie. Klin. Wochenschr., S. 441. 1928.
Kaznelson: Zur Frage der Agranulozytose. Med. Klin., 17, S. 658. 1928.
Kimmelstiel: Bemerkungen über die Arbeit von Saxl: Über die blanden Embolien bei Endocarditis lenta. Med. Klin., S. 1948. 1928.
Kiyono: Die vitale Karminspeicherung. Jena: Fischer. 1914.
Klinge: Untersuchungen über die Beeinflußbarkeit der lokalen Serumüberempfindlichkeit durch Eingriffe am aktiven Mesenchym. Zeitschr. f. Krankheitsforsch., 5, S. 308 u. 458. 1927.
Kohn: Über monozytäre Reaktion. Wien. Arch. f. inn. Med., 7, S. 123. 1923.
Krehl: Wärmehaushalt. Handbch. d. allg. Pathol., Bd. IV, S. 1. Leipzig: Hirzl. 1924.
Kretz, J.: Der Einfluß der Konstitution auf den Verlauf rheumatischer Herzleiden. Wien. Arch. f. inn. Med., 13, S. 263.
Kuczynski: Beobachtungen über die Beziehungen von Milz und Leber bei gesteigertem Blutzerfall unter kombinierten toxisch infektiösen Einwirkungen. Beitr. z. pathol. Anat. u. z. allg. Pathol., 65, S. 315. 1919.
— Edwin Goldmanns Untersuchungen über zelluläre Vorgänge im Gefolge des Verdauungsprozesses, auf Grund nachgelassener Präparate dargestellt und durch neue Versuche ergänzt. Virchows Arch. f. pathol. Anat. u. Physiol., 239, S. 185. 1922.
— Vergleichende Untersuchungen zur Pathologie der Abwehrleistung. Virchows Arch. f. pathol. Anat. u. Physiol., 234, S. 300. 1921.
— und Wolff: Untersuchungen über die experimentelle Streptokokkeninfektion der Maus. Ein Beitrag zum Problem der Viridanssepsis. Berlin. klin. Wochenschr., 33, S. 277. 1920.
— —: Zur Analyse chronisch septischer Zustände. Berlin. klin. Wochenschr., 29, S. 794. 1921.
Kühnau: Leukämische Nierenveränderungen. Verhandlungen des Kongresses f. inn. Med. 1899, S. 188.
Kunz und E. Nobel: Die Dicksche Hautreaktion als Prüfung der Scharlachimmunität. IV. Mitteilung. Untersuchungen an Schwangeren und Wöchnerinnen. Zeitschr. f. Kinderheilk., 42, S. 372. 1926.
Kutschera: Zur Frage der Myeloblastenleukämie. Virchows Arch. f. pathol. Anat. u. Physiol., 254, S. 99. 1925.
— Zitiert nach Dietrich und Siegmund (s. o.).
Kyrle: Zelluläre Blutreaktion und individualisierende Syphilisbehandlung. Wien. klin. Wochenschr., 42, S. 820. 1922.

Landau, M.: Zur Physiologie des Cholesterinstoffwechsels. Bericht d. Natur-
forschergesellschaft Freiburg, 1913.

Lasch: Ein Fall von akuter Myeloblastenleukämie. Ref. Wien. klin. Wochenschr., 44, S. 777. 1923.

Lehndorff und Leiner: Ein typisches Exanthem bei Endokarditis. Zeitschr.
f. Kinderheilk., 32. 1922.

Leidler, R.: Siehe Hecht, A. F.

Lenhartz, H.: Das Blutbild bei den septischen Erkrankungen. Dtsch. Arch.
f. klin. Med., 146, S. 257. 1925.

— Über die lymphatische Reaktion bei Angina unter besonderer Berücksichtigung der Differentialdiagnose. Dtsch. Arch. f. klin. Med., 159, S. 13.
1928.

Leon: Über gangräneszierende Prozesse mit Defekt des Granulozytensystems
(Agranulozytosen). Dtsch. Arch. f. klin. Med., 143, S. 118. 1924.

Leschke: Sepsis. In Kraus-Brugsch: Spez. Pathol. u. Ther. inn. Krankh.,
Bd. II, Teil 2. Berlin u. Wien: Urban & Schwarzenberg. 1920.

— Die Chemotherapie septischer Erkrankungen mit Silberfarbstoffverbin-
dungen. Berlin. klin. Wochenschr., S. 79. 1920.

— und Schneider: Über den Einfluß des Zwischenhirns auf den Stoffwechsel. Zeitschr. f. exp. Pathol. u. Ther., 19. 1917.

Letterer: Aleukämische Retikulose. Frankf. Zeitschr. f. Pathol., 30, S. 377.
1924.

Levy, M.: Hämatologisches zur Grippeepidemie. Dtsch. med. Wochenschr.,
35, S. 972. 1918.

Libman: Subacute bacterial Endocarditis in the active and heeling stages.
Practical lectures, p. 246 to 274. Brooklyn, New York, 1923/24.

Liebermeister: Dtsch. Arch. f. Klin. Med., 10, S. 89. 1872.

Liebenstein: Über die Veränderungen der Leukozytenzahlen unter verschiedenen Versuchsbedingungen. Klin. Wochenschr., 33, S. 1482. 1924.

Litten: Zur Lehre von der Leukämie. Verhandlungen des Kongresses f.
inn. Med. 1892, S. 159.

Löwenhardt: Die Chronioseptikämie. Zeitschr. f. klin. Med., 97, S. 217.
1923.

Löwit: Über intranukleäre Körper der Lymphozyten und über geißel-
führende Elemente bei akuter lymphatischer Leukämie. Zentralbl. f.
Bakteriol., 45, S. 600. 1907.

Löwy, F. E.: Einfacher Kunstgriff zur Beurteilung der Erythrozytengröße.
Klin. Wochenschr., 17, S. 828. 1925.

Louros und Scheyer: Die Bedeutung des r. e. Systems für das Strepto-
kokkensepsisproblem. Leipzig: Thieme. 1928.

Lüdke: Über die experimentelle Erzeugung leukämieähnlicher Blutbilder.
Dtsch. Arch. f. klin. Med., 100, S. 552. 1910.

Madsen: Antitoxinbildung und Antitoxintherapie. Zeitschr. f. Hyg., 103,
S. 447. 1924.

Mannaberg und Spiegler: Akute Leukämie mit makulopapulösem Exanthem. Mitt. d. Ges. f. inn. Med., S. 88. Wien. 1902.

Marchand, F.: Über ungewöhnlich starke Lymphozytose im Anschluß an
Infektionen. Dtsch. Arch. f. klin. Med., 110, S. 359. 1913.

— Über den Entzündungsbegriff. Virchows Arch. f. pathol. Anat. u. Physiol.,
234, S. 245. 1921.

Mattausch: Drei Jahre Lipiatrentherapie. Med. Klin., S. 1359. 1926.

Maximow: Über die Zellformen des lockeren Bindegewebes. Arch. f. mikroskop. Anat., 67, S. 680. 1906.
— Der Lymphozyt als gemeinsame Stammzelle der verschiedenen Blutelemente in der embryonalen Entwicklung. Fol. haemat., 8, S. 125. 1909.
Metschnikoff: Die Lehre von den Phagozyten und ihre experimentellen Grundlagen. In Kolle-Wassermann: Handbuch d. pathog. Mikroorganismen, 2. Aufl., II. Teil, 1.
Meyer, E.: Über die zytodiagnostische Bedeutung der Guajakreaktion. Münch. med. Wochenschr., 35, S. 1578. 1904.
— und Heineke: Die Blutbildung bei schweren Anämien und Leukämien. Dtsch. Arch. f. klin. Med., 88, S. 435. 1907.
Meyer, H.: Weitere Untersuchungen über die Bedeutung des Retikuloendothels für die Immunität. Zeitschr. f. Hyg. u. Infektionskrankh., 106, S. 124.
Meyer, H. H.: Pharmakologische Grundlagen der Reizkörpertherapie. Wien: M. Perles. 1925.
Michalka: Beitrag zur Argochromtherapie. Arch. f. wissenschaftl. u. praktische Tierheilkunde, 53, S. 247. 1925.
Millard und Girode: Un cas de lymphadenie ganglionnaire leucémique à marche aiguë et à forme hémorragique avec infection streptococcique. Soc. méd. des hôp., 20, p. 300. 1903.
Morawitz und Bogendörfer: Über Streptokokkeninfektionen vom Standpunkte des Internisten. Jahresk. f. ärztl. Fortbildg., 10, S. 1. 1924.
— und Denecke: Blut und Blutkrankheiten. In Bergmann-Staehelin: Handbch. d. inn. Med., IV, 1. Berlin: J. Springer. 1926.
Morgenroth, Biberstein und Schnitzer: Die Depressionsimmunität. Studien über Superinfektion mit Streptokokken. Dtsch. med. Wochenschr., 13, S. 337. 1920.
Müller, E. F.: Knochenmark und Leukozytose. Virchows Arch. f. pathol. Anat. u. Physiol., 246, S. 49. 1923.
Müller-Deham: Unspezifische Wirkung der Tonsillektomie. Sitzber. d. Ges. d. Ärzte in Wien vom 10. Januar 1924.
— — und Edelmann: Neue therapeutische Versuche bei allgemeiner und lokaler Infektion. Dtsch. med. Wochenschr., S. 2292. 1913.
Müller und Jochmann: Über eine einfache Methode zum Nachweis proteolytischer Fermentwirkungen. Münch. med. Wochenschr., 29, S. 1393, 1906.
Naegeli, O.: Blutkrankheiten und Blutdiagnostik. Berlin: J. Springer. 1923.
Netousek: Akute Leukämie und Sepsis. Wien. Arch. f. inn. Med., 16, S. 179. 1928.
Neufeld und Schiemann: Chemotherapeutische Versuche mit Akridinfarbstoffen. Dtsch. med. Wochenschr., S. 844. 1919.
Nissen: Der Einfluß kolloidal gelöster Metalle auf die blutbereitenden Organe mit besonderer Berücksichtigung des r. e. Systems. Klin. Wochenschr., 40, S. 1986. 1922.
Obrastzow: Zwei Fälle von akuter Leukämie. Dtsch. med. Wochenschr., 50, S. 1150. 1890.
Öller: Über die Bedeutung der Zellfunktionen bei Immunitätsvorgängen. Dtsch. med. Wochenschr., 41, S. 1287. 1923.
— Über die Stellung der Sepsis zur Toxikämie. Klin. Wochenschr., S. 793. 1925.

Öller: Experimentelle Studien zur pathologischen Physiologie des Mesenchyms und seiner Stoffwechselstörungen bei Infektionen. Zeitschr. f. Krankheitsforsch., Bd. I, S. 28.

Osswald: Über akute Leukämie. Korrbl. f. Schweizer Ärzte, 5, S. 145. 1904.

Ottenberg: Observations on acute leucemia with special reference to Auers bodies. Americ. Journ. of the med. science, 138, S. 562. 1909.

Paltauf: Die lymphatischen Erkrankungen der Haut. In Mračeks Handbch. d. Hautkrankh. Wien: Hölder. 1907.

Pappenheim: Morphologische Hämatologie. Leipzig: Klinkhardt. 1920.
— Unsere derzeitigen Kenntnisse und Vorstellungen von der Morphologie, Genese, Histogenese, Funktion und diagnostischen Bedeutung der Leukozyten. Ergebn. d. inn. Med., 8, S. 183. 1912.
— und Hirschfeld: Über akute myeloide und lymphadenoide, makrolymphozytäre Leukämie an der Hand von zwei verschiedenen Fällen. Fol. haemat., 5, S. 347. 1908.

Paschkis: Zur Biologie des r. e. Apparates. I. u. V. Mittlg. Zeitschr. f. d. ges. exp. Med., 43, S. 175. 1924 u. 49, S. 673. 1926.

Peritz: Die Agranulozytose unter dem Bild einer Cholezystitis. Zentralbl. f. Chir., 34, S. 2129. 1927.

Pfab: Ein Beitrag zur Frage der Agranulozytose unter Berücksichtigung der Therapie. Wien. klin. Wochenschr., 49, S. 1302. 1925.

Pfalz: Die biologische Wirkung der Immunkörper des Blutes im Verlaufe septischer Erkrankungen usw. Med. Klin., S. 253. 1928.

Pfeiffer und Marx: Die Bildungsstätte der Choleraschutzstoffe. Zeitschr. f. Hyg. u. Infektionskrankh., 27, 1898.
— und Standenath: Über biologische Wirkungen und Folgen der Speicherung des Retikuloendothels. Zeitschr. f. d. ges. exp. Med., 31, S. 184. 1923.

Pick, E. P. und Hashimoto: Über den intravitalen Eiweißabbau in der Leber sensibilisierter Tiere und dessen Beeinflussung durch die Milz. Arch. f. exp. Pathol. u. Pharm., 76, S. 89. 1914 und Zeitschr. f. Immunforsch., 99, S. 137. 1923.

Reichmann: Über einen Fall von akuter atypischer myeloider Leukämie ohne Beteiligung des Knochenmarks. Münch. med. Wochenschr., 40, S. 2002. 1910.

Reschad und Schilling: Über eine neue Leukämie durch echte Übergangsformen. Münch. med. Wochenschr., 36, S. 1981. 1913.

Ribbert: Menschliche Zellen als Parasiten. Dtsch. med. Wochenschr., 9, S. 329. 1907.
— Die Abscheidung intravenös injizierten gelösten Karmins in den Geweben. Zeitschr. f. allg. Physiol., 4, S. 201. 1904.

Römer: siehe Lenhartz, H.: Dtsch. Arch. f. klin. Med., 146, S. 257. 1925.

Rösler, O. A.: Beiträge zur Klinik der akuten Leukämie und akut leukämischer Zustände. Wien. Arch. f. inn. Med., 12, S. 313. 1926.

Rosenow: Vereinsber. Berlin. klin. Wochenschr., 7, S. 170. 1918.

Rosenthal, W.: Phagozytoseversuche im Tierkörper. Verh. d. Dtsch. path. Ges., S. 286. 1914.

Rosenthal und Holzer: Über die nervöse Beeinflussung des Agglutininspiegels, zugleich ein Beitrag zum Mechanismus der leistungssteigernden parenteralen Reiztherapie. Berlin. klin. Wochenschr., S. 675. 1921.

Rosenthal, Moser und Petzal: Weitere Untersuchungen zur Frage der Blockade des r. e. Apparates. Klin. Wochenschr., 12, S. 482. 1924.

Roth: Über einen bemerkenswerten Blutbefund bei einem Falle von subakuter Miliartuberkulose. Zeitschr. f. klin. Med., 78, S. 75. 1913.

Saxl, P.: Fortschritte und Probleme in der Therapie innerer Krankheiten. Wien: J. Springer. 1926.
— Die Behandlung des Typhus mit Milchinjektionen. Wien. klin. Wochenschr. 1917.
— Über die blanden Embolien bei Endocarditis lenta. Med. Klin., 37. 1928.
— Fieberstudien. Wien. klin. Wochenschr., S. 186. 1916.
— Über den Einfluß hyperpyretisch wirkender Substanzen auf die Fieberkurve infektiöser Erkrankungen. Wien. med. Wochenschr., 3. 1916.

Saxl P. und F. Donath: Über Bakterizidie der Gewebe. Klin. Wochenschr., S. 1273. 1927.
— — Eine Funktionsprüfung der Abfangorgane des r. e. Systems. Wien. klin. Wochenschr., 2. 1925.
— — Intravenöse Injektionen bei blockiertem r. e. System (Blockierungstherapie). Wien. klin. Wochenschr., 26. 1924.
— — Wasserhaushalt und r. e. System. Klin. Wochenschr., S. 1397. 1924.
— — Klinische experimentelle und pharmakologische Studien über die Abfangfunktion des r. e. Systems. Wien. Arch. f. inn. Med., 13, S. 7. 1926.
— — Über die pharmakologische Beeinflussung der Abfangorgane des r. e. Systems. Verh. d. 37. Kongresses f. inn. Med. Wiesbaden, 1925.
— — und Kelen: Über erfolgreiche Schutzwirkung von chemisch therapeutischen Substanzen gegen Infektionskrankheiten (im Tierversuch). Wien. klin. Wochenschr., S. 211. 1926.
— — — Über Heil- und Schutzwirkung chemisch-therapeutischer Substanzen gegen septische Infektionen. Wien. klin. Wochenschr., S. 561. 1926.

Seelig: Ein Fall von akuter Leukämie. Dtsch. Arch. f. klin. Med., 54, S. 537. 1895.

Seyderhelm: Über das Vorkommen von Makrophagen im Blute bei einem Falle von Endocarditis ulcerosa. Virchows Arch. f. pathol. Anat. u. Physiol., 243, S. 462. 1923.

Siegmund, H.: Retikuloendotheliales System. Verh. d. Naturforschervers. 1926.
— Zur Pathologie der chronischen Streptokokkensepsis. Münch. med. Wochenschr., S. 639. 1925.
— Reizkörpertherapie und aktives mesenchymatisches Gewebe. Münch. med. Wochenschr., S. 5. 1923.
— Speicherung durch Retikuloendothelien. Zelluläre Reaktion und Immunität. Klin. Wochenschr., S. 2566. 1922.
— Reizkörpertherapie und mesenchymatisches Gewebe. Verh. d. Dtsch. path. Ges. 1923.

Simpson: The experimental production of macrophages in the circulating blood. Journ. of med. research, 43, S. 77. 1922.

Singer, G.: Die akut rheumatische Polyarthritis als Streptokokkenkrankheit. Med. Klin., S. 1532. 1925.

Singer, E.: Milzbrandstudien. Zeitschr. f. Immunitätsforsch. u. exp. Therapie, 49. 1926.
— und H. Adler: Zur Frage der Pneumokokkenimmunität. Ebenda, 41, S. 468.

Sonnenburg: Weitere Beobachtungen über die Verwertbarkeit der Leukozytenzählungen. Dtsch. med. Wochenschr., 39, S. 1604. 1906.
— Enteritis und Appendizitis. Ebenda, 14, S. 537. 1907.

Spengler: Zur Diagnose der echten Grippe. Wien. klin. Wochenschr., 19, S. 507. 1925.

Suranyi und Forró: Streptokokken im Blute mit besonderer Berücksichtigung der rheumatischen Gelenksentzündung. Klin. Wochenschr., S. 453. 1928.

Schenk: Das Blutbild bei Störungen des vegetativen Nervensystems und seine pharmakologische Beeinflussung. Dtsch. med. Wochenschr., 43, S. 1192. 1920.

Schiemann: Chemotherapeutische Versuche mit 3,6 Diaminoacridinverbindungen und anderen Farbstoffen. Zeitschr. f. Hyg. u. Infektionskrankh., 97, S. 56. 1922.

Schiffner und Spengler: Zur Klinik und Therapie der diesjährigen Grippeepidemie. Wien. klin. Wochenschr., 41, S. 901. 1920.

Schilling, V.: Über hochgradige Monozytose mit Makrophagen bei Endocarditis ulcerosa und über die Herkunft der großen Mononukleären. Zeitschr. f. klin. Med., 88, S. 377. 1919.

— Das Blutbild und seine klinische Verwertung. Jena: Fischer. 1924.

Schittenhelm: Normale und pathologische Physiologie des r. e. Systems. In Schittenhelms Handb. d. Krankheiten des Blutes u. d. blutbildenden Organe. Berlin: J. Springer. 1925.

— und Erhardt: Untersuchungen über die Beziehungen des r. e. Systems zu den großen Monozyten des Blutes mit Hilfe der Vitalspeicherung. Zeitschr. f. d. ges. exp. Med., 46, S. 225. 1925.

— — Aktive Anaphylaxie und r. e. System. Ebenda, 45, S. 75. 1925.

Schlossberger: Die experimentellen Grundlagen der Salvarsantherapie. In Kolle-Zieler: Handb. d. Salvarsantherapie. Wien u. Berlin: Urban & Schwarzenberg. 1924.

— Chemotherapie der Infektionskrankheiten. In Kraus-Brugsch: Spez. Pathol. u. Ther. inn. Krankh., Bd. XI, S. 743. Wien u. Berlin: Urban & Schwarzenberg. 1927.

Schmechel und Lehfeldt: Blutbild und r. e. System bei der Streptokokkeninfektion. Zeitschr. f. d. ges. exp. Med., 55, S. 731. 1927.

Schmid, R.: Proteinkörpertherapie. Ergebn. d. ges. Med., Bd. III. 1922.

Schnitzer und Munter: Über Zustandsänderungen der Streptokokken im Tierkörper. Zeitschr. f. Hyg. u. Infektionskrankh., 93, S. 86. 1921 u. 94, S. 107. 1921 u. 99, S. 366. 1923.

— und Pulvermacher: Über Zustandsänderungen der Streptokokken. Münch. med. Wochenschr., 27, S. 866. 1923.

Schnitzler, J.: Über die Verwertung der mikroskopischen Blutuntersuchung zur Diagnostik und Indikationsstellung bei intraabdominalen Eiterungen. Wien. klin. Rundschau, 10, S. 177. 1902.

Schönbauer: Untersuchungen über Sepsis. Wien. klin. Wochenschr., S. 1924. 1924.

Schottmüller: Die Staphylokokken- und Streptokokkenerkrankungen in der inneren Medizin. Verh. d. Dtsch. Ges. f. inn. Med. 1925.

— Endocarditis lenta. Münch. med. Wochenschr., H. 12, 13. 1910.

— Die puerperale Sepsis. Münch. med. Wochenschr., S. 1580 u. 1634. 1928.

— Verh. d. Dtsch. Ges. f. inn. Med. 1914.

— Die Artunterscheidung der für den Menschen pathogenen Streptokokken auf Blutagar. Münch. med. Wochenschr., 30, S. 849. 1903.

— Leitfaden für die klinisch-bakteriologischen Kulturmethoden. Berlin u. Wien: Urban & Schwarzenberg. 1923.

— und Bingold: Die septischen Erkrankungen. In Bergmann-Staehelin: Handb. d. inn. Med., Bd. I, Teil 2. Berlin: J. Springer. 1926.

Schottmüller und Barfurth: Die Bakterizidie des Streptokokkenblutes als Gradmesser ihrer Virulenz. Beitr. z. Klin. d. Infektionskrankh. u. z. Immunitätsforsch., Bd. III.

Schridde: Über Myeloblasten und Lymphoblasten. Verh. d. Dtsch. Ges. f. inn. Med. 1906.

— Die blutbereitenden Organe. In Aschoff: Pathol. Anatomie. Jena: Fischer. 1909.

Schultz, W.: Über eigenartige Halserkrankungen. Dtsch. med. Wochenschr., S. 1495. 1922.

— und Jakobovitz: Die Agranulozytose. Med. Klin., 44, S. 1640. 1925.

Schultze: Zur Differentialdiagnose der Leukämie. Münch. med. Wochenschr., 4, S. 167. 1909.

— Weitere Mitteilungen über Oxydasereaktion an Gewebschnitten. Münch. med. Wochenschr., 42, S. 2171. 1910.

— Ein Beitrag zur Kenntnis der akuten Leukämie. Zieglers Beitr. z. pathol. Anat., 39, S. 252. 1906.

Schwarz, E.: Infektiöse Mononukleose, Drüsenfieber, Angina mit lymphozytärer Reaktion als einheitliche Infektionskrankheit. Wien. klin. Wochenschr., 4, S. 98. 1929.

Stahl: Zur Behandlung der akuten und chronischen Sepsis. Dtsch. med. Wochenschr., S. 352. 1928.

Steffler: Über Myeloblastenleukämien und das Vorkommen von Myeloblasten bei gewöhnlichen Leukämien. Dtsch. Arch. f. klin. Med., 106, S. 309. 1912.

Stephan: Über den Wirkungsmechanismus des Trypaflavins. Med. Klin., 17, S. 504. 1921.

Sternberg, C.: Über lymphatische Leukämie. Zeitschr. f. Heilk., 25, S. 170. 1904.

— Über die akute myeloische Leukämie. Wien. klin. Wochenschr., 47, S. 1623. 1911.

— Leukosarkomatose und Myeloblastenleukämie. Zieglers Beitr. z. pathol. Anat., 61, S. 75. 1916.

— Über akute Leukämie. Wien. klin. Wochenschr., 26, S. 553. 1920.

Thoma: Beitrag zur Klinik und Therapie der Agranulozytose. Med. Klin., 52, S. 1946. 1928.

Türk: Demonstration. Ref. Wien. klin. Wochenschr., S. 866. 1903.

— Ein System der Lymphomatosen. Wien. klin. Wochenschr., 39, S. 1073. 1903.

— Septische Erkrankungen bei Verkümmerung des Granulozytensystems. Wien. klin. Wochenschr., 6, S. 156. 1907.

— Diskussionsbemerkung. Wien. klin. Wochenschr., 47, S. 1655. 1911.

— Klinische Untersuchungen über das Verhalten des Blutes bei akuten Infektionskrankheiten. Wien: Braumüller 1910.

— Vorlesungen über klinische Hämatologie. Wien: Braumüller. 1912.

Umber: Die Erkrankungen der Leber und des Pankreas. In Bergmann-Staehelin: Handb. d. inn. Med., Bd. III, Teil 2. Berlin: J. Springer. 1926.

Velden, von den: Klinische Konstitutionslehre. In Bergmann-Staehelin: Handb. d. inn. Med., Bd. IV, Teil 1. Berlin: J. Springer. 1926.

Verse: Pathologisch-anatomische Befunde bei der Agranulozytose. Dtsch. med. Wochenschr., S. 1496. 1922.

Voswinkel und Dunzelt: Akute Leukämie mit Infektion von Bacterium paratyphi B. Dtsch. Arch. f. klin. Med., 100, S. 528. 1910.

Walbum: Metallsalztherapie. Dtsch. med. Wochenschr., S. 1043 u. 1126. 1926.

Walz: Leukämie. Zentralbl. f. allg. Pathol. u. pathol. Anat., 12, S. 967. 1901.

Warnekros, Louros und Becker: Über ein neues Serum zur Behandlung der puerperalen Sepsis. Münch. med. Wochenschr., S. 2155. 1926.

Weichardt und Dieudonné: Immunität, Schutzimpfung und Serumtherapie. Leipzig: Ambr. Barth. 1925.

Weidenreich: Zur Morphologie und morphologischen Stellung der ungranulierten Leukozyten-Lymphozyten des Blutes und der Lymphe. Arch. f. mikr. Anat., 73, S. 793. 1909.

— Die Leukozyten und verwandte Zellformen. Wiesbaden. 1911.

Weinberg: Über die akute Myeloblastenleukämie. Fol. haemat., 28, S. 257. 1923.

Weiss, J.: Über die gegenseitigen Beziehungen zwischen Schultzschem Symptomenkomplex (Mucositis necroticans agranulocytica), akuter Leukämie und septischem Infekt. Wien. Arch. f. inn. Med., 14, S. 303. 1927.

Weiss, V.: Lymphatische Reaktion und Agranulozytose bei letaler Sepsis. Zeitschr. f. klin. Med., 106, S. 617. 1927.

Weltmann: zitiert nach Dietrich und Siegmund (s. o.)

Wenckebach und Winterberg: Unregelmäßige Herztätigkeit. Leipzig: Engelmann. 1927.

Wendt und Weygand: Experimentelle Untersuchungen über die Wirkung des Terpentinabszesses. Klin. Wochenschr., S. 167. 1927.

Wiczkowski: Beitrag zur Lehre über die Leukämie. Wien. klin. Wochenschr. 15, S. 569. 1913.

Wiesner: Diskussionsbemerkung. Wien. klin. Wochenschr., S. 1655. 1911.

Wiethe: Beitrag zur außeroperativen Behandlung der otogenen Sepsis. Arch. f. klin. Chir., 140, S. 189. 1926.

Winkler: Die Färbung der Leukozytengranula mit Sudan und Alphanaphthol. Fol. haemat., 14, S. 23. 1912.

Wodtke: Endotheliosis rheumatica bei Endocarditis lenta. Klin. Wochenschr., 29, S. 1485. 1922.

Wolff: Über die Bakterizidie von Blut und Serum gegenüber Staphylokokken. Zeitschr. f. Immunitätsforsch. u. exp. Therapie, 50, S. 543. 1927.

Wollenberg: Beiträge zur Monozytenfrage. Zeitschr. f. klin. Med., 95, S. 321. 1922.

Wyssokowitsch: Über die Schicksale ins Blut injizierter Mikroorganismen im Körper des Warmblüters. Zeitschr. f. Hyg., 1, S. 3. 1886.

Zangemeister: Die Hämolyse der Streptokokken. Dtsch. med. Wochenschr.. 10, S. 427. 1909.

Zdansky: Über Veränderungen der Streptokokken im menschlichen Organismus. Zeitschr. f. Immunitätsforsch., 58, S. 404. 1928.

Zeissler: Zur Züchtung des Bacillus phlegm. emphysem. Dtsch. med. Wochenschr., 28, S. 878. 1917.

— Über die Reinzüchtung pathogener Anaerobier. Dtsch. med. Wochenschr., 48, S. 1507. 1917.

Ziegler: Über die Verteilung der Blutzellen in der Blutbahn. Klin. Wochenschrift, 33, S. 1481. 1924.

Ziegler und Jochmann: Zur Kenntnis der akuten myeloiden Leukämie. Dtsch. med. Wochenschr., 19, S. 749. 1907.

Zikowsky: Zur Frage der Agranulozytose. Wien. klin. Wochenschr., 44, S. 1376. 1927 u. 45, S. 1420.

Sachverzeichnis

Buch- und Kunstdruckerei „Steyermühl“, Wien VI

Abhandlungen aus dem Gesamtgebiet der Medizin
Herausgegeben von der Schriftleitung der „Wiener klinischen Wochenschrift"

Die septischen Erkrankungen in der inneren Medizin. Von Doktor
Ferdinand Donath und Prof. Dr. Paul Saxl, Assistent an der I. med. Universitätsklinik in Wien.
In Vorbereitung.

Subordination, Autorität, Psychotherapie. Eine Studie vom Standpunkte
des klinischen Empirikers. Von Prof Dr. Erwin Stransky, Wien. 74 Seiten. 1928. RM 4,80

Die akute Mittelohrentzündung als Kinderkrankheit. Von Dr. Adolf
Fr. Hecht, Privatdozent für Kinderheilkunde an der Universität Wien. Mit 17 Abbildungen
und 6 Tabellen im Text. 130 Seiten. 1928. RM 7,80

Die Wechseljahre der Frau. Von Privatdozent Dr. Hans Zacherl, Assistent der
Universitäts-Frauenklinik in Graz. Mit 1 Textabbildung. 133 Seiten. 1928. RM 7,50

Therapie der organischen Nervenkrankheiten. Von Privatdozent Doktor
Max Schacherl, Vorstand der Neroluesstation am Kaiser Franz Joseph-Spital in Wien.
141 Seiten. 1927. RM 6,90

Klinische und Liquordiagnostik der Rückenmarkstumoren.
Von Dr. Karl Grosz, Assistent der Universitätsklinik für Psychiatrie und Nervenkrankheiten
in Wien. 126 Seiten. 1925. RM 6,90

Die Malariatherapie der Syphilis. Von Dr. Josef Matuschka und Dr. Rudolf
Rosner, Wien. 88 Seiten. 1927. RM 4,80

Der Kraftwechsel des Kindes. Von Dr. Egon Helmreich, Assistent an der
Universitäts-Kinderklinik in Wien. Mit 21 Abbildungen und 18 Tabellen im Text.
119 Seiten. 1927. RM 6,90

Schrumpfniere und Hochdruck. Von Dr. A. Sachs, Assistent der I. medizinischen
Abteilung des Allg. Krankenhauses in Wien. 55 Seiten. 1927. RM 3,60

Herzhinterwand und ösophageale Auskultation. Von Dr. S. Bondi,
Privatdozent für innere Medizin an der Universität Wien. Mit 32 Textabbildungen.
120 Seiten. 1927. RM 8,40

Die Unfruchtbarkeit der Frau. Bedeutung der Eileiterdurchblasung für die
Erkennung der Ursachen, die Voraussage und die Behandlung. Von Prof. Dr. Erwin Graff,
Wien. Mit 2 Abbildungen im Text. 100 Seiten. 1926. RM 6,90

Der heutige Stand der Lehre von den Geschwülsten. Von Professor
Dr. Karl Sternberg, Wien. Z w e i t e , völlig umgearbeitete und erweiterte Auflage. Mit
21 Textabbildungen. 142 Seiten. 1926. RM 7,50

Die Biochemie des Karzinoms. Von Dr. Gisa Kaminer, Adjunkt der Karzinom-
station der Rudolf-Stiftung, Wien. 57 Seiten. 1926. RM 3,60

Die Haut als Testobjekt. Von Privatdozent Dr. Adolf F. Hecht, Wien. Mit 7,
davon 6 farbigen Abbildungen. 87 Seiten. 1925. RM 6,30

Die Bluttransfusion. Von Privatdozent Dr. Burghard Breitner, I. Assistent der
I. chirurgischen Universitätsklinik in Wien. Mit 24 Textabbildungen. 118 Seiten, 1926.
RM 6,90

*Die Abonnenten der „Wiener klinischen Wochenschrift" sind berechtigt, die „Abhandlungen aus
dem Gesamtgebiet der Medizin" zu einem um 10% ermäßigten Vorzugspreis zu beziehen.*

(Fortsetzung auf der nächsten Seite)

Abhandlungen aus dem Gesamtgebiet der Medizin

Herausgegeben von der Schriftleitung der „Wiener klinischen Wochenschrift"

Fortsetzung von der vorhergehenden Seite

Die paravertebrale Injektion. Von Dr. Felix Mandl, Assistent der II. chirurgischen Universitätsklinik in Wien. Mit 8 Textabbildungen. 120 Seiten. 1926.　　RM 6,60

Emphysem und Emphysemherz. Klinik und Therapie. Von Prof. Dr. Nikolaus Jagić und Dr. Gustav Spengler, Wien. 42 Seiten. 1924　　RM 1,50

Die oligodynamische Wirkung der Metalle und Metallsalze. Von Privatdozent Dr. Paul Saxl. Wien. 57 Seiten. 1924.　　RM 1,70

Herz- und Gefäßmittel, Diuretica und Specifica. Von Dr. Rudolf Fleckseder, Privatdozent an der Universität Wien. 111 Seiten. 1923.　　RM 3,—

Die funktionelle Albuminurie und Nephritis im Kindesalter. Von Professor Dr. Ludwig Jehle, Vorstand der Kinderabteilung der Wiener Allgemeinen Poliklinik. Mit 2 Abbildungen. 68 Seiten. 1923.　　RM 1,50

Die klinische Bedeutung der Hämaturie. Von Professor Dr. Hans Rubritius, Vorstand der urologischen Abteilung der Allgemeinen Poliklinik in Wien. 34 Seiten. 1923.　　RM 1,05

Die Abonnenten der „Wiener klinischen Wochenschrift" sind berechtigt, die „Abhandlungen aus dem Gesamtgebiet der Medizin" zu einem um 10% ermäßigten Vorzugspreis zu beziehen.

Grundriß der klinischen Stuhluntersuchung. Zusammenfassende Darstellung der wichtigsten makroskopischen, mikroskopischen und chemischen Untersuchungsmethoden und ihrer diagnostischen Bedeutung. Von Alfred Luger, Privatdozent für innere Medizin, ord. Ass. der II. med. Universitätsklinik in Wien (Vorstand Prof. N. Ortner). Unter Mitarbeit von Nikolaus Kovács, Assistent am serotherapeutischen Institut in Wien (Vorstand Prof. R. Kraus), Ernst Lauda, Assistent der II. med. Universitätsklinik in Wien (Vorstand Prof. N. Ortner), Ernst Preißecker, Assistent der II. Universitätsfrauenklinik in Wien (Vorstand Prof. F. Kermauner). Mit 41 Abbildungen im Text und 144 teils farbigen Abbildungen auf 24 Tafeln. X, 342 Seiten. 1928.　　Preis: RM 36,—, geb. RM 39,—

Syphilis und innere Medizin. Von Hofrat Prof. Dr. Hermann Schlesinger, Vorstand der III. med. Abt. des Allgemeinen Krankenhauses in Wien.
I. Teil: Die Arthro-Lues tardiva und ihre Therapie. Mit 8 Abbildungen im Text. 165 Seiten. 1925.　　RM 9,90
II. Teil: Die Syphilis der Baucheingeweide. Mit 17 Abbildungen im Text. 289 Seiten. 1926.　　RM 19,50
III. Teil: Die Syphilis des Zirkulations- und Respirationstraktes und der innersekretorischen Drüsen. Syphilis und Blutkrankheiten. Mit 12 Abbildungen im Text. 240 Seiten.　　RM 18,—

Das Zwerchfell im gesunden und kranken Zustand. Von Privatdozent Dr. Karl Hitzenberger, Assistent der I. med. Universitätsklinik in Wien. Mit 130 Abbildungen. im Text. 213 Seiten. 1927.　　RM 18,—, in Ganzleinen geb. RM 19,80

Asthma. Von Privatdozent Dr. L. Hofbauer, Leiter der atmungspathologischen Abteilung der I. med. Universitätsklinik, Wien. Mit 38 Textabbildungen. VIII, 156 Seiten. 1928. RM 10,80

Fortschritte und Probleme in der Therapie innerer Krankheiten. Von Privatdozent Dr. Paul Saxl, Assistent der I. med. Universitätsklinik in Wien. 137 Seiten. 1926.　　RM 6,60